SPIRIN

阿司匹林

阅读新知｜自愈生活

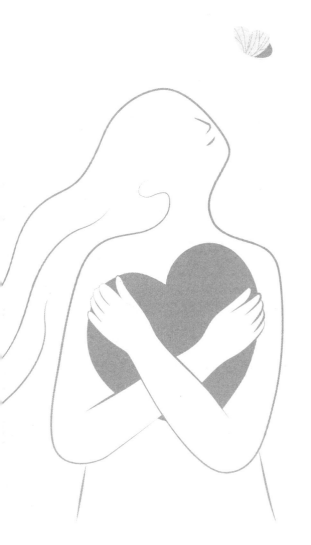

女生呵护指南

（升级修订版）

六层楼先生

著

一定要知道的
关于女生的那些事儿

浙江科学技术出版社 · 杭州

图书在版编目（CIP）数据

女生呵护指南：升级修订版 / 六层楼先生著. —
杭州：浙江科学技术出版社，2023.3（2025.2重印）
ISBN 978-7-5739-0521-5

Ⅰ.①女⋯　Ⅱ.①六⋯　Ⅲ.①妇科病-诊疗-指南
Ⅳ.①R711-62

中国版本图书馆CIP数据核字（2023）第021093号

书　　名	**女生呵护指南　升级修订版**	
著　　者	六层楼先生	

出 版 发 行	**浙江科学技术出版社**			
	杭州市拱墅区环城北路177号		邮政编码：310006	
	办公室电话：0571-85176593			
	销售部电话：0571-85062597			
	E-mail：zkpress@zkpress.com			
排　　版	杭州兴邦电子印务有限公司			
印　　刷	浙江海虹彩色印务有限公司			

开　　本	850 mm×1168 mm　1/32		印　张	15.375
字　　数	310千字			
版　　次	2023年3月第1版		印　次	2025年2月第2次印刷
书　　号	ISBN 978-7-5739-0521-5		定　价	88.00元

责任编辑　唐　玲　陈淑阳　刘　雪　　**责任美编**　金　晖
责任校对　陈宇珊　**插　画**　黄露婷　**责任印务**　吕　琰

如发现印、装问题，请与承印厂联系。电话：0571-85095376

愿我们都拥有知识组成的铠甲，
愿我们都被这个世界温柔以待。

再版前言

现在是晚上九点多，我还坐在自己的工位上准备明天要科普的素材。

突然想起来，出版社的编辑叮嘱我，《女生呵护指南 升级修订版》的再版前言需要交过去。这一想不要紧，脑海里一下子浮现出好多画面，我不得不停下手里的活儿，顺着当下的情感跟大家念叨念叨过去几年我的变化。

先说《女生呵护指南》这本书吧，我刚刚又去看了一下豆瓣评分。8.1 分，在几年前真是不敢想象，我居然也能写出这样一本书。但我也要跟大家讲实话，之前的评分是比 8.1 高的，慢慢地一路降到了现在的水平。

作为《女生呵护指南》的作者，可以说是一路看着它的分数降下来的。我脑海里甚至还有它在 8.7 分停留时的画面，不出意外的话，最终它可能还会跌下 8 分。我猜这是十有八九会发生的事情。

有人可能会说：怎么能这样说自己的书呢？

恰恰是自己的书，所以我非常清楚书只能代表过去的我。从它于 2019 年上市，到现在近 4 年的时间里，我曾经无数次翻看当中的内容，有时候是因为要给大家呈现当中的知识点，有时候是因为读者提醒我里面有错别字，有时候是因为当初的表述有歧义，有时候是因为里面的信息发生了变化……

现在我手头还保留着一本第一版的《女生呵护指南》，上面标记着很多需要修正和补充的地方。在我看来，出版这本书并不是某件事情的结束，更像是一件事情的开始。这意味着，我这一生可能都要关注它给这个世界带来了什么。

实话实说，我是不太能接受它始终带着错误存在于这个世界当中的。当然，对于这次的升级和修订，除了修正那些错误，我还进行了删减。其中就包括我一直想要删减的内容——当初写下的那些所谓的"幽默"。

哈哈，请读者们原谅，以我当初的认知，以及对幽默的理解，我确实觉得那是幽默的，甚至觉得那会让我的科普变得轻松、愉快且独树一帜……然而，在那之后的不久，我就开始不怎么喜欢那些"幽默"了。

但是，我很快就不那么在意这种想法了，因为那个时候我正在全国做这本书的签售活动。说到这里我的脑海里又出现了在西安、成都、重庆、北京、杭州、深圳等城市和读者们合影的画面，那都是我珍贵的回忆。

很多读者看了《女生呵护指南》之后，纷纷表示这是一本在打开之前没觉得这么有趣的书，毕竟书名看上去还是挺严肃的，结果没想到作者内心这么活蹦乱跳。

我不得不暗示自己，嗯，或许大家确实喜欢这些内容。

可是，随着时间的推移，大家也发现了，近几年，全民对幽默的理解都有了长足的进步，包括对女性健康的理解也发生了变化。这些日新月异的变化，令我逐渐意识到书里的很多内容已经明显不符合这本书的初衷——让书比人走得更远。

很显然，只有更多的人看到这本书，书里的那些知识点才有可能帮助到更多的人。但是，无论是作者的视角，还是陈旧的知识，抑或是不再恰当的"幽默"，甚至是当初大家津津乐道的讲解……都有可能阻碍这本书传到更远的人手上。

所以，出版社的编辑和我一直想着要对这本书进行升级和修订。终于，我当初标记的地方都可以进行调整了。坦率地讲，在那一刻，我的心里有点儿兴奋，因为我是那种直到上台前还要修改演讲稿的人，所以你不知道，当我得知有机会让这本书变得更好时，我是多么开心。

那次应该是我近几年最认真看这本书的时候，我告诉自己要像看一个陌生人写的书那样大刀阔斧地修正。虽然那个时候的我也是我，但也不再是我了，所以我要重新看待每一个知识点、每一句表述、每一处措辞……直到它能重新代表现在的我。

那份稿子在我手里足足待了 21 天，要不是编辑说不能再拖了，估计我还会继续改下去。而且每过一天，都可能有新的东西产生。好几次都是在刚刚改完后，我又发现了新的研究结果，于是需要推翻重新改。

这种需要不断精进自己的感觉愈发强烈。在这次把稿子交过去后，估计过几年我就又要重新面对现在的自己了。希望未来的我能够感受到现在的我尽力了！

总之，我很享受这种不断精进自己的感觉，因为这让我始终觉得我在进步的路上。

此刻我脑海里的画面是：一个人正跑在一条路上，他看不到来处，也看不到去处，只能看到向前奔跑的双腿，听到均匀的呼吸声，感受到强有力的心跳……持续且稳定。

我是六层楼，我爱这个世界。

六层楼

2023 年 2 月 6 日

于北京

前　言

这几天，我一直在思考一个问题：这到底是一本什么书？

我本可以简单地把它定义为一本关于女性健康的科普书，但是这又很难承载我注入在这本书里的情感。而且说实话，如果它只是一本科普书，恐怕很少有人喜欢看吧？

至少对于我来讲，如果在我年轻的时候，突然塞给我一本科普书的话，它很有可能会被我放在书架上当作拍照背景……毕竟大部分人年轻的时候都在探索，更习惯于用自己的触觉、听觉、味觉等去感知这个世界。

所以，我试着从几个维度跟自己探讨这是一本什么书。

首先，它应该是一本工具书。

是的，没错，就是那种一看就头大，没人可以从头看到尾，但是家里必须备一本的那种工具书……事实上，仅从厚度上来讲，它也的确对得起"工具书"的称号。

它之所以有这样一个定义是因为这本书里几乎包含了你可能遇到的所有与妇科相关的问题。注意，"几乎"只是为了谦虚罢了，事实上你有可能遇到的、听到的、发现的与妇科相关的问题都能在这里找到。而且，并不需要从第一页开始看，你完全可以在任何时候，按照目录去找到你当下想要看的内容。

也许你会问：看得懂吗？

对于这一点，你大可不必担心，既然它是工具书，那么只要你认识字就能看明白，而且不需要前期的知识积累就能找到你想要的答案，这大概就是它区别于教科书的地方吧……毕竟，教科书的逻辑是先要积累很多基础知识，然后才能找到最后的答案。而这里不需要如此，你只需要知道自己的问题是什么，然后翻到那一页，放心地读下去就好。

其次，它应该是一本情感书。

这跟我为什么开始做科普有一定关系。大多数时候，我们做事情是需要原动力的，只有这个原动力所产生的能量能驱使我们持续不断地把一件事情推进下去，否则我们很容易半途而废。

而我做科普的原动力大概就来自对患者情感上的照顾。这样说起来很抽象，我们可以把这件事情理解为去医院看病，对于有经验的医生来讲，绝大多数疾病已经见过几百上千次了，所以闭着眼睛就能解决，然而对于患者来讲，这很有可能是她第一次来医院。

因此，医患之间就出现了期望偏差，医生觉得不过是几句话的事儿，讲那么多干啥，患者觉得几句话就把自己打发了，还不如不来医院……而我在临床上深深地感受到，虽然医生依靠专业知识和经验可以改善或解决患者生理上的病痛，但很难照顾到患者的情感。

于是我开始做科普，把那些在临床上看到的、发生的、来不及讲的写下来，让你们在发现自己不舒服或者想要去医院的时候就能先把自己的情感照顾好，然后去面对接下来的一切。

最后，它应该是一本文学书。

老六虽然自诩是严肃文学界的中流砥柱，但是在科普写作方面，还是尽可能地希望这些文字能让你读得津津有味。如果从文学角度来看待这本书的话，书中所用的结构框架和写作技巧基本上也可以作为科普文章的范本了。

上面这一段洋溢着盲目的自信。

但这不重要，因为你随便看几页就能发现我本来就是这个样子——仗着能写几行字，肆无忌惮地把那些晦涩难懂的专业知识拆解成一句一句的"人话"。嗯，这才是文学作品应该具有的样子。

如果你看完本书之后也有些手痒，并觉得"科普有什么难的，我也能写"，那这本书更深远的意义就体现出来了。

其实，科普是没有门槛的，当你试图把你知道的东西清晰无误地分享给其他人的时候，你就已经在做这件事情了。所以，看这本书的时候，你也在不断吸取知识并不断分享知识。

也许，这是一个契机，可以让你和你身边的人都开始关注自己的健康。当然，这只是一个开端，但愿我们都能找到那个让自己变得更好的原动力。

我是六层楼，我爱这个世界。

六层楼

2019 年 1 月 31 日

于北京

目 录

第三章 挥之不去的炎症阴影

第四章 令人困扰的妇科疾病

第五章　有备无患的自我防护知识

第六章　不是问题的问题

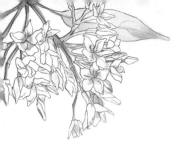

第一章
让人疑神疑鬼的白带

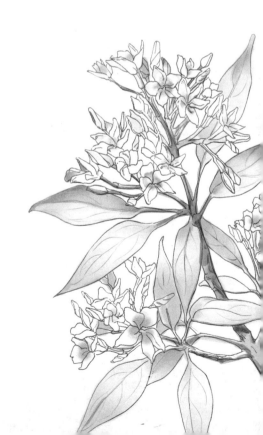

—鸡蛋花—
平凡的名字，
却承载着希望。

女性是敏感的生物，天生就有一种对健康的焦虑。

女性对自己身体的观察细致入微，每一处小变化和小异常都会牵动其敏感的神经，这背后就是长时间的紧张和焦虑。这种情况尤其体现在对白带的观察上面，很多女性对白带异常的重视程度，几乎与气象局对雾霾的重视程度相当。只要发现一点点异常，整个人就崩溃了，又是上网查资料，又是翻阅大量文章，又是托关系找人挂号……总之，不搞清楚，寝食难安。

可是，这些小异常背后是真的隐藏了大问题，还是女性们小题大做了呢？或许我应该从最基本的概念入手，来把这件事情说道说道，希望你们在看完本章内容后，可以有一个客观、正确的认识，以后再面对类似问题的时候，就可以做到心中有数、镇定自若了。

什么是白带

　　白带是存在于阴道的分泌物，其主要成分是宫颈口及宫颈管内柱状上皮细胞形成的腺体分泌的黏液。当然，除此之外，白带也包含子宫内膜及阴道黏膜所渗出的黏液、宫颈和阴道脱落的表皮细胞，以及少量白细胞、阴道固有菌群和其代谢产物等。由此可见，白带的多少，主要取决于宫颈、子宫内膜、阴道黏膜的分泌及渗出功能。上述这些成分混合在一起之后就会呈现出颜色和性状，然后医学界就直接简单粗暴地称之为"白带"了。你们也知道，医学界起名字一贯特别实在，看到它像啥就叫它啥。

白带是身体的正常产物

　　根据白带的基本概念，我们可以认识到白带是身体的正常产物，是客观存在的。从女婴到成年女性都会有白带，只是她们在量和性质上稍微有所不同。从这个角度来看，那些被无良商家捏造出来的关于白带与排毒的骗局就被轻易揭穿了，白带根本就不涉及毒素或者代谢废物的问题，所以我们不应该轻信利用大家的健康焦虑而大做文章的商家。

这里需要额外注意的是：同房过程中产生的黏液也是白带的一部分，它们主要是前庭大腺受到刺激后分泌的黏液。平时前庭大腺不受到刺激的话并不会产生黏液。很多人会有这样的疑惑，平时白带并不多，可是为什么同房过程中会出现很多分泌物，甚至有人会因此觉得很尴尬。其实这是人体的一种自我保护机制，阴道口及阴道只有在充分润滑的情况下才有可能避免在同房过程中出现损伤。

白带的作用

阴道的润滑剂

虽然我们理解的阴道是管状的，但是平时阴道处于闭合的状态，前后壁紧贴在一起。由白带形成的湿润环境能减少阴道前后壁之间的摩擦，尤其是在运动的时候，白带可以很好地保护阴道壁不受损伤。你想想，如果阴道干燥的话，那岂不是一碰就出血了啊？同理，在这种湿润的环境里阴道黏膜会更加富有弹性，从而可以明显提高同房质量，因此白带堪称天然润滑剂。而有一些女性在传统观念的影响下经常冲洗阴道，认为阴道中的分泌物越少越好，这样会导致阴道中的白带很少，甚至没有。其最终结果是损伤阴道黏膜，以及出现其他更严重的问题，后面我会对此做详细的讲解。

天然保护屏障

前面讲到白带中存在白细胞和阴道常驻菌群等成分，其实，这些成分主要起"保安"的作用，它们会使阴道拥有稳定、和谐、平衡的内环境。这个内环境具有一定的自净功能，同时还可以抵御外来病原体的侵入，可以说它是人体的天然保护屏障。

辅助受孕

要说这个白带啊，它还给怀孕提供了不少帮助，除了刚刚提到的可以作为天然润滑剂之外，还可以帮助受孕。女性在排卵期的时候，在雌激素的作用下其宫颈管柱状上皮细胞会分泌出更多的黏液，这样白带就会明显增多。这有啥目的呢？很简单，就是为了让男性的精子（俗称"小蝌蚪"）可以沿着白带顺流而上，与卵子结合，所以可以说白带是"小蝌蚪"的天然跑道。正因为这样，不少女性会通过白带的性状改变来粗略地判断排卵期。

作为健康指标

白带通常作为医生诊断妇科疾病的重要指征。有时候，对于一些具有特殊表现的异常白带，看一眼就可以判断出其相应的病症，甚至闻一下就能做出判断，只不过这都是粗略的判断。大多数时候六层楼会让白带有异常的女性去检查白带常规，关于白带常规的内容会在后面的章节中单独拿出来仔细讲解的，请放心（详见"什么是白带常规"相关内容）。

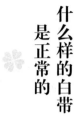

什么样的白带是正常的

一般来讲，不管是从哪里来的资料，都说白带正常的时候只有一种状态——白色，带黏性，无异味，量少。

但是，六层楼想要说的是，这会让很多女性陷入误区。她们会认为自己的白带只要不是上面说的那种状态就是有问题，还有一部分人会错误地认为只要白带不是透明的就是有问题。这些现象有时候真的会让人感觉很无力，究其原因是我们对健康太焦虑，却没有花时间好好学学这些知识。

白带不止一种状态

实际上，白带并不只有一种固定的状态。

它的性状与雌激素有一定的相关性，这就是青少年时期的女性很少有白带或几乎没有白带的原因。随着卵巢的成熟，女性体内的雌激素水平升高，白带也随之出现或增多。月经周期中，雌激素的一个分泌高峰是在排卵期，这期间宫颈柱状上皮细胞、阴道黏膜、腺体等的分泌功能变得旺盛，所以排卵期的女性白带透明呈蛋清样，拉丝，量多，外阴常会有湿润感，内裤上会有一些分泌物的痕迹。排卵期过后就进入黄体期，女性体内的孕激素分泌量增加，白带分泌量减少且变得黏稠，并混有大量脱落细胞，所以这个时候的白带是白色的，甚至有些发黄，这是正常的。紧接着到了月经前后，盆底组织充血，导致白带分泌量增加，所以外阴又会出现潮湿感，有时候内裤上有白带的痕迹，这也是正常的。这下你们应该明白了吧？我很难说白带正常的时候是什么样子的，只能说白带会随着女性在月经周期内所处的阶段不同而变化。

另外，不同时期的女性白带的性状也不一样，比如：妊娠期的女性虽然暂时停经，但是由于体内雌激素的作用，加上血液供给比较丰富，由宫颈和阴道壁分泌或渗出的黏液会增多，白带自然也会增多；在新婚蜜月期的女性，由于频繁的性冲动及性接触，也会处于白带较多的状态；绝经后的女性，由于卵巢功能衰退，激素水平下降，相应的器官萎缩，就会出现白带减少甚至消失的现象。

所以，白带的正常范畴还是挺宽泛的，大家不要因为一点点变化就开始担心。

众所周知，人类的健康会受到环境等诸多因素的影响，白带也是如此，其性状会受到饮食、环境、工作、个人卫生及生活习惯等因素的影响，从而发生轻微的改变，但这些改变都在正常范围内（如明显感觉水喝少了，白带就会发黄；有时候连续吃几天辣椒、海鲜等后，白带的性状也会发生改变，但是过几天就会恢复正常）。有些人可能比较敏感，一旦白带的性状发生改变就去医院检查，但是检查结果往往显示正常，所以大家并不需要这样担惊受怕。

看着异常的白带未必真的异常

看到这里，你肯定会说："可是，那些白带看起来真的挺糟糕的啊！"实际上，绝大多数时候，我们看着异常的白带，并不一定真的异常。我这样说可能显得太苍白无力了，下面就以我最常见到的两个问题为例，来说说白带的颜色问题吧。

眼前的黄不是黄

很多网友会向我咨询白带的问题，其中一大疑问就是："为什么我的白带这么黄？"我听到"黄"字时首先想到的是香蕉。

只要有人说白带发黄，我通常会以为它黄得像香蕉皮那般。仔细一问才知道，它只是微微发黄，加个滤镜就变白了。哦，对了，还有人挺过分的，为了让我看到她说的黄色，甚至加了滤镜。

除了会受到激素水平的影响外，白带的颜色和状态还会受到饮食、环境、工作、个人卫生、生活习惯等因素的影响。阴部要是没有明显的瘙痒、疼痛、红肿、灼热等症状，白带发生轻微改变都属于正常。有一部分敏感的网友一看到轻微发黄的白带就崩溃了，赶紧去医院检查白带常规，检查结果显示正常，但她们还是不放心，又将信将疑地跑来找我。我耐心地跟她们讲解，又是发文章，又是传图片，但依旧无法消除她们心中的疑惑。不料人家姑娘出门旅游了一趟，回来就发现好了……看来，转移注意力是关键。要是你过分关注，那就是个事儿；如果你理性对待，它就不是个事儿。

不过，需要额外提醒一句的是，针对上述情况，六层楼的建议只有一个——每晚用清水擦洗外阴，并保持外阴清洁、干燥。哦，对了，如果你现在并没有这种白带轻微发黄的情况，不代表以后也不会出现。

你说的绿是什么绿

还有一些网友跑来跟我说，这次白带不黄了，可有点儿绿了，而且像鼻涕一样……我听到"绿"字时首先想到的是西瓜。

你们都听好了，以后要是白带没有绿到西瓜皮这种程度，你们就不要来找我。若白带微微发绿，但是外阴没有明显的瘙痒、疼痛、红肿、灼热等症状，那只能说明阴道菌群平衡稍微有一些波动，有时候一些菌群的代谢产物偏多会让白带看上去有点儿偏绿。还有一种可能，那就是分泌物增多，导致光线穿过时透过了更多绿色的光线……此外，我还遇到过内裤掉色的，那白带可谓是五颜六色的。

所以，还是那句话，针对上述情况，六层楼的建议只有一个——每晚用清水擦洗外阴，并保持外阴清洁、干燥。（是不是觉得医生很好当啊）

异常的白带是什么样子的

前面说了很多让大家放宽心的话，下面就来讲讲异常的白带是什么样子的。通常出现如下情况时就需要引起重视了，这里的重视可不是让你自己去药店买药自己治疗，而是去医院做检查，然后再好好地遵医嘱配合治疗。

下面来说说异常的白带是什么样子的。放心，我不会准备任何照片的。

脓性白带

白带黄色或黄绿色，如脓样，伴恶臭味。你们肯定要说了：刚刚不是说黄色、绿色没事吗？怎么到这里就变了呢？你们听我说，其实很多人说的脓性白带只是比较浓稠的白带罢了，这跟真正的脓性白带完全是两个概念。浓稠的白带只是呈浓缩状态的正常白带，而脓性白带是由菌群失衡、代谢产物增加导致的，其颜色要比淡黄色更加深一点。

通过文字描述各自的颜色来谈浓稠的白带与脓性白带间的差别有点儿捉襟见肘，但它们之间有一显著区别，即脓性白带是有恶臭味的，这是由细菌代谢异常引起的。这下我们就明白了，如果白带只是浓稠、发黄，但是一点儿味也没有，请放心，这不是脓性白带。而真正的脓性白带常见于滴虫阴道炎、急性宫颈炎、慢性宫颈炎、子宫内膜炎等。如果白带中还夹杂着血丝或者阴道有少量出血的话，则还要考虑阿米巴性阴道炎。

无色透明黏性或水性白带

其外观与排卵期的正常白带相似，且量多，有时候多得过分，甚至有人说像尿裤子一样，这种情况通常是由内分泌失调、阴道菌群失衡或者使用激素类药物等导致的。这种白带通常会在月经结束后明显增多，而且会受到周围环境和自身环境的影响。虽然这种情况不是严重的疾病，但是外阴总是湿乎乎的状态会影响生活和工作。同时，外阴长期处于温暖潮湿的环境中，会进一步促进外阴炎或者阴道炎的发生。

血性白带

看到这样的白带几乎没有人是不紧张的，虽然来月经的时候也可以看到血液，但是女性对非经期出血有天然的恐惧感，而实际上血性白带的确意味着你的身体或多或少有点儿问题。通常我们说的血性白带有很多种，如褐色白带、咖啡色白带、淡粉色白带、深红色白带、酒红色白带。总之，你所看到的绝大多数类似这样的白带都跟出血有关，血液处在不同状态就会有不同的颜色。然而，这样的白带的成因就很难判断了。出现这种白带的女性必须做检查，并让专业的医生诊治，因为往严重了说，这有可能是宫颈癌、子宫内膜癌等恶性肿瘤的表现。吓人吧？但是，请注意，有时候像宫颈息肉、慢性宫颈炎、老年性阴道炎、黏膜下子宫肌瘤等良性病变也会有此症状，甚至子宫异常出血时也是这个样子。这个时候你就会发现仅凭你自己是判断不了成因的，请尽快去医院做检查，然后让医生指导你接下来的治疗。老六能做的也就只有这些了。

豆腐渣样白带

这种性状的白带主要是霉菌性阴道炎的症状。因为这种白带看上去很像豆腐渣，所以霉菌性阴道炎还是比较好判断的，但前提是你得知道什么是豆腐渣。你们可以把它想象成豆腐脑集结成块，也可以把它想象成酸奶的样子。唉，一不小心就毁掉了好几种食物。但是，光看样子还是很容易搞错。如果你出现类似这样的白带，同时外阴有难以忍受的瘙痒的话，那就基本可以确定是霉菌性阴道炎了。这个时候千万不要自己去买药进行治疗，而应该去医院检查白带常规，并且在医生的指导下用药，不然情况只会越来越糟糕。

黄水样白带

一般来讲，门诊的时候这种白带几乎不用看，医生靠闻就能知道，因为它确实很难闻。类似这样的白带通常是有明显的组织坏死之后才会流出的渗出液，夸张点儿讲，法医可能会对这种味道有更加深刻的理解。同前所述，这种白带主要由病变组织坏死所致，常见于子宫颈癌、黏膜下子宫肌瘤、输卵管癌等，同时还伴有组织脱落等。有时候子宫动脉栓塞术后出现局部组织缺血坏死的话，这样的情况也会发生。

灰白色白带

通常这种白带除色灰白以外，还会有一些小气泡，这是由会产生气体的细菌导致的。同样，这种白带的成因仅靠颜色和性状是不太好判断的。这种白带中会有一些污浊，同时它伴有鱼腥味，对，就是鱼市上的那种气味。菌群失衡导致某些细菌大量滋生，产生大量代谢产物，从而让白带变成这个样子，这就是细菌性阴道病的表现。

外阴黄色分泌物

事实上，女性最常发现的分泌物就是在外阴处的分泌物，它们通常是堆积在大小阴唇或者皱襞中的阴道分泌物及外阴皮垢等，看上去黄黄的，并且凝结成块。有时候在清洗条件不好的地区，几乎所有女性都有这样的情况，有的人是没有症状的，有的人会出现外阴瘙痒，同时外阴也会有比较明显的异味。通过上面的讲解，大家应该知道了所谓异味都是细菌滋生的产物。除了成年女性清洗不及时会造成这样的后果外，幼女也会有这样的情况，大多是由清洁不及时而导致的外阴炎，也可能由阴道内异物残留、感染所致。总之，出现这样的情况后需要找专科医生诊治。

什么是白带常规

前面说了这么多不同形态的白带，都只是希望大家在自检时可以有个粗略的判断。但是，很显然，大家还是有很多疑问，而且就算是医生，面对疾病时也会有各种各样的疑问。这是因为看病不是用肉眼看看就完事了的，还需要专门的检查，其中与白带相关的便是白带常规。

白带常规是一项全球一年要做数亿次的检查，光是报告单连起来就能够绕地球好几圈，可是能真正理解自己检查结果的人有多少呢？少之又少。

因此，大多数人选择相信医生。可是，且不谈现在的环境下选择一位靠谱的医生有多难，就算碰到的是一位好医生，在现在的医疗环境下医生的决策也会出现问题，对于本来不应该治疗的情况，可能就给你开了药。这一开药不要紧，花点儿钱是小事，关键是让你认为自己有病了，需要治疗。久而久之，你会认为只要报告单跟当初一样就说明还没治好，殊不知，当初就不用治疗。

白带常规的检查项目包括清洁度、pH、乳酸杆菌、白细胞、细菌、霉菌、滴虫……基本上常见的就是这些项目，但是有一些检查结果非常复杂，出现了各种各样的名词，如线索细胞、过氧化氢酶、白细胞酯酶、唾液酸苷酶、胺试验等。这些看上去挺吓唬人的，但其实都是"纸老虎"，大家不要被吓住。通常这些项目也只是对前面那些项目的补充，换句话说，不搞得复杂一些怎么显示检查的价值呢？

哦，还有不少人不知道怎么做白带常规这项检查。其实很简单，先是医生从患者阴道内取出一些分泌物，然后患者就等着取报告单即可。有很多人对这项检查感到恐惧，但我要说的是：只要你足够放松、足够配合，整个过程中几乎没有疼痛感和不适感。

我知道你们要说阴道窥器检查的事情了。坦率地讲，阴道窥器检查确实存在可能会让大家有糟糕体验的几方面。一方面是做检查的时候患者太紧张，在阴道紧闭状态下检查确实会令人不舒服。另一方面就是医生的手法没有做到轻柔和规范。我们上学那会儿有一套专门的、严格的操作方法，严格遵照那一套方法来操作可以在最大程度上减轻患者的不适感。还有最后一方面，就是窥器的尺寸选择有问题。窥器一般有大、中、小三种型号，默认用的是中号，但如果非常不适的话，可以让医生用小号。

接下来我一项一项地说，希望能给你们讲明白。请拿出你的白带常规化验单，一项一项对着看，有的检查项目顺序不一样，你们自己调整一下。

检测项目	检测结果	参考范围	单位
清洁度	Ⅱ	Ⅰ、Ⅱ	度
pH	4.1	3.8～4.4	
乳酸杆菌	+++	+++～++++	
白细胞	++	0～15个/HPF	
线索细胞	阴性	阴性	
胺试验	阴性	阴性	
滴虫	阴性	阴性	
霉菌	阴性	阴性	
细菌性阴道病	阴性	阴性	

白带常规化验单

第一项：清洁度

有一些网友是老病号了，所以对白带清洁度并不陌生。白带清洁度分为Ⅰ、Ⅱ、Ⅲ、Ⅳ四个等级，教科书上直接认为Ⅰ、Ⅱ度为正常，Ⅲ、Ⅳ度为有炎症，如此生硬的分类方法很难指导我们理解实际生活中遇到的问题。

实际上，现实生活中我们常常会遇到正常人的白带清洁度是Ⅲ度，这与多种因素相关，比如：

①环境：在雨水充沛的南方，环境温暖潮湿，大多数女性的白带清洁度是Ⅲ度。

②情绪：因为白带是由身体分泌出来的，如同月经一样，受神经和内分泌调节，当情绪波动比较剧烈的时候，白带清洁度就会变成Ⅲ度。

③饮食：中医认为，饮食油腻或者过量食用甜食会导致白带

清洁度变成Ⅲ度。

④月经：一般月经前后会出现白带清洁度的波动，此时白带清洁度很有可能会变成Ⅲ度。

⑤性生活：有时候在性生活之后会出现白带清洁度为Ⅲ度的情况，同时，性生活活跃的女性的白带清洁度常常是Ⅲ度。

⑥怀孕：不可忽视怀孕本身的影响，有不少孕妇的白带清洁度也是Ⅲ度，她们同样没有什么问题。

为什么要单独说白带清洁度为Ⅲ度的问题呢？因为我们都知道Ⅰ、Ⅱ度不用担心，而Ⅳ度通常伴有其他几项异常，唯独Ⅲ度有争议。这里六层楼给出的结论是：如果其他项目都是正常的，只有白带清洁度为Ⅲ度，且没有任何症状的话，则无须治疗。

第二项：pH

正常情况下阴道内环境是酸性的，这主要得益于阴道内的"城管"——乳酸杆菌，它们的作用非常微妙。正常阴道内会有脱落的上皮细胞，这些细胞凋亡之后的组织本身就可以作为细菌的养分，而乳酸杆菌不管在能力方面还是数量方面都比其他菌群更占优势，所以它们就把这些养分都霸占了，但是霸占之后它们并不是为了"耍流氓"。它们会慷慨地产生乳酸，让阴道内环境的pH维持在3.8～4.4。这种酸性环境可以有效地制约其他菌群的发展，使各菌群处于彼此都能生存，但是又都不会猖獗的微妙平衡状态中。

如果阴道内的平衡被打破，或者外来势力战胜了本地势力，那么就会出现阴道炎症。这个时候那些养分就会被"坏人们"抢走，乳酸就会变少，阴道内环境的 pH 就会升高，据此我们就可以知道阴道有炎症。

第三项：乳酸杆菌

平时阴道处于闭合状态，阴道口有阴唇覆盖，一旦阴道里出现外来入侵者……好啦，这样说太含蓄了，我没必要在这里假惺惺地说什么外来入侵者，直接说同房就好了。同房过程中最容易带进一些杂七杂八的"小商小贩"，它们初来乍到，不懂规矩，一般立马就会被"城管"给收拾了。

但是，"城管"本身也是"老百姓"，要想维持好"街道"的"秩序"，不仅需要"制服"——乳酸，还需要充足的"人员"配备。检查报告上乳酸杆菌正常的结果是 +++ ~ ++++，这代表其数量充足。很多人的该项结果只是 + ~ ++，这个时候并不需要立马补充乳酸杆菌。如果其他项目都没有问题，仅仅乳酸杆菌比较少的话，你就可以这样理解："街道"上的"小商小贩"本来就很少，"城管"相应地缩减"人员"，因为"城管"太多也会出问题。

第四项：白细胞

如果说乳酸杆菌是"城管"的话，那么白细胞就是"军队"了。通常检查报告上白细胞的结果也是用加号来表示的，有的人光因为白细胞那几个加号就花了上万元，结果到头来还是有白细胞，因为她们认为有白细胞就一定有炎症，需要治疗。

那么正确的理解是什么呢？

一旦出现"敌人"，阴道内就成了战场，白细胞就与"敌人"展开了殊死的较量。请注意，这个时候只是在打仗，打不打得赢还不一定。为了增加赢的可能性，身体可能会派出更多白细胞与"敌人"抗衡。于是白细胞的数量就增加了，注意，这个时候如果你没有任何异常或者不适，只是发现"军队"数量比较多，那么请不要惊慌，给"军队"一些时间，让它们战胜"敌人"。

这就是我要说的，出现白细胞并不代表着一定需要治疗，很有可能你的身体正在努力保卫自己的"家园"。这个时候你可能会说："不行，我要帮帮忙！用点儿药，搞一搞冲洗！"这就完蛋了，本来"军队"是在自己熟悉的环境中作战，被你一搅和，就像第二次世界大战期间德国军队离开家，跑那么老远去打莫斯科，大冬天因供给不足，战士们一个个都穿夏常服，这种情况下他们可不就是等着被削嘛！

所以，如果只是白细胞比较多，同时其他几项都没有问题，自己也没有什么异常或者不适的话，你就别瞎折腾了，每天用清水清洗就好。

其他项目

线索细胞

有的医院会查这一项，有的医院就不查，所以你拿着的白带常规化验单上可能并没有这一项。一般情况下正常女性的这项检查结果是阴性。这项检查主要通过高倍显微镜观察阴道上皮细胞的边缘有没有出现颗粒状改变，以此来判断患者是否有细菌性阴道病。

胺试验

这一项检查也是用来检查细菌性阴道病的，但是其准确性不高。一般来讲，如果检查结果呈阳性，则说明患者患有细菌性阴道病；但是如果检查结果呈阴性，不能排除患者患有细菌性阴道病的可能性，正因为这个原因，现在这项检查已不太做了。

除上述介绍的项目之外，剩下的几项检查是滴虫、霉菌、细菌性阴道病等，检查这几项的目的就是诊断患者是否患有这几种阴道炎。从结果上来看，哪项检查结果呈阳性就表示患者患有哪种阴道炎，有时候可能同时患有好几种阴道炎。这些检查工作并不是由患者来做的，而是由医生来做的，因为只有医生能做诊断，后面就是进一步治疗的事情了。

至于该如何治疗，得根据具体的病情来定。老六会在后面的章节中针对各种病做详细的介绍。

下面什么味儿

前面说了很多关于白带的问题，这里就顺便讲讲一个跟白带有很大关系、经常困扰女性，但是又不好意思拿出来讨论的问题，那就是：下面即私处的气味从何而来？

首先，我想说一下白带。简单回顾一下，白带是由宫颈、子宫内膜、前庭大腺分泌出来的黏液与渗出物混合而成的，包含宫颈和阴道脱落的表皮细胞、少量白细胞、阴道固有菌群及其代谢产物等。正常情况下，白带本身就有气味。白带的气味不仅因人而异，而且因时而异（女性处于不同的状态时，其白带会有不同的气味）。

接着，我们单独讲讲经期的气味。要知道，阴道内的血液是细菌的天然培养基。经期，阴道菌群处于迅速繁殖的阶段，其间会产生大量代谢气体，因而会有特殊的气味。

此外，外阴上还有大量汗腺，汗液本身也会产生特定的气味（虽然每个人或多或少都会有一些气味，但是每个人的气味都不太一样）。

正常情况下是什么味儿

这个就比较逗了，网上说啥的都有，可以理解，毕竟不是所有人都搞严肃文学，允许你们各抒己见。但是，如果非要说下面是奶油味，我可要生气了——以后还怎么吃奶油小蛋糕啊？此外，还有人拿各种水果的味道来形容下面的气味，有人甚至说下面应该是雨后小草刚刚长出来时的味道，那我就要问了：这个雨是大雨还是小雨啊？草是什么草啊？！

要我说，是酸奶味……

实际上，无论是白带、汗液还是经血，其成分主要都是蛋白质，因此正常情况下面会有蛋白质的气味。同时，阴道中有大量乳酸杆菌，整体环境偏酸性（pH 多在 3.8 ~ 4.4），所以正常情况下下面还会有一种酸酸的气味。还是会联想到酸奶，看来今天酸奶的形象注定要被毁了。这些混合而成的特有味道，在通常情况下并不浓烈，也不会有那么强的穿透力，正常体位下很难被闻到。如果你硬要对着内裤闻，我就得批评你了——有这时间干点儿啥不好啊？

首先说说你们觉得异常但我认为正常的情况。

通常情况下，每日清洗不难做到。但我们得承认，还是会有意外情况，比如女艺人在沙漠拍戏，水资源匮乏，无法每日清洗；不幸赶上沙漠武打戏，出了一身汗，不能及时清洗；不幸赶上沙漠古装武打戏，导演要求夏天拍冬天的戏，直接完蛋——不仅不能洗，还得捂着。这个时候，想想都别扭，对不对？

所以，无论是女艺人在片场还是女青年外出旅游，都要注意清洗。那么，如果不出门呢？比如都市白领，一天到晚坐在椅子上，还跷着二郎腿，下面的环境说得好听点，是密不透风、温暖潮湿，说得通俗一点就是"汗津津、滑腻腻"。基本上一天坐下来，又是发酵，又是滋生，下面自然会有一些味道。

需要提醒各位的是：上班时应避免穿紧身衣物，要适当活动，避免久坐；下班回家后要注意清洗。

就像有人真的可以尝出可口可乐与百事可乐的差别一样，也有人声称自己能闻味识女人。我当然是不信的。但是，体内的代谢产物、分泌物等，有时候的确可以反映出一个人最近的饮食状况及生活习惯的改变。

短期内生活习惯的改变也会令阴道分泌物发生改变。比如频繁同房、工作压力比较大、总是熬夜、作息不规律等，都有可能导致白带异常。典型的情况常常发生在新婚夫妇的蜜月期，这一时期女性下面的味道也比较容易改变。

异常情况下是什么味儿

好了，说了这么久，其实大多数时候你们所谓的异味都是正常的，不必慌张。接下来，咱们来说说真正的异味。

鱼腥味

程度一般，穿透力一般。鱼腥味是细菌性阴道病的表现之一，主要是嗜血杆菌大量繁殖所产生的特有气味。患者的阴道内环境发生了改变，分泌物增多，伴随明显的瘙痒、灼热、疼痛等症状。

腥臭味

程度较重，穿透力较强。如果细菌性阴道病进一步发展，就会有大量厌氧菌、阴道毛滴虫混合着其他各种细菌滋生，其代谢产生的气味十分腥臭，患者自己都可以闻到。

恶臭味

程度重，穿透力强。中老年女性如果有重度炎症感染，常常会有恶臭味。此外，这种味道在由恶性肿瘤导致组织坏死、流液时也会出现。基本上在患者进入诊室之前医生就已经能闻到恶臭味了，它能引起人体明显的生理不适。

发现异味怎么办

虽然异味可以提示一些疾病，但是并不能用来明确诊断，而且很多人无法分辨不同味道的含义。因此，当我们发现下面真的有异味时，最需要做的事情是及时就诊。这里抛开恶性肿瘤不讲，其他情况都需要检查白带常规。只有了解了基本情况，医生方能对症治疗。

各位，一旦发现下面有异味，切勿自我诊断、盲目用药或洗液。要知道，这样做往往会耽误治疗时机或者导致病情加重。

私处怎么洗

前面讲了那么多有味道的内容，接下来就来讲一个实在的问题——怎么洗？

市面上的妇科洗液五花八门、琳琅满目。各种颜色的包装，各种艺人的代言，都在告诉我们它们有多好使。更可气的是，超市里卖洗液的货架比卖零食的货架还要多，这样我就忍不了了……必须管管，不能让这些洗液在影响我逛超市的同时，还要影响姑娘们的健康，所以我斗胆来写写妇科洗液的问题，争取让各位对妇科洗液有一个正确的认识，当然六层楼也会介绍正确的清洗方法。

女性的天然防护屏障

首先，我们要知道这些种类繁多的洗液是近些年才有的。从它们的广告词来推测，以前没有这些洗液的时候，女性都活在水深火热当中。这显然是不正确的，因为人体本来就有三道天然防护屏障，让女性免于外界的侵扰。

第一道：两扇大门——大小阴唇

如同两扇大门的大小阴唇，作为第一道天然屏障，平时处于紧闭的状态，很好地保护着阴道口和尿道口，从物理层面上避免其受到外界病原体的侵扰。（突然想到，女性经常穿紧身衣裤的话，第一道天然屏障会因为衣物过紧及活动时的刺激而起不了作用）

第二道：自净工厂——阴道菌群

阴道里并不是什么都没有，而是有三十余种常驻菌群。阴道像一座公寓一样，住在其中的三十多户"人家"处于良好的平衡状态，只要有"陌生人"或者"坏蛋"来了，它们就可以及时发现并把这些"坏家伙"赶出去。这座"公寓"的"警察"是乳酸杆菌，在它们的维护下，"公寓"保持着良好的治安环境（酸性环境）。

第三道：自我封闭——宫颈黏液栓

宫颈是子宫的大门，而病原体只要进了宫腔就等于进入了腹腔，因为输卵管的伞端是开放的，所以一旦病原体通过宫颈进入宫腔，如果不加以干预的话，就有可能发展到腹腔。但是宫颈可不是那么容易通过的，因为宫颈管内的柱状上皮细胞可以分泌出碱性黏液，这种黏液可以有效地阻挡外界的病原体长驱直入。

真的会"洗洗更健康"吗

随着医疗技术的发展和人们对于自身健康的重视，这三道防护屏障已经不能满足女性对于健康的追求了，这个时候各种洗液就出现了。门诊时经常可以遇到这样的患者，她本来只是稍微有一点外阴不适或者轻微白带异常，虽然这种情况只是小毛病，但是严重影响其心情。然后她通过某种不权威的渠道知道了可以用洗液解决这类问题，于是去药店或者超市买了自己在电视广告上看到的某品牌洗液，有的洗液甚至是国外进口的。刚开始用时，情况立马得到了改善，因此她认为这个管用，就长期用起来，结果时间一长，却发现情况越来越严重了，还出现了之前没有的症状。

想必不少人都遇到过这样的情况，这就是六层楼要讲妇科洗液的原因。

从成分上来讲，洗液大致可以分为两类，一类是以植物提取物及天然成分为主的护理液或沐浴液，另一类是以中草药或消毒液为主的具有一定治疗效果的洗液。但在市场上，洗液往往直接根据批准文号来分类，即洗液可分为妆字号、消字号和国药准字三种。为了进一步了解洗液，六层楼亲自走访了各大超市和药房，不要问我这是一种什么样的体验。

妆字号 常见的是某某私处沐浴露、某某女性护理液等，这些洗液并没有任何治疗成分，跟一般的沐浴露没有什么太大的差别。它们只是在成分的选择上标榜天然，将阴道内环境的 pH 调整至合适值罢了，并没有治疗效果。

消字号 这类就是电视上常看到的妇炎洁类的洗液，它们主要依靠化学、物理、生物等方法来消灭或抑制阴道内的病原体。这类洗液中有一定含量的中药成分，但是由于治疗效果并不好，它们只能作为保健、预防用品来使用。

国药准字 这类是指洁尔阴、复方黄松洗液、红核妇洁洗液、甲硝唑氯己定洗剂等。这类洗液基本上都是用于治疗阴道炎的，比如红核妇洁洗液主要用于治疗霉菌性阴道炎，甲硝唑氯己定洗剂用于治疗滴虫阴道炎、细菌性阴道病、霉菌性阴道炎。虽然这类洗液有一定的治疗作用，但是也同样需要注意使用方法和时机，如果使用不当，结果往往适得其反。

了解前面的内容后，我们接下来要讨论的问题就简单多了，因为问题就出在使用方法上。很多人没有弄清楚自己应该使用什么洗液，也不明白正确的使用方法，导致本来只是一点儿小毛病，用了一阵之后反而出现了大问题。

妆字号的洗液基本上作用不大，或者说其作用还不如六层楼常常建议的清水。不要用这类洗液冲洗阴道，因为这样做不仅起不到治疗作用，反而会破坏阴道内常驻菌群平衡。所以，结论是不要用妆字号的洗液。

消字号的洗液以妇炎洁为首在民间广为流传，自然其影响也就更大。其原理很简单，杀菌和抑菌的作用是针对阴道内所有菌群的，也就是说"公寓"里的所有"住户"都会受到影响，长时间使用肯定会破坏阴道内的菌群平衡。所以，结论是不要用消字号的洗液。

国药准字的洗液以洁尔阴为首在民间广泛应用。这类洗液主要供妇科疾病患者及其他非健康女性使用，而且也只是配合阴道填塞药物或口服药物使用。此外，要特别注意的是这类洗液需要在医生指导下使用，不能擅自买来用，同时也不能每天使用，尤其不能用来冲洗阴道，否则阴道内的常驻菌群会被一同清除。天然屏障没有了，感染疾病的概率自然就增加了。所以，结论是对于国药准字的洗液，要遵医嘱使用，不要自主使用。

此外，这些洗液中的一些添加成分（如香味剂等）会刺激皮肤黏膜，故长期使用洗液会使皮肤黏膜变得脆弱、敏感以及易损伤，从而增加炎症的发生概率。还有一点要补充的是关于广告里说的弱酸性，诚然弱酸性为乳酸杆菌的生长提供了条件，但是每个人的 pH 各不相同，pH 过高或过低都有可能导致阴部干涩、瘙痒等。而且针对不同的阴道炎选择洗液时也要谨慎。比如引起霉菌性阴道炎的白念珠菌在碱性环境下不容易生长，引起滴虫阴道炎的阴道毛滴虫对酸性环境敏感。如果不了解这些情况就盲目使用洗液，不仅不能解决问题，反而会加重病情。最后要补充的一点是，有些患者在去医院检查之前事先用洗液清洗，这种掩耳盗铃的做法，着实不推荐，因为一旦检查结果不准确，到头来受罪的还是患者。

总的来说，这些洗液的使用效果并不像广告里说的那样，如果使用不当反而会出现其他问题。有一项研究表明，使用阴道洗液的女性患盆腔感染的概率比不使用阴道洗液的女性高 73%，原因就是上面说的频繁冲洗阴道，破坏了阴道内的菌群平衡，使阴道无法抵御病原体的侵入，从而引发一系列妇科炎症。

正确的清洗方法

既然洗液不让用，那么该怎么清洗私处呢？根据个人经验，六层楼给出如下建议：

①每天清洗 1～2 次，通常情况下是每天晚上清洗 1 次，如果有必要的话在第二天早上再清洗 1 次。

②最好用烧开后放置到合适温度的清水清洗或者直接淋浴，尽量选择冲洗或擦洗，如果条件不允许的话可以盆浴。

③清洗的过程是先清洗双手，然后从前向后清洗外阴，最后清洗肛周。注意，这个过程中没有任何一个字提醒你要冲洗阴道，所以不要冲洗阴道。

④清洗后，不建议立马穿上内裤或者使用护垫，应该尽量在干燥后再穿内裤。

⑤清洗时使用的盆、毛巾等应该及时晾干并收起来。

虽然铺天盖地的洗液广告无孔不入，其宣传语也朗朗上口，让人充满期待，但仍然扭转不了洗液有时候不仅解决不了问题，反而会平添烦恼的事实。六层楼斗胆指名道姓地说出这些洗液的名字实在是因为忍无可忍，希望各位可以正确、客观地认识洗液，学会正确的清洗方法。

内裤上总是有东西

某日，我正在吃饭，突然微信上收到会员的信息："老六！我的内裤得癌了！"

这句话一下子就让我放下了手中的碗筷，紧接着我猝不及防地收到了二十多张照片。定睛一瞧，原来她记录了这个月内裤的变化，每天都有不同形态和性状的分泌物粘在内裤上，这让她陷入了深深的焦虑与不安之中。

大家会习惯于每天晚上看看自己的内裤，以此来判断自己是否患病。虽然这是一种不错的行为，但你需要学会准确地区分下面十种情况。

五种正常情况

通常来讲，每个月经周期中的白带是在不断变化的，并不像教科书上讲的那样一成不变。白带会在多种因素如激素、环境、温度、清洁、饮食、作息等影响下发生改变。

之前国外有过一场叫"内裤挑战"的活动，鼓励大家晒出内裤来证明自己健康。其实，这是在误导大家。可能会挑战大家认知的事实是正常情况下内裤上就是会有东西的。下面这五种情况都属于正常。

第一种

这种情况常见于卵泡期。在此阶段的女性内裤上常见稀薄、半透明的分泌物，私处通常不伴有明显瘙痒及异味。这种情况并不是所有人都有，但是有了也不用太担心。

处理方法：注意清洗外阴及更换内裤。

第二种

这种情况常见于排卵期。在激素影响下，排卵期分泌物明显增多，与教科书上不同的是日常遇到的排卵期分泌物并不完全是透明且拔丝状的，更多的是呈半透明或浑浊状，且无异味。在此时同房的话，分泌物的性状也会发生改变。虽然这种情况看上去不太正常，但其实并不用担心。

处理方法：注意同房前后及时清洗。

第三种

这种情况出现在排卵后到月经前。与排卵期相比，这个阶段的分泌物不仅量更少，颜色也更浅。但这个阶段也有可能出现同房所引起的分泌物增加或者同房后留在阴道内的精液混于其中。这个阶段的女性私处通常会有一些潮湿感，但无其他明显异常或不适。

处理方法：注意同房前后及时清洗。

第四种

这种情况出现在月经前后或孕期。普遍的表现是这些时候分泌物会浓缩，变得黏稠，偶尔看上去是淡黄色的，闻起来有点儿异味，但是私处通常没有瘙痒、疼痛、灼热感等不适。因此，这种情况也不需要马上处理。孕期出现这样的情况，主要与激素水平及宫颈受刺激程度相关。一般来讲，这种情况并不影响正常妊娠。

处理方法：坚持清洗，避免久坐。

第五种

这也是月经前后常常会遇到的情况，即月经来之前或结束后总会有那么几天的分泌物呈褐色或咖啡色，量少。通常这种情况会持续 2～3 天。这种情况是不需要处理的，可以认为这是月经来或去的信号。也有人长期如此，并且持续时间越来越长，那就要考虑黄体的功能问题了。但是，出现这种情况的大多数人基本上是没有问题的。

处理方法：使用护垫，换洗内裤。

五种异常情况

第一种

这种情况很多人都遇到过，通常是陈旧性出血流到内裤上形成的景象。对于大多数人来说，只要不是经期出血就特别担心。这种情况常见于排卵期出血、同房出血、息肉等。有时候做完妇科相关检查之后也会出现这种情况。需要持续关注出血情况，如果出血量越来越多或颜色变成鲜红色，就要及时就诊。孕早期也可能出现类似的情况，通常跟激素和受精卵着床有关，这时需要考虑先兆流产的风险。

处理方法：密切观察，及时就诊。

第二种

出血时血液颜色呈鲜红色是最令人担心的情况，因为患者很难自己判断出其背后隐藏的问题，有可能是同房出血、排卵期出血、宫颈病变、宫颈息肉、内膜病变、内膜息肉、先兆流产、异位妊娠……总之，遇到非经期出血且血液颜色呈鲜红色时不可掉以轻心，需要尽快就诊或咨询医生。另外，对于绝经后的女性来讲，如果出现类似的情况，需要高度怀疑有恶性疾病发生的可能。

处理方法：时刻警惕，及时就诊。

第三种

这种情况常见于细菌性阴道病患者。其分泌物呈灰白色，带有鱼腥味。同房或月经结束后患者症状会更加明显，常伴有轻度外阴瘙痒及灼热感。一般这种情况在年轻女性中比较常见。这种情况的治疗其实很简单，只要遵医嘱用药就行。就怕患者自己随便用药或者用洗液冲洗，这样反而会使情况越来越糟。

处理方法：检查白带常规，规范用药。

第四种

这种情况就是大家很熟悉的豆腐渣样白带，常见于霉菌性阴道炎患者。这主要跟清洁不到位、怀孕、大量使用抗生素、糖尿病等相关。霉菌性阴道炎的临床表现就不多说了，得一次就记住了：坐立难安的瘙痒、红肿热痛，合并尿频、尿急、尿不尽。说实话，很多人来咨询的时候都说："医生，快救救我！"这种情况一般通过检查白带常规确诊，患者遵医嘱规范用药即可。

处理方法：规范、足量、足疗程用药及巩固。

第五种

这种情况常见于滴虫阴道炎患者，主要通过性接触传播，同时也会通过间接接触传播，如接触被污染的公共游泳池、马桶、浴巾、衣服等。患者分泌物呈黄绿色，有气泡、腐臭味，且患者会有瘙痒、疼痛、灼热感，伴有尿频、尿急或尿血。这种情况也需要通过检查白带常规确诊，患者需规范用药，且最好与性伴侣一起治疗。

处理方法：规范检查，及时用药。

好了，关于这部分内容就介绍到这里，希望能对你们有所帮助，当然，也希望你们能将这些知识分享给身边的人或者下一代。

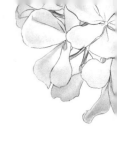

第二章
敏感的月经

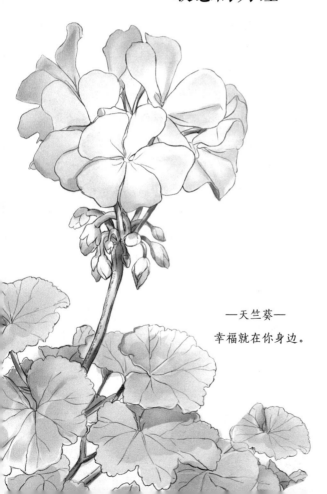

—天竺葵—

幸福就在你身边。

女性自打第一次来月经以后，就会自动陷入一种奇妙的状态，基本上每个月都要为月经的事情担忧。月经来早了，担心；来晚了，担心；来多了，担心；来少了，也担心……有时候月经偏偏就不好好来，结果惹得姑娘们一个个提心吊胆的。姑娘们好不容易慢慢长大了，月经基本上规律了吧，又开始一天到晚地腰酸背痛、下腹坠胀、情绪失控，再加上偶尔一次月经没有按时来，又要开始担心怀孕的问题……月经简直就是女性的噩梦，这恐怕是全世界女性最容易达成共识的一件事情。

对于男性来说，妹子来月经的时候，无异于在身边装了一颗不定时炸弹，这个不能吃，那个不能碰，一点就着，嫌这嫌那……

既然月经不分国界、不分种族地无差别影响着数以亿计的女性，那么我们就可以认为，女性月经正常与否会影响家庭的和谐。与其任其摆布，不如一鼓作气把它研究明白，从今往后无论遇到什么月经问题，都可以含笑面对、轻松应对。

我会从基础知识入手，一点一点讲解关于月经的所有问题，希望每个人都可以正确面对这一正常的生理现象。

到底什么是月经

几乎每一位女性从出生那一刻起就注定要面临月经的问题。

根深蒂固的月经偏见

对很多人来说，月经是"来事儿"，是"倒霉"，是"脏东西"……这是长期以来在人们心中根深蒂固的思想，甚至在过去的文化里来月经的女性会带来晦气和厄运。这都哪儿跟哪儿啊！这些观念不仅在现在看来很是荒谬，就算是在旧社会也显得有点儿太偏激了吧？

可惜，事实总是给我响亮的大嘴巴子。过去，女性地位比较低，来月经时地位就更低。来月经时她们除了要忍受月经带来的各种身体不适之外，还要忍受心理折磨。现在，这种现象仍在一定范围内延续着。我看在眼里，痛在心上。在我开始做互联网医疗和健康科普之后，越来越多的女性向我提出关于月经的种种不解和疑问，有些是关于人体结构和专业知识的困惑，有些是关于如何对待月经的困惑，还有些是关于现代女性生活方式的探索。

总之，月经几乎是每一位女性都无法跳过的话题，也几乎是每一位女性都关心的话题。

月经到底是什么

事实上绝大部分女性对月经已经很熟悉了，不管是小姐妹们讨论出来的共识，还是从网上查找的资料，总之，你要问她们月经是什么的话，绝大多数人都能说出个一二三来。

简单来讲，从月经的字面意思来看，它就是一个生理循环周期，而且是处在具有生育能力阶段的女性所具有的。虽然它不是人类所特有的，但是很显然，我们这里的重点是女性。之所以说它跟子宫有关系，主要是因为它跟子宫本身的使命相关。

子宫的字面意思就是"孩子的宫殿"，换句话说它就是生孩子的地方。种过花花草草的读者一定知道，无论想要种什么都需要种子、土壤、养分等。同样的，一个人类新生命的孕育也需要这些相同的因素。精子与由卵巢提供的卵子相遇后形成受精卵（也就是所谓的种子），然后受精卵通过输卵管进入子宫。子宫除了提供"房子"以外，还提供了"土壤"——子宫内膜，而子宫内膜中的血管是为"种子"的发育提供养分的关键。

由此可见，参与孕育新生命的主要生殖器官有卵巢、子宫、输卵管等。其中，卵巢除了提供卵子以外，还具有分泌激素的功能，而这些激素可以确保整个孕育过程顺利进行。由于其原理相对复杂，这里就简单讲一下，让大家有一个初步的了解即可。

　　女性进入青春期之后，卵巢在上级领导——下丘脑和垂体的指挥下开始进入活跃状态，原本处在休眠状态的卵泡开始发育，同时雌激素开始分泌。在雌激素的影响下，卵泡慢慢发育，子宫内膜逐渐增厚，热火朝天地为重要的时刻做着准备。

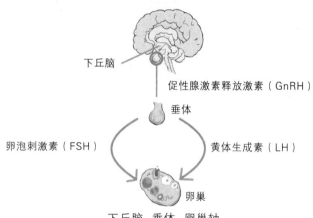

下丘脑-垂体-卵巢轴

　　啥？你不知道是啥时刻？说了这么半天，不就是为了等着卵泡排出卵子，然后卵子和精子成功会师嘛！等它们会师之后，受精卵就会经过输卵管来到子宫里，这个时候雌激素早就把床——呸，早就把"土壤"准备得又厚又肥沃了，就等着这颗代表希望的种子生根发芽了！

　　而排出卵子的卵泡就慢慢塌陷、逐渐封闭，其中的细胞变大变黄，最终形成一个黄澄澄的小囊，它的名字很简单——黄体。千万别小看它，它可以分泌孕激素，其目的就是跟雌激素一起作用于内膜,让内膜维持在相对稳定的厚度,同时让内膜的腺体和糖原增加。是不是觉得太复杂了?你也可以这样理解,雌激素和孕激素的共同目标就是等待受精卵落到这片"土壤"上,使受精卵可以在第一时间获得养分,并迅速生长和发育。

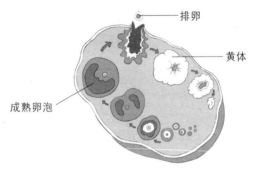

卵巢

上面说的是正常怀孕的流程,而绝大多数人刚刚开始来月经的时候是不会有生育要求的。也就是说,对于没有怀孕打算的女性来讲,卵子从排出来的那一刻开始到凋亡,几乎都是它一个人在演独角戏,没有怀孕使命的子宫,自然就成了寂寞的子宫。

排出的卵子因为不能遇到自己的另一半——精子,慢慢就自己凋亡了。知道这次没有怀孕的打算之后,卵巢的上级领导传令下来,别折腾了,下个月再说吧。紧接着,黄体开始萎缩,体内的雌激素和孕激素开始减少,一度热火朝天地做着准备的内膜逐渐萎缩、剥脱,而那些在内膜中准备大展宏图的小血管们开始破裂出血。

那些剥脱的内膜和流出的血液混合成了月经。

虽然其中有些玩笑的成分,但是这大概就是每一次月经周期的心路历程。如果把人体比喻成一个生产车间的话，那么生殖车间内的变化是最跌宕起伏的。卵泡可以由一个细胞那么大长到直径2厘米左右，子宫内膜的厚度可以从1毫米增至10毫米左右，黄体从形成到萎缩需要14天左右……这一切都是为了怀孕。如果没有怀孕的话，下一次它们就要重整旗鼓，一切从头再来。

因此，我们可以认为子宫内膜周期性的增厚和剥脱是为受精卵的着床做准备，但对于绝大多数没有在备孕的女性来讲，这一准备带来的就是每个周期最后形成的月经。虽然月经会给身体带来各种各样的不适，也会给生活带来不同程度的麻烦，但是它的存在给我们的身体提供了一种非凡的可能性，那就是时刻准备孕育生命的可能性。只不过，对于已经打定主意不要孩子的女性来讲，的确，月经只会带来烦恼。

当然，请不要相信无良商家那些言之凿凿的宣传语，说什么月经可以排毒之类的话，那些基本上都是胡扯，不要硬给月经赋予什么崇高的使命。

你们也看到了，月经只是再正常不过的一种生理现象。它有其存在的意义，也有其存在的弊端。

什么样的月经是正常的

❀

当我们了解月经来源之后，自然就想了解一些关于月经的具体信息，比如月经的周期、月经的颜色、经期的长短……不要着急，咱们一个一个说。

月经应该多久来一次

为了让你们有一个形象的了解，前面说得挺热闹，但是回过头来讲，其实所有过程都是有其先后顺序的，而且这个顺序必须严格遵守。同时每个过程也都是有大概时间的，虽然每个人都不太一样，但是基本上前后也差不了多久。当然，也有个别人是有明显差别的，不过不用担心，等下我会单独讲到。

先说一下大多数人的时间周期。通常一次月经结束后，卵巢已经调整好失落的心情，开始重整旗鼓，雌激素逐渐增多，卵泡也开始发育。卵泡从开始发育到完全发育成熟所需的时间因人而异，基本上是 8～14 天。排卵之后，进入月经周期的后半段，这个阶段的主角是黄体，从其形成到萎缩大概需要 14 天。等黄体萎缩完成之后，就进入经期。一般经期持续 3 ～ 7 天，因人而异，但是基本变化不大。每次的出血量是 5 ～ 80 毫升，大多数人的出血量为 20 ～ 60 毫升。

看到这里，你们是不是开始比对自己的月经周期了？读者当中一定有人发现自己的经期怎么算都跟上面的不太一样，并开始觉得自己是不是有问题了，对不对？作为妇女之友，六层楼早就想到你们所担心的问题了，所以上面说了，这只是大多数人的情况，你们的情况很有可能与此不同。注意，我只是说了不同，这并不代表你们的身体就一定有问题，更不涉及什么严重的问题。

正是因为上学时并没有人跟我们详细讲过关于月经的知识，大多数人都是通过教科书学习关于月经的知识的，都以为月经就像教科书上写的那样，28 ～ 30 天来一次，所以一旦情况有变，立马就进入猜疑状态，就觉得这一定意味着有什么疾病或有什么改变，但事实并不是这样的。其实，月经很容易受到外界因素的影响，所以月经周期的波动天数在 1 周之内都是正常的，比如说你之前是 28 天来一次，这次过了 35 天才来，这是正常的；或者之前是 28 天来一次，这次才过 22 ～ 23 天就来了，这也是正常的。这些情况都是偶然会发生的，或者在明显的外界因素影响下会发生的。

医生更加在意的是月经周期的规律性，也就是说如果你的月经周期本身是规律的，不管时间间隔是一个月，还是两个月，甚至三个月到半年，那都可以理解为正常，因为的确有人的月经更适合叫季经。因此，不要再为自己的月经周期跟身边人的不一样而苦恼了。

这里，六层楼给你出道题，请听题：假设我是你的闺蜜，我的末次月经是今年的 3 月 1 日，到现在 4 月 15 日了，我还没有来月经，你觉得我这样算不算月经不调？

显然不算，退一万步说，就算真的是月经不调，仅凭我提供的这些信息不能做出此判断。为什么？最起码你不知道我之前的月经周期是多久，如果我之前的月经周期就是四十多天，那我现在很可能就是正常的。

如果我说我之前的月经周期是三十多天，这次已经四十多天了，还没来月经，那你能不能断定我就是月经不调呢？仍然不能，因为这只是一次的情况，有很大的偶然性，前面提到，很多因素会影响月经周期。除了受神经内分泌调节之外，月经还受到外界很多因素的影响，比如环境、温度、情绪、压力、工作、饮食、地域、出差、睡眠、健身、哭泣等都会对月经产生影响。由这些因素引起的月经周期的波动都属于正常，你不用太在意，更不需要去医院就诊或者用药。当然，我知道，你们是在为自己担心，只是，我想让你们在面对这些波动时能更加坦然一些。

再假设闺蜜我最近的确每天都在加班，加上跟男友闹分手，领导临时给我安排了很多工作，房东想涨租金，家里又需要我补贴……这么多压力，使我总在深夜里嘤嘤哭泣。好，这个时候想让月经不受影响都难，对不对？

当然，还有一种情况，就是怀孕。这种情况几乎所有人都会想到，但是也很好排除，有没有性生活、有没有避孕一问就知道了。

那么，作为我的好闺蜜，你读完上面的内容之后知道该怎么安慰我了吗？

首先，让我冷静下来。其次，下个月再观察看看。最后，如果持续出现这种异常超过三个月经周期的话，那么要去医院就诊，医生会根据具体情况进行检查并给出治疗方案。这部分内容会在后面详细讲。

月经量多少才正常

关于月经量的问题，牵动着大多数女性的心。有的人，月经量多或者少都会担心；有的人呢，心比较大，经血哗哗流也不当回事；还有的人呢，每个月只来那么几滴血，整天忧心忡忡的……

有时候闺蜜们聚在一起不为别的，只是相互聊聊最近的月经情况，如周期问题、月经量等。我们习惯于通过量的多少来判断自己的月经是不是正常，量多了会怀疑自己是不是得病了，量少了又会担心自己是不是早衰了。有时候一些问题真的让医生哭笑不得。大家的担心可以理解，只不过有时候太离谱的话，医生难免会笑场。正好借此机会跟大家好好念叨一下关于月经量的正确理解。

之前的内容已讲到，大多数女性一个月经周期的出血量为20 ~ 60毫升，一般也就这么多，虽然有时候看着量挺大，还有血块，那也大多在这个范围内。临床上，我们认为月经量为5 ~ 80毫升的都算是正常的，只有月经量不在这个范围内，我们才认为这是有问题的。

在这里，我还是要把前面的内容重复一下，无论是月经周期还是月经量都会受到多种因素的影响，如环境、温度、情绪、压力、工作、饮食、地域、出差、睡眠、健身、哭泣等都会对月经产生影响。也就是说，月经偶尔出现一次变化时并不用太过在意。

如果你们真的觉得自己的月经量存在问题的话，那么去医院之前你们至少要先学会一个基本的判断方法。六层楼在门诊时经常会遇到来咨询月经量问题的患者，我常常会问她们：你的月经量比原来减少或增加了 1/2 吗？每天用多少片卫生巾？多长时间换一片？每片都能湿透吗？

当遇到月经量少的患者时我会问：经期腹痛吗？月经量最多的时候能湿透卫生巾吗？是不是只用护垫就可以呢？患者的回答具有很强的主观性，而医生不可能准确测量出月经量，只能根据患者的叙述进行估计。以卫生巾用量进行估计，正常的用量平均一天换 4 ~ 5 次，每周期不超过 2 包（每包 10 片）。假如卫生巾用量超过 3 包，差不多每片卫生巾都湿透，那就属于月经量过多。如果有人整个经期连 1 包卫生巾都用不完，甚至根本就用不到卫生巾，只用护垫就能搞定的话，那可能就属于月经量过少。所以，月经量的多少在很多时候是模糊的，尤其是月经量过少，很难判断。

不过，这些问题一般交给医生处理就可以了，你需要知道的是月经量偶尔出现一次波动时并不用太过担心。

月经应该是什么颜色

关于月经颜色的问题也是令六层楼头疼的问题，主要是因为网络上常常会有咨询者二话不说直接甩图过来，而我常常只有在吃饭时才有点儿空闲来回复咨询者的问题。因此，这个问题真的困扰了我很久，直接导致我有很长一段时间都食欲不振……

我能理解大家第一次发现自己的月经中出现黑色血块时的崩溃心情，这个时候真的会有人以为自己得了什么绝症，脑子里一下闪过无数画面。比如，武侠电视剧里男一号给女一号"疗伤"，不知道使的什么邪门儿招数，非得把衣服脱了。总之，最后女一号孱弱地吐出一口黑血，之后就活蹦乱跳的。再比如，男一号跟一群恶匪在野外械斗，最后打跑了恶匪，但被一条蛇咬了。恰巧男二号过来了，一口噙住男一号的伤口，猛吸两口，吐出一口黑血。然后男一号一瘸一拐地回家了……

通过这些影视作品，我们了解到，黑血相当于有毒的血、不好的东西，出现黑血就表示一定有问题。"医生，你就别瞒着我了，都告诉我吧！"

错！

这些影视作品里是怎么演的我不管，但是这种观念是不对的，那个时候是古代，医学不发达，他们犯这样的错误情有可原，可处在现代社会的你们还继续犯这种错误就不应该了。下面，六层楼就跟各位讨论月经的色号问题，以及月经中出现黑色血块是不是真的没救了的问题。

按照一贯严密的逻辑，六层楼肯定得让你们看看月经的色号，这次六层楼准备了图片（参见随书附赠的条形色卡图）。

条形色卡图上的6种颜色都是血液的颜色，是不是很奇怪？原来血液不只有一种颜色。血液一般分为动脉血和静脉血，动脉血因为富含氧气，所以看起来就更加鲜红一些，就像条形色卡图上的1号色；静脉血因为其中的氧气比较少，所以看起来是暗红色的。当血液离开人体时，血小板就会释放出凝血酶原，血液开始凝固。凝固的过程中血液的颜色会变得越来越深，最后基本上就呈条形色卡图上的6号色。这个颜色我们在日常生活中也常常能见到，比如我们在被刀砍伤，不对，应该是磕破或者擦伤后形成的新鲜血痂的颜色，也有可能比这个颜色更深。

然后，我们再回过头来讨论月经的色号问题。

月经主要是脱落的子宫内膜，子宫内膜里有螺旋小动脉和小静脉，所以月经是动脉血和静脉血的混合物，其中动脉血占75%左右，这样看起来月经并不应该是鲜红色，而应该是微微发暗的颜色，接近条形色卡图上的2～4号色。

你们仔细看看自己平时的月经颜色是不是与这几种颜色差不多，或者比这几种颜色更加深一些，那么现在问题来了：出现黑色的血块是怎么回事？

月经产生后如果没有及时流出来，就会积聚在宫腔里。然后它们就渐渐凝固了，颜色逐渐加深，形成血块。等你一活动，这些被"黑暗势力"笼罩的黑色血块就流了出来。一看到它们，噗……你们瞬间就被吓坏了。

哪些人容易出现这种情况呢？从六层楼个人的经验来看，有这么几类人容易出现这种情况。

久坐者

由于工作性质的问题，很多女性需要长期坐着伏案工作，这种姿势会导致月经不畅，该流出来的没有流出来，积聚在宫腔里。有时候这也是痛经的原因，毕竟它会引起刺激症状，等一站起来，哗，月经就都流下来了。所以，建议久坐办公室的女性，无论是不是有问题都有必要每小时站起来活动 5 ～ 10 分钟，请务必动起来，就算不是在经期。

子宫位置异常者

子宫位置过度前倾前屈或后倾后屈等都会导致月经在宫腔内长时间潴留，进而导致黑色血块的出现。这种情况也分为先天的和后天的，不过不用担心，六层楼在上面就说了，这并没有什么大不了，只要月经是通畅的就不要紧。

月经量大者

正常情况下一次月经的总出血量为 20 ～ 60 毫升，如果出血量大于 80 毫升，我们就会认为月经量过多，这个时候应主要注意贫血的风险。如果有头晕目眩的症状，一定要及时休息，避免活动。回过头来说，月经量大时，卫生巾或卫生棉条吸收不及时会造成月经潴留，从而形成黑色的血块。需要注意的是如果已经出现了头晕目眩的症状，并且休息后症状也没有得到减轻，那就要及时就诊。还有一点值得注意，一些妇科炎症（如子宫内膜炎）也会导致月经增多，但是它并不是唯一的表现，通常还会有其他的症状，如白带异常、腹痛等，可以通过这些体征来鉴别。如果确实存在炎症，也是需要治疗的。

所以，综合上面所讲的内容，我们应该知道，经期出现黑色血块不能说明什么问题，我们真正应该关心的是月经周期是否稳定，月经是否有异味以及身体是否有其他异常症状。

好了，这个问题终于讲清楚了，想必你们应该不会再为月经的颜色而惊慌失措了吧？

如何应对经前期综合征

既然我们在讨论月经的问题，那就一定不可能避开经前期综合征的问题。是的，无论男女，都深受其害。像六层楼这样如此了解女性，同时又兼具幽默和才华的人，在面对妻子经期的情绪波动时也非常无力。其实对于已经出现情绪波动的女性来说，再怎么跟她摆事实讲道理，基本上都是没有用的。那难道只能忍受这一切吗？这种种"坏脾气"不仅会波及身边的人，最重要的还会影响女性自己。我在网上看了一圈，也没有找到合适的文章，冥冥之中感觉我又被选中了，所以解决这个问题的重任就交给六层楼吧！

女性在月经来潮前会出现各种生理及精神上的症状，具体表现为：①精神上的症状有烦躁、紧张、失眠、焦虑、易怒等；②生理上的症状有乳房胀痛、痤疮、头痛、腹胀、排便习惯的改变等。

这些症状十分常见，据不完全统计，大约40%的女性都出现过。只要是与经期明显相关，且不是因哪个器官发生器质性病变而出现的症状，医学上都称为经前期综合征。尽管绝大多数情况不需要治疗，但这些症状依然会困扰我们。

"坏脾气"的由来

上面这些不是重点，重点是处于经期的女性为什么会有这种种"坏脾气"呢？

原因一：激素水平波动

这事要从排卵期说起，卵泡正常排卵之后，会形成一个叫作黄体的组织，它的作用是分泌雌激素和孕激素，子宫内膜靠这些激素的刺激才能持续增长。由于雌激素和孕激素分泌得太多，引起了"最高领导"垂体的注意，"最高领导"下令不能让黄体这样无休止地分泌激素，所以黄体很快就萎缩了，这就到了月经快来的时候，此时体内的雌激素和孕激素都降到了最低水平。这个时候的女性就像一直在水里的鱼儿一下离开了水一样焦虑、躁动、抑郁和愤怒。的确，激素水平较低的时候必然会出现一些不良情绪，但每个人的症状并不相同，这主要跟敏感性相关，同时也跟自我调节能力相关。

原因二：经期症状

女性在经期面临的事情通常会导致她们不由自主地想要发脾气。为什么？你们还问为什么，下面每天都糊着一张湿热黏稠的卫生巾，动都不敢动，笑也不敢笑，一股一股抽空感，能不让人抓狂吗？如果再赶上痛经，真的是想死的心都有（你们知道这只是夸张的修辞手法），更糟糕的是还有一大堆其他情况，如头痛、腿痛、腰痛、乳房胀痛……如果再赶上一些其他妇科相关疾病，如阴道炎反复发作、阴道不规则出血等，更是苦不堪言。而且通常还会休息不好、精神状态不佳，严重时会有失眠、多梦等症状。在如此多的负面影响下还要保持正常的生活、工作、学习，就算是男性恐怕也很难保证没有一点儿情绪波动吧？

原因三：心理暗示

这里涉及个人修为及社会因素，包括一些人文方面的知识，六层楼只是谈一下自己的看法。实际上从月经快来时开始女性就进入了一种自我催眠的状态，因为长期的文化修养以及社会教育等都会有意无意地提示女性在经期会有这样那样的症状，一些文学和影视作品也会告诉女性经期会肚子疼，会有坏脾气，会这样，会那样，所以女性会从月经快来时就开始"期待"经期发生的焦虑、低落、烦躁、愤怒等情绪，等于说她们早早就开始酝酿这种种情绪，直到经期爆发。如果女性能脱离这种自我催眠的状态，其实这些情况的严重程度就会大大降低。

如何应对"坏脾气"

讲完"坏脾气"的由来之后，接下来就讲讲如何告别这些"坏脾气"吧！

试着接受这些"坏脾气"

从认知上下功夫，需要我们知道的是月经快来时雌激素和孕激素都会降到最低水平，这是毋庸置疑的，也是很自然的一个过程。如果这些激素持续增多的话，子宫内膜就会一直生长，很容易导致子宫内膜发生病变。我们要了解这个过程肯定是会发生的，同时激素水平下降所带来的影响也是一定存在的，每个人的影响程度会不一样，但是或多或少都会有的，所以在出现这一系列情况的时候不必过分担心，这些都会过去的，越是坦然地接受这些症状和表现就越容易让自己开心起来。

避免为"坏脾气"制造氛围

对于这一点，估计一说你们就能明白，除了激素水平下降本身会导致情绪波动以外，还有很多周边的事情影响着我们的情绪。首先是经期的这些症状，要尽可能地改善这些症状，情况严重时要及时接受治疗。就拿痛经来说，这一症状最普遍也最容易酿造"坏脾气"。痛经的时候我们有很多事情可以做，排除其他疾病引起的继发性痛经后，就要考虑原发性痛经。痛经时通常我们可以采取转移注意力的方法来缓解疼痛，疼痛严重时可以用药治疗，总之不是没有办法的。其次是那些既往可能引起"坏脾气"的人和事物，要尽量避免直接接触。明知道自己这段时间可能会有情绪波动，就要努力避免把自己领上情绪大失控的不归路，及时调整，适当控制，就可少发脾气。

健康生活，消灭"坏脾气"

经期种种生理和心理上的症状都有可能引起各种各样的"坏脾气"，这就告诉我们，如果我们平时就注意这一系列问题，自然就可以从根本上消灭这些害人害己的"坏脾气"。

①规律地生活，保证良好的作息习惯，按时起床，按时睡觉。

②健康饮食很关键。之前在网上讨论过一阵子冰激凌该不该吃的问题，六层楼在这里再重复一遍，如果吃了让你心情愉快而且也没有任何不适，那就适量地吃；如果你是一看到就开始难受的类型，那就别跟自己过不去。一日三餐尽量营养均衡，避免暴饮暴食，因为当发现自己的身材跟想象中的不一样时，自然又免不了要生一肚子闷气。

③适当运动。平时适当运动可以改善身体机能，让身体更加适应各个时期，无论在什么时候都可以轻松应对，而且有研究表明每天适当运动有助于改善心情。

④阅读情绪。试着去阅读和照看自己的情绪，发现情绪背后的原因，从那些可以自己应对和处理的角度来帮助自己的情绪变得舒缓和稳定。想要控制情绪，或许我们首先要看到情绪的流淌。

以上这些是六层楼个人的总结，你们要是有什么好办法也可以拿出来分享。同时，我希望你们可以认真阅读上面这些文字，照看好自己的身心健康。

经期禁忌真的存在吗

写到这里，我冒昧地猜测一下目前正在看书的你的想法，我猜你大概在想：关于正常月经的知识我已经了解得够多了，那么在日常生活中，吃穿住行方面，到底哪些事情可以做，哪些事情不能做呢？

不知道我有没有猜对呢？现在就来说说你会关注到的那些经期禁忌是不是真的存在。

关于能不能食用

芒果能不能吃

不知道为什么这一款水果的点名率最高，大家普遍认为芒果不能吃，可是芒果作为"水果王后"（我瞎编的）以营养丰富、鲜美多汁著称，什么时候成经期禁忌了呢？六层楼找到以前的文章看了看，发现有研究表明芒果里有促进凝血的成分，所以人们想当然地认为经期不能吃芒果，因为芒果会止血。但是实际上，人体内血小板的主要功能就是凝血，正常情况下血液离开人体15秒左右就可以凝固，可见其凝血能力之强。即使是在这样的情况下经血还是照样流出来，可见其势不可当，更不要说吃几个芒果了。所以，结论是芒果可以吃，不仅可以直接吃，还可以做成果汁、果干、果酱来吃！有人提到吃芒果会导致子宫肌瘤，这种说法就跟看别人吃烧烤会导致偏头痛一样荒谬。

梨能不能吃

排名第二的水果是梨。六层楼很爱吃梨。六层楼经常会得口腔溃疡，但往往吃上几天梨，口腔溃疡就可以好一些，原因可能是梨对身体的刺激性小，而且富含营养。那把它作为经期禁忌是不是准确呢？人们认为梨成为经期禁忌是因为它性凉，这是中医的说法，中医认为经期不可与任何寒凉物接触，梨就是其中之一，否则……总之，说得挺吓人，但是梨作为一种水果其实没有那么大的作用，除大量食用有可能导致腹泻外，确实没有什么其他影响。所以，结论是梨可以吃，但需要注意的是要适量，而本身体热、体燥的人吃梨更是无可厚非。

巧克力能不能吃

为什么都是我爱吃的食物变成经期禁忌？真是愁死人了，赶快吃一块巧克力缓一缓。实际上巧克力是由可可粉制成的食物，可以改善情绪低落，使人兴奋，同时也可以让人精神集中，增强记忆力。根据想出这些禁忌的人的逻辑思维，一提到"兴奋"就想到过度反应，一提到"过度"就想到经期一切都要适度。那么，巧克力就应该是禁忌了吗？他们不仅忽略了巧克力本身可以带来精神愉悦感，而且还忽略了巧克力可以补充能量，所以这又是一种想当然的禁忌，结论是巧克力可以吃。

辣椒能不能吃

来来来，川妹子和湘妹子来回答一下这个问题！大量吃辣椒会对肠道造成刺激是肯定的，但是因为每个人的耐受程度不同，所以自然每个人对辣椒的反应也不相同。整体上来讲，结论是因人而异，适可而止。有原发性痛经的人，需要控制辣椒的摄入量。这里说的是控制，而不是不能吃，希望你们能明白其中的差别。

冰激凌能不能吃

之前因为这个问题网友们吵得热火朝天，六层楼还专门写了一篇关于经期能否吃冰激凌的文章。简单来说，引起痛经的因素有前列腺素、缩宫素、血管升压素，而一个冰激凌是否可以引起这三种物质的分泌量增加是未知的，更何况研究表明单独增加血管升压素并不一定会导致痛经。你们想想冰激凌能有多大的作用呢？因此，或许只有试过你才能知道它能不能吃。如果你吃了之后确实不舒服，那就不建议；如果你吃了之后没事，那就没必要吓唬自己。

海鲜能不能吃

只要对海鲜不过敏，你就可以吃。至于吃多少、怎么吃，那就因人而异了，记得适可而止就好。如果过量食用的话，别说在经期，就是在平时也会出问题。

香蕉能不能吃

通过学习，六层楼发现这个禁忌也是个乌龙，因为香蕉不仅富含各种微量元素，而且其口感完全不同于其他水果，我更愿意称香蕉是一款甜点，给它起名为"水果界的马卡龙"也不过分。拉回正题，香蕉富含维生素 B_6，维生素 B_6 的主要功能就是稳定情绪，所以结论是香蕉可以吃，尤其适合经期情绪十分不稳定的女性。

红枣能不能吃

说这个之前，我想到一个发生在病房里的故事。患者术后最需要的就是营养支持治疗，结果有一位患者就是不配合治疗，一问才知道，原来她妈妈说那些营养支持治疗都不管用，最管用的是每天吃六颗红枣。她说得头头是道，六层楼竟然无言以对。那么，经期能不能吃红枣呢？结论是可以的，红枣虽然没有那么强大的功能，但是从食物风味来说，还是挺好吃的，好吃就足够了。

咖啡能不能喝

对于很多白领，如果不让她们喝咖啡的话，简直要她们的命，因为她们每天全靠咖啡撑着，所以姑娘们会提出经期能不能喝咖啡的疑问。由于这个问题，出现了两个派别。一派认为咖啡会令人情绪不稳定，焦虑、易怒，同时容易刺激神经和心血管而导致痛经。当然，这一派还认为咖啡有可能引起子宫内膜异位症。这是谬论，这里就不展开讨论了。另一派则认为咖啡里的咖啡因可以缓解经期的不适症状，同时可以振奋精神、缓解疲劳。六层楼把这两派的观点都放在你们面前，具体喝还是不喝就由你们自己决定。六层楼的建议是如果你本身就有痛经的情况，就尽量不要喝咖啡了。

碳酸饮料能不能喝

虽然不知道这个禁忌是从哪里来的，但是可以肯定的是这是假的，因为碳酸饮料中几乎没有什么复杂的成分，其主要功能就是补充能量。而在经期体能消耗比较严重、容易导致低血糖的情况下，高糖碳酸饮料还能发挥一定的作用。哦，对了，这个碳酸啊，虽然会影响钙的吸收，但是对经期几乎没有任何影响。

酒能不能喝

实际上女性体内代谢酒精的酶较男性来讲偏少，所以女性更容易受到酒精的影响，尤其是经期自身会受到内分泌波动的影响，酒精代谢能力也会受到影响。因此，对于喝酒这件事情，六层楼的建议是适可而止。其实六层楼可以理解经期想要喝酒的想法，因为经期女性的平均体温会下降，女性会下意识地想让身体暖和一些，所以这个时候适当地喝 1～2 杯红酒或者温酒是可以的。

关于能不能做

能不能运动

这个问题被问的次数最多，可见大家还是挺注重运动的。但是六层楼通常会先问一下：你打算做什么运动？这样问是因为经期有些运动的确是不合适的，也有一些女性是不适合运动的。

首先，对于有严重痛经（无论是原发性痛经还是继发性痛经）、月经量过多、阴道不规则出血的女性，我是不建议运动的，倒不是说运动会导致什么严重的后果，更不会将她们与什么癌症挂钩，只是在这个时候运动会让本来存在的情况更加严重罢了，如痛经的更痛，出血的出得更多……

其次，经期有些运动的确是不合适的。增加腹压的运动尽量不要做，如仰卧起坐、俯卧撑、深蹲等，因为增加腹部压力会压迫子宫，有可能导致痛经。剧烈的运动要避免，即使是准备参加奥运会的女运动员，也需要提前调整自己的月经，可见这一点很重要。这些运动包括百米冲刺（如果正处于经期，就不要再奔跑着赶公交车了）、跳高、跳远、上蹿下跳……一些骑跨类的动作就不要做了，如骑自行车，因为这个时候宫颈和外阴因充血而变得比较脆弱、易损伤，而骑自行车这样的运动恰恰有可能使这些部位出现损伤，再加上路况有可能不好，你更需要格外小心。

那么，哪些运动可以做呢？散步、慢跑等有氧运动都是可以的，至于频率的话，两三天运动一次即可。这里要单独说一下游泳的问题，实际上使用卫生棉条的情况下是可以适当游泳的（这样又运动又碰凉水，恐怕又要被口诛笔伐了吧）。对了，游泳时需要注意水体清洁，不然还是有感染的可能性。

再多嘴说一句，如果你打小在经期就不上体育课、不做课间操的话，那就别为难自己，去逛逛街开心一下吧。此外，从六层楼了解到的情况来看，很多人在做瑜伽之类的运动时，会有一个疑问，那就是：来月经的时候可以倒立吗？这个问题留到后面单独讲。

能不能洗澡

答案：无论是洗澡还是洗头都是可以的。但是有一些经期洗澡的注意事项需要大家认真阅读。

禁止盆浴　这一点已经有网友留言提到了，之所以禁止盆浴是因为经期宫颈分泌的黏液稀薄，宫颈基本处于通畅的状态，盆浴有可能导致逆行感染。你们想想看那些刚刚脱落的内膜、新鲜的创面、刚刚流出的血液，简直就是细菌滋生的天堂，所以对于处于经期的女性，我是不建议盆浴的。同样的，对于刚刚做完手术（手术种类繁多，这里就不展开了）的住院患者，我们也要求她们禁止盆浴。

水温要合适　洗澡水既不能太烫也不能太凉。如果没有洗冷水澡的习惯，就别折腾了，平时怎么洗，经期就怎么洗。原因很简单，就是怕感冒嘛！这还用问！感冒加上月经，显然会更加难受啊！

可以洗头　就像"既然洗了澡，那就洗下头"一样顺理成章，经期主要涉及的问题是洗完头是否应吹干头发，因为有读者说洗完头之后不吹干的话会偏头痛。为此我问了一下神经内科的同事，他跟我说如果因为洗完头之后没有吹干就偏头痛的话，那说明她就算不处于经期这样做的话也有可能偏头痛。同事最后表示，让我再遇到这样的情况时将患者介绍到他那边去就诊。还有就是经期洗头可能致癌的说法，我在写下这句话的几秒钟内忍不住翻了四次白眼。算了，都不想吐槽了。总而言之，在注意保暖的情况下，吹不吹干头发并不是那么重要，经期保暖和清洁才是最重要的。

私处的清洗也很关键　其必要性应该不用我多说了吧？提几个关键词好了，如夏天、闷热、潮湿、卫生巾、汗液、经血、油脂、密闭……关于清洗的问题，六层楼之前不止一次地强调过一句话：用清水擦洗外阴，并保持外阴干燥、清洁。其关键词就是清水、擦洗、外阴、干燥。具体的步骤是先把阴道口、尿道口、大小阴唇的皱褶等清洗干净，然后把肛周清洗干净。请注意不要来回洗，也不要反过来洗。

注意洗澡工具的卫生　再说一下洗澡工具的问题：①洗澡用的毛巾、浴球都专人专用比较好；②擦洗外阴的毛巾尽量单独一

条,不要擦脸的、擦脚的、擦身体的都是同一条(都不敢想……);
③毛巾要定期清洗、更换,不要一直晾在卫生间里,尽量晾晒在
通风、有阳光照射的地方。

能不能做面膜

这个不是我十分了解的领域,所以我特意去学习了一番。经
期因为激素水平比较低,皮肤可能会比较干燥、敏感,加上代谢
比较旺盛,汗腺、皮脂腺的分泌要比平时更旺盛,所以经期的脸
部护理就显得尤为重要。当然面膜是可以使用的,但是目前面膜
种类繁多,所以我也猜不到还有什么东西可以往脸上抹。总之,
在使用面膜之前要先清洁面部,面膜功能以保湿为主。

能不能坐车

提到这个问题的网友可能说的是远途的情况,的确经期要尽
量避免久坐。除了坐长途车远行,还有长期伏案工作也应该引起
足够的重视。久坐会导致私处温度升高,再加上密闭的空间以及
良好的天然细菌培养基,不出问题都难,所以建议间隔适当的时
间站起来走动走动,再说了这样还可以避免腰肌劳损和颈椎病嘛!

能不能穿高跟鞋

高跟鞋是可以穿的,只是六层楼也知道穿高跟鞋久了会很累,
腰酸背痛的,所以提出这一点的原因是想要提醒各位:经期本身
就不是很舒适,何必再给自己增加烦恼呢?就是这么简单的原因,

没有网上说的经血瘀滞、血脉不通什么的，所以即使迫不得已需要穿高跟鞋，也不用担心有什么额外的后果，顶多是腰酸背痛。

能不能穿紧身裤

紧身裤的反复摩擦刺激外阴、过于紧贴身体而没有多余的透气空间、透气性差等缺点会增加感染的概率，同时也会增加经期的不适感，所以建议尽量穿透气性好、宽松舒适的裤子。

能不能拔牙

从这个问题引申到更加宽泛的范围，就是：经期能不能做手术？答案是否定的，除个别手术（如诊断性刮宫）要求在经期手术外，其他手术基本上都要避开经期，因为经期人体的凝血功能会下降。也就是说选择在这个时候进行手术的话，出血量要比平时多，血液凝固需要花更多的时间。所以，经期不建议拔牙。

能不能多吃

很多人跟六层楼说经期就是吃再多也不会变胖，在我嗤之以鼻之后，人家还摆事实讲道理，给我亮出了一项国外研究结果：经期人体的新陈代谢会加快，所以这个时候吃东西是不会变胖的。

本着严谨的态度（毕竟我的妻子也很关注这个问题），我找到了那篇文章，说的是经期女性的新陈代谢会比平时快 30% 左右，但是仅仅这 30% 就可以让人吃什么都不会变胖吗？我又陷入了深思……人们之所以会有这样的错觉是因为的确出现了经期体重会下降的情况，但是，今天六层楼要告诉你们的是，你们看到的体重下降是——错——觉！

月经快来前因为雌激素水平下降，孕激素水平升高，体内的代谢变得缓慢，大量水分在体内潴留，同时内膜增厚，所以这个时候体重就增加了。等到了经期代谢加快，大量水分和一些代谢产物被排出体外，加上内膜脱落及出血，体重自然就下来了。

也就是说，这件事情就像商店里的衣服搞打折促销活动，先把衣服的价格提高，然后打折销售。你要不注意，没准儿最后花的钱比之前还要多……

对了，给各位建议一个测量体重的最佳时机，就是每次月经干净后的第一天清晨，排空二便，轻盈地站到体重秤上（穿不穿衣服就看你个人习惯了），这个时候的体重是最准确的，可以排除一切外界的干扰。每个月都在这个固定时间测量体重才能起到对比的作用。

能不能同房

我先把结论甩出来，一刻都不耽搁。

经期能同房，但是不提倡！

很多人不能理解，难道就那么着急吗？就那么几天都等不了吗？

大家先别急着质问，我就问，你们要是遇到下面的情况，该怎么办？

假设你跟男友跨国恋 20 年，终于有机会见面了，一切都准备好了，唯独月经没算准，他一下飞机，你的月经就来了……下次见面是 10 年后了，你说做不做？

假设你和丈夫每天在一起，也确实不着急那么几天，可就在做着的过程中发现来月经了，事先一点儿感觉都没有……再想到网上写的各种吓人的信息，你说慌不慌？

假设你和男友在一起，他不知道从哪儿看到的信息说经期同房可以不用安全套，轻轻松松避孕……你心存疑惑，但又无从反驳，你说愁不愁？

……

类似的情况还有很多，我就不一一列举了。我主要是想告诉大家，虽然大多数人可以选择不在经期同房，但是有时候对于一些人来讲没得选。那在这样的情况下该如何处理呢？

经期为什么可以同房？这是一个会挑战大家认知常识的问题，我们有必要严肃地讨论一下。

首先，我们抛开各种干扰因素，仅从器官方面来讲。经期同房与平时同房在感觉上并没有什么差异，阴道还是那个阴道，腺体还是那些腺体，有些人反而因为经期外阴等生殖器官充血，可能会更加敏感一些。因此，从生理层面上来讲，月经不影响同房，甚至月经还有天然的润滑作用。

其次，从心理方面来讲，面对这个问题，每个人会有不同的表现。有的人会为自己的勇气点赞，有的人会为自己的冒失懊恼，还有的人会担心自己有健康隐患，更有人特意选在这个时间段同房……总之，心情是复杂的，但是身体很诚实。

最后，我们再来讨论那些认知层面的因素。从大家既往获得的信息来看，经期同房一定会给女性的身体造成伤害，这句话错在太绝对。科学地说，应该是经期和同房这两件事情本身就会增加一些疾病的发生率，但当这两件事情同时发生时，一些疾病的发生率并不会因此叠加或无限放大。六层楼说话是不是很严谨？

不是说会引起各种疾病的吗？不要着急下结论，下面我给大家逐一进行讲解。

炎症　这个话题又是在挑战传统观念。不少人有个根深蒂固的想法，认为经期同房简直等于作死。相关言论随处可见，比如经期宫颈口是开着的，细菌更容易进入宫腔，从而导致感染；经血和内膜的存在为细菌滋生提供了良好的培养基；经期免疫力低下；李瓶儿的死就是因为她在经期与西门庆同房……

但是，这些言论都是主观猜测的结果，并没有经过研究和统计，所以反例比比皆是，如一部分阴道炎患者表示在经期同房时会感觉到相关症状明显减轻。如果仔细分析，不难发现，同房本身才是引发炎症的原因。尤其是频繁同房或不注意清洁卫生，更容易引起阴道炎、盆腔炎等疾病。就算不在经期同房，同样也面临这样的风险。也就是说，如果有人在经期同房后查出盆腔炎，那么她即使没有在经期同房，也是有可能患上盆腔炎的。

如果硬要说经期免疫力降低有可能增加炎症的发生率，那么其实只要做好清洁和防护工作，这一点基本可以忽略。但这仅限于健康女性，对于本身就有妇科炎症的女性而言，别说经期同房了，啥时候同房都不建议。

子宫内膜异位症 这主要是因为被一种"经血逆流"的说法给唬住了。到目前为止，子宫内膜异位症的发病机制还不是很明确，所以学术界有很多不同的说法。其中，老百姓最容易理解的就是经血逆流。但是，结合子宫内膜异位症的发生率来看，我们就能明白，其实子宫内膜异位症并不仅仅是经血逆流那么简单。

想象一下，除了同房会导致经血逆流以外，我们在平躺或者睡觉翻身时也会发生经血逆流。按照这样的逻辑，岂不是人人都会得子宫内膜异位症？所以，我们还要考虑遗传、环境、内分泌等因素。从这个角度看，禁止经期同房也是站不住脚的。或者换句话说，如果经期同房确实引发了子宫内膜异位症，那么就算不在经期同房，也很有可能会发生子宫内膜异位症。

不孕症 眼下人们对于不孕的恐慌好像愈演愈烈，严重到十几岁的初中生也开始担心自己的生育问题，以后没准儿会有一系列针对新生儿生育能力的检查，对此家长们肯定会趋之若鹜——害怕"输在起跑线上"。在这股莫名的恐慌大潮下，经期同房居然也跟不孕症扯上了关系，其基本逻辑是：经期同房→增加盆腔炎和子宫内膜异位症的发生率→发生输卵管粘连及盆腔粘连→影响受孕→不孕。还有更深的逻辑：经期同房→本能地认为这种行为不对→心理负担加重→陷入恐慌、焦虑中→不孕。

如果你们仔细阅读了前面的内容，就会明白这些说法根本站不住脚。真正迫不得已要在经期同房的话，请在最开始做好认真、到位的清洁工作以规避风险。

综上所述，六层楼希望你们明白，经期可以同房，不必为此自责和恐慌，但六层楼并不提倡经期同房。

有人问：经期同房能否完美避孕？我听到这个问题的第一反应是：这帮人真是太鸡贼了！为了省个安全套的钱，真是无所不用其极啊！具体数目我没有统计过，但绝对有很多人认为经期同房可以避孕，尤其是男性。如果再懂点所谓的"理论"，那帮小兔崽子们在哄骗女友经期同房时简直一骗一个准！在这里六层楼再次强调一下：对于经期同房，如果两情相悦，那我就闭嘴；如果不情不愿，那就要学会拒绝。

事实上，"经期同房完美避孕"也是骗人的。

你们大概还不知道，我们每个人的排卵期，不对，是你们每个人的排卵期都不固定，有时候会因为各种因素而提前或者推后，有些人的排卵期明显跟经期不匹配。我在临床上遇到过一位结婚两年但始终没有怀孕的患者，经过一系列检查，发现她的排卵期是在经期的第三天。照这个日程表，就是累死她先生，这姑娘也怀不上……

仅仅这一个例子，就能粉碎经期同房可以完美避孕的小九九。

最后一点无关乎知识，只是想再次提醒各位：如果经期实在没有什么"性"致，一定要学会拒绝。

经血会逆流吗

我们都说经血必须依靠地心引力的作用才能流出来，但人又不是24小时都处于直立状态，偶尔也会处于倒立的状态。即便很少倒立，也总会有平卧的时候吧？那么，经血如果不能顺利流出来，会不会倒着流回去呢？

当然会。老六斩钉截铁地告诉你：几乎你们每个人都出现过经血逆流，只是你们自己不知道而已！

经血为什么会逆流

的确，经血逆流实在是太普遍了。暂且不说做什么倒立、拿大顶、蹦极、跳水等特殊一点的运动项目，即便平躺在床上，也会发生经血逆流的情况。

这是为什么呢？因为输卵管本身就是通向盆腔的，就算输卵管再细长，也难免有一些经血会进入盆腔，再加上经期身体不舒服，躺在床上辗转反侧，一会儿侧成马踏飞燕，一会儿蜷成虾米……

这么一折腾，经血想不往盆腔里流都难。

如果经期或者月经结束后去做 B 超检查，有时会发现盆腔积液比平时多一些，其中一部分原因就是少量经血流进了盆腔。

又有人问了：经血会不会全部流回去啊？不要害怕，虽然通道是畅通的，但是因为盆腔内存在一定的压力，输卵管的开口部位（伞端）常常处于闭合状态，只有在排卵期输卵管才会张开"双手"迎接卵子的到来。这种压力的存在，让任何企图流向盆腔的液体都不能轻易得逞。经血也是一样，顶多流进去一点点，不足为惧。

所以，对于一般人来讲，并不需要担心经血逆流的问题，不必因此改变自己正常的生活状态，想倒立就倒立，倒个痛快……不过也要控制时间，毕竟长时间大脑充血也不是什么好事。

你们以为到这里就完了？不可能的，还是会有读者追着问各种问题。老六作为扎根在你们心里的小天使，自然要把所有顾虑都消除干净才能结束。嘘——不要说话，让我猜猜你们在想什么。

经血逆流会导致盆腔炎吗

我们都知道经血是由子宫产生的，而子宫是连通外界和腹腔的一个重要器官，的确存在逆行感染的风险。

以前我们常常提到，如果阴道炎长期不治疗，任由其发展的话，就有可能逆行感染宫腔，然后一路向上，感染输卵管、卵巢、盆腔等。按照这个逻辑，经血逆流也可能带来一系列感染问题，毕竟血液本身就是天然的培养基，流入盆腔里的少量血液可能会导致盆腔炎。这样的话，岂不是每个人都会得盆腔炎？

淡定，淡定，大家完全不用担心这个问题。经血流入盆腔引发的刺激或者轻微炎症并不会持续太久。我们都受自身免疫力的保护，加上盆腔里原本有的积液也会发挥免疫作用，所以少量经血并不至于兴风作浪，产生很强的破坏力。除非你本身就患有盆腔炎，那么它可能会加重症状，经期你会比平时多一些不舒服的感觉。

经血逆流会导致子宫内膜异位症吗

我曾写过一篇关于子宫内膜异位症的文章，可把大家吓坏了。有人担心：经血逆流会导致经血里的子宫内膜发生异位，进而长到卵巢、盆腔里，然后四处蔓延，哪儿哪儿都是，不仅可能导致痛经到挠墙，更有可能影响怀孕，一想到不孕，感觉天都要塌了……

冷静，请冷静，事情没有那么简单。如果经血逆流会产生这样的后果，那人类为什么还要进化成可以躺着睡觉呢？不如站着睡……那样还不至于逆流到断子绝孙。

注意，这里有一个专业的知识点，即子宫内膜也分不同的类型。其具体名字不好理解，你们就把子宫内膜想成如下两种：一种是随遇而安型的子宫内膜，流到哪里它们就在哪里生根发芽；

另一种是落叶归根型的子宫内膜，就算走南闯北它们也不会落地生根。这意味着只有那种随遇而安型的子宫内膜才有可能发生子宫内膜异位症。就目前来讲，并不是每个人都有子宫内膜异位症，也不是每次来月经都会发生子宫内膜异位症，甚至可以说其发生率很低。

这也就是几乎 90% 的女性都有经血逆流的情况，而子宫内膜异位症的发生率却很低的原因。

什么情况下的经血逆流需要治疗

记得我前面说的几乎你们每个人都会发生经血逆流吗？但现实中，有些患者发生经血逆流是有明显病因的。

其中最普遍的病因就是经血的正常流出通道不畅，如阴道横隔、处女膜闭锁、宫颈粘连等。有的是天生的，月经初潮到来之前不知道自己有问题，等发现别人都来月经了，自己却没有正常来，只是每个月都会有那么几天肚子痛，才意识到自己可能有问题。有那么几天肚子痛是因为经血排不出来，积在宫腔、阴道、盆腔等位置，从而引起疼痛，产生坠胀感。

通常这种情况需要手术治疗，即手术切除"拥堵路段"。之前，老六在临床上遇到过这样一个病例：小姑娘没有正常月经，但每个月都会有那么几天尿血。经过手术才发现，她的阴道完全被封堵了，子宫跟膀胱相通，每次经血都流到膀胱里，所以她才会有血尿。手术做完之后，患者终于迎来了"第一次"月经，她兴奋地来门诊找我们唠嗑，那场面令人至今难忘，只能用三个字来概括——活久见。

　　读完这部分之后有没有一种升级的感觉，有没有感觉一下子视野开阔了很多？什么？你们关心的根本不是这些问题？那你们关心什么？啥？你们关心的是那些卫生用品？你们是说卫生巾、卫生棉条那些吗？放心，都已经给你们准备好了，接下来就跟大家分享这方面的知识。

如何挑选

卫生巾

女性一生中会有 300 ～ 500 个卵子发育成熟，几乎每一次排卵后都会来一次月经，以一次月经 3 ～ 6 天来计算的话，平均每个女性一生中将会有大概 1800 天处于经期。六层楼只是想在文章一开始就算一下女性大概会有多少天是在闷热潮湿、透不过气的感觉中度过的，可是没想到算出来有这么多天，着实把我吓了一跳。在这样的情况下，知道如何选择适合自己的卫生巾就显得尤为重要。接下来六层楼用自己理解的方式来讲解一下这个问题。

什么材质的卫生巾比较好

卫生巾通常是由普通纤维（吸收速率快、吸收能力强）、聚酯纤维及尼龙（保持表面干爽）组成的，后来又出现了很多新材质。这些材质能使经血迅速渗入内层，同时保持表面干爽，而且质地柔软，吸收力良好，可吸收本身重量数十倍至一百多倍的水分，并藏于巾身内部。那么什么材质的卫生巾比较好呢？

表层要选择干爽、漏斗形的 表层干爽可使局部皮肤不受潮湿之苦；漏斗形设计优于桶状设计，渗入的液体不易回流。以棉质材料为佳，因为这种材料透气性好，不易引起过敏。

中层以透气、内含高效胶化层的为好 内含高效胶化层的卫生巾，可把渗入的液体凝结成啫喱状，受压后不回渗，且表面没有黏糊糊的感觉。

底层以透气材料制成的为好 它能让气体状的水分子顺利通过，从而达到及时排出湿气的作用。此外，它还能有效改善卫生巾与身体之间的潮湿和闷热环境，从而让人拥有干爽清新的感受。

有凹形防折压痕 当两腿并拢，将卫生巾向中间压缩成原来的一半时，卫生巾两边仍然没有侧漏，这才是好的卫生巾。凡有凹形防折压痕的卫生巾，都能减少侧漏的意外。

粘贴牢靠，有护翼 卫生巾底部的粘贴层能把卫生巾固定于内裤上，防止移位。有护翼的卫生巾不易移位。

不同女性的不同选择

接下来讨论一下不同女性对于卫生巾的选择。

皮肤敏感者

皮肤敏感者最好使用棉面卫生巾。既然每个月都要用，那么如果每次都过敏的话岂不是很糟糕。一生可能会有 300～500 次过敏，想想就会疯掉。使用卫生巾过敏可能有以下几种原因：一是本身皮肤敏感，现在很多卫生巾都是干爽网面的，网面是由纤维制成的，一部分人可能对纤维过敏；二是卫生巾本身不符合标准，达不到卫生要求；此外，有些卫生巾因添加了某种药物成分或者其他成分（荧光剂、香味剂等），也可能引起过敏。

棉面卫生巾不容易导致过敏，皮肤敏感的女性慎用纤维网面的卫生巾。同时也要注意，卫生巾也有保质期，不要一次买太多。

月经量多者

月经量多者建议选择干爽网面漏斗形卫生巾。对于月经量过多的情况，每个卫生巾品牌都有相应的产品，你们也可以自己采用一些小方法，如选用特长夜用等加长加厚的产品。另外也可以勤快些，多更换几次卫生巾，这都不是特别困难的事情。但当你选择用吸收量比较大的卫生巾时，也要注意勤更换，否则会因为吸了大量经血后的卫生巾透气性降低而增加感染的风险。

当然，现在市面上的卫生巾非常多，每个品牌都会出很多种类。一般来讲，每个女性一定都有自己固定使用的品牌和种类，这里只是举例说明一下。需要提醒你们的是，如果长期使用某一卫生巾品牌而没有出现问题的话，尽量不要随意更换卫生巾品牌，也尽量避免借用她人的卫生巾，以免出现过敏或其他不适。

男性如何给女性选择卫生巾

关于卫生巾，还有最后一个问题：如果让男友或老公帮忙买卫生巾，那么应该怎么教他们选择卫生巾呢？所以，下面我们就来讨论一下男性该如何给女性选择卫生巾，当然最简单的办法是拿着现成的包装去买。但是如果没有现成的包装，该怎么办呢？贴心的六层楼给大家准备了以下提醒。

选品牌

正规品牌的卫生巾永远是首选。如大型商场、超市中市场占有率较高的知名企业生产的名牌产品，简单来讲就是挑选货架上占用面积最大的那一种。

看日期

选购时应查看产品标识，并尽量选择近期生产的产品。卫生巾的外包装上应有卫生许可证号、生产日期、保质期或有效期、执行的标准编号、生产者名称和地址等信息。注意检查产品包装上有没有两个标准：物理标准 GB/T 8939—2018《卫生巾（护垫）》和卫生标准 GB 15979—2002《一次性使用卫生用品卫生标准》。这两个标准都属于强制执行的标准，有一个不符合就表明产品不合格。这一条其实不用多说，因为屡次出现的卫生巾事件已经让老百姓开始注意这些信息了。

看包装

检查卫生巾质量，尽量选小包装。每个外包装和独立小包装的封口应平滑，无漏气现象。好的卫生巾应表面干净，厚薄均匀，封口无损。另外，从手感来看，好的卫生巾由吸收性强、蓬松性好的绒毛浆制作而成，所以又轻又软。如果掺有其他纸浆、下脚料等，卫生巾则又重又硬。不过可以把这些信息都掌握的男性也算是骨灰级的了，其水平绝对可以甩其他男性好几条街。

听她的话

最后就是一定要清楚女友或妻子需要什么类型的卫生巾，要学会区分什么是卫生巾、什么是护垫，否则后果就是还要再出去买一趟。

卫生巾目前还是女性经期卫生用品的首选，想必大家的经验远比老六要丰富得多，不过老六仍然会提醒大家要选择适合自己的卫生巾。

如何选择卫生棉条

有人说卫生棉条是 1929 年美国医生发明的，也有人说是 1950 年德国妇科女医生设计出来的……总之，这些说法都说明卫生棉条的存在已有些年头了，而且打从设计之初就是为了解放女性。

炎热的夏天，无论是使用以前的月经带还是现在的卫生巾，都堪称酷刑。就算每次月经正常来，痛经的症状也没有，可那一股股热流的攻击也很让人心烦。看到这里，你大概就会明白为什么裙子是专为女性设计的，因为只有这样下面才能凉快点儿。（这里不讨论苏格兰那边男人们穿的裙子……）

然后卫生棉条应运而生，其原理跟卫生巾是一样的，一个字——吸。只是两者的摆放位置不同而已，一种是在小河的源头堵截，一种是在小河的下游吸收。正因为这样，棉条才有了一些优势——清洁、不侧漏（选择正确的型号）、方便携带，更关键的是干爽、舒适，甚至有可能使人完全忘记自己正处于经期。注意，此处埋有一个危险因素，后面会讲到。

卫生棉条是一种圆柱形、棉质、可以吸收经血的卫生用品，其材质以棉和人造纤维或者混合材料为主。卫生棉条根据大小分为不同的型号，但是其直径基本上是 1～2 厘米。其尾部有一根棉线，它是用来取出棉条的。卫生棉条的结构很简单，但是不同厂家喜欢给它加上不同的噱头。

关于卫生棉条，从目前的使用群体来看，国外女性使用率高于国内女性；从年龄层的分布来看，已婚女性使用率高于未婚女性。这背后的原因在于我国女性，尤其是年轻女性对于卫生棉条的使用方式并不太能接受，并认为它会给人一种"侵入"的感觉。因此，六层楼决定来具体谈谈你们所提到的一些问题。

处女可以用卫生棉条吗

可以用。

因为牵扯到太多的传统观念和现代事实之间的碰撞，所以为了避开这些争吵，六层楼就只从结构出发来讨论。处女膜并不是完全封闭的，而是一个像玄关一样的装置，里外相通，通道相对狭窄。一般人处女膜中间的空隙直径在 2.5 厘米左右，具体尺寸因人而异。

通过上面的数据我们可以明白：即使是最大号的棉条，也不会影响处女膜的完整性。但是的确有很多人反映，用棉条真的很疼。对于这个问题，我想说的是，当人在紧张的时候，阴道也会收缩，很显然在这个时候想要放东西进阴道就是在折磨自己。

因此，需要强调的是：处女可以使用棉条，但是放的时候需要尽量放松、深呼吸、转移注意力，让自己不至于太紧张。而且，如果有明显不适的话，及时停止，因为可能你使用的方法不对。

但，我还是希望可以从你们开始改变观念，了解使用卫生棉条并不能代表什么，并将这个事实告诉身边的人。

卫生棉条怎么用

很多人不能接受棉条，其原因除了它是侵入性的以外，还有其使用方法实在让人无法接受。要自己往阴道里塞个东西，怎么想都觉得没有直接往内裤上贴卫生巾来得方便。但六层楼要说：那是因为你习惯了。

不管是国内的还是国外的，棉条基本上就两种，第一种是导管式的（分为塑料和纸质两种），第二种是手动内置式的。被诟病最多的是第二种，因为手动内置式简直是一种泯灭人性的设计，充满恶意！你想想看，放置的时候还会有血出来，然后流到腿上、手上、鞋上、地上……

考虑到这点，直接跳到导管式的好了。这种棉条的使用过程相当简单，如同装填炮弹一样，只要将炮弹放置到合适的位置，即可所向披靡。你们或许不太理解什么叫合适的位置，我在这里给你们分享一个秘诀：当你放完之后可以感觉到棉条的存在，甚至很不舒服的时候，就说明放浅了，还需要继续放里面一点。

具体放入的姿势因人而异。有人喜欢坐着，有人喜欢半蹲着，有人喜欢一只脚抬高……总之，就是把阴道口打开，方便放入棉条，而且这样也不会有太大的阻力。如果有明显阻力的话，那可能需要调整一下角度。随着使用次数的增多，你就能越来越快速地找到最适合自己的方式和角度。当然，我知道有人在卫生间浪费了一整盒棉条，也没成功放好过一次，不要灰心，多买几盒。能放置卫生棉条并不是什么特异功能，所以这事终究可以办成。

怎么取出来？很简单，拉棉条后面的棉线就可以了，不必担心棉线会被拉断。理论上棉条能承受3千克的重量，所以棉条肯定可以取出来。请注意取的时候要尽量放松。当然，如果最后确实没有取出来，可以求助医生。

多久换一次

咱们先看看国外有什么建议，毕竟外国女性用得多。德国那边建议一天换两次，美国那边建议最长可用8小时，匈牙利和澳大利亚那边建议6～8小时换一次。答案基本上就明确了，至少8小时要换一次。毕竟棉条属于异物，长时间放置可能会导致侧漏和感染。

然后，请注意，还记得前面提到的危险因素吗？因为好用的感觉太过强烈，不少人就会忘记自己来月经这件事，个别夸张的甚至都能忘了自己阴道里还放着卫生棉条，就那样粗心大意地过日子，直到自己闻到了难以抑制的恶臭味才突然想起来：自己竟然私藏了一根卫生棉条。

提示完危险，继续回到咱们的主题，如果自己的月经量比较大呢？可能 4 小时内就已经换过 2 次裤子了，该怎么办？小秘诀送给你们：观察棉条后面的那根棉线，如果棉线上有血了，那就表示该换棉条了。另外，如果在上厕所的过程中，不管是何种方式让棉线沾上了排泄物，那么棉条也应该换新的了。

如何选择合适的棉条

所谓合适，就是要找到与自己月经量相匹配的棉条型号。目前的商品包装上都会有比较直观的标记，如某品牌用的是水滴标记，它用水滴的数量来标记棉条的吸收量，有 6 种型号（Mini、Regular、Super、Super+、Ultra、Highest），一般依据自己经期排量的变化做出适当调整即可。比如有的人在月经量比较少的时候使用 Mini；当月经量增加时，就换成 Regular；等到月经量特别大的时候就用 Super。讲实话，一般情况下，我国女性基本上用到 Super 就差不多了，像 Highest 那种我看着都吓人，有一种窒息感。

你们肯定会问一个关于晚上侧漏的问题，这里也有一个小秘诀，就是：晚上睡觉前换上棉条，然后加用一层卫生巾，这样就万无一失了。

但是，值得注意的是，在月经早期量很少的时候，并不推荐使用棉条。因为没有吸满血的棉条在取出来的时候会对阴道造成一些损伤，这个时候建议使用护垫或卫生巾。

卫生棉条与中毒性休克

我知道你们一定想问中毒性休克的问题，那六层楼就跟各位讲一下其中的原因。基于棉条本身的吸力很大，棉条除了可以吸收血液以外，还可以吸收阴道里的分泌物，因此长时间放置棉条会破坏阴道内的自我防护机制，加上宫腔的内膜会被棉条吸收至干裂，这个时候阴道里的一些细菌就有可能趁机进入血液中，导致中毒性休克。

但是，这个结果需要非常非常多的巧合才有可能发生，到目前为止一共就只出现过那么几个病例。前一阵子我有幸见到了我们教科书上那位"中毒性休克"的发现人詹姆斯·肯尼迪·托德（James Kennedy Todd）教授，他认为卫生棉条引起中毒性休克的概率极低。不过，为了确保安全，我们有必要记住下面两句话：

①选择适当吸力的棉条。

②棉条要及时更换，避免长时间放置。

什么情况不能用

前面我已说了，月经还没来或者刚刚来的时候不建议使用卫生棉条。因为在润滑不充分的情况下，使用卫生棉条很容易损伤阴道黏膜，增加感染概率。

此外，当本身有妇科炎症，如患有阴道炎时，不建议使用卫生棉条。在这种情况下，卫生巾也不是绝对安全之选。六层楼常常见到这样一些患者，其最初的治疗效果很好，但是只要来一次月经，疾病就会复发。这多半跟经期身体免疫力低下，同时各种条件都适合病原体滋生，尤其是跟卫生巾或者棉条营造的密闭、温暖、湿润的空间有关。但是，没有办法，这就是我们目前需要接受的事实。

客观地讲，无论是卫生棉条还是卫生巾，在安全、正规的生产工艺以及正确的储存方式的保障下，它们都不会给阴道带来额外的细菌或者病原体。如果有，也是使用者原本就有的缘故。

卫生棉条有它的优势，也有它的弊端。对于你们来讲，选择适合自己的方式才是正确的思路。了解之后如果你们要选择卫生棉条的话，那就认真选择适合自己的型号，正确使用并按时更换。

如何挑选月经杯

月经杯这部分其实以前我根本没想写，直到那年过了一个终生难忘的夏至日。

是的，这是我人生几十年里最难忘的一个夏至。我曾经在某一天向网友承诺，要试用一下卫生巾，体验一把来月经的感觉。所以，在夏季白昼最长的一天，我有了一次下面温暖潮湿、密不透气的亲身体验。

坦率地讲，并没有那种喷涌的感觉，但是我确实能明显觉察出卫生巾里有一小撮大肠杆菌在游荡……我甚至脑补了一下那些杆菌肆虐会阴而猖狂大笑的场面，这让我感到沮丧。这个时候，我才大概明白为什么人类历史上关于经期用品的发明层出不穷。

古往今来，人们始终没有找到最合适的解决方案。月经带、卫生纸、卫生巾、卫生棉条、月经杯、月经内裤……能想的办法都想了，该折腾的也都折腾了，可还是没能一劳永逸地解决全人类女性的这一问题。想到一般女性来月经的时间长达三四十年，假设一个月 1 次、一次 7 天，那就有 2000 ～ 3000 天，其中有四分之一的时间是在夏天……天呐！谁来救救我？我瞬时陷入无限的恐慌之中。

自打体验了加长到后脑勺的巨长型卫生巾之后，我就一直在想是不是可以有其他方式来拯救一部分女性。除了像葡萄酒瓶塞一样的卫生棉条以外，还有类似高脚杯的月经杯。

什么是月经杯

它是在二十世纪七八十年代被发明出来的，看其名字你大概就能明白它的作用。来月经其实就像流鼻血，你可以用纸在外面擦，也可以把纸卷一卷塞进去，还可以拿个小杯子直接在源头把血接住。

材质

月经杯大多是用医用硅胶制成的，一般来讲很软且有弹性，也有一些品牌说是用给孩子做奶嘴的材料制成的。聪明如你，当然知道这只是营销手段，无非是让人觉得这玩意儿即使被放嘴里也是安全的……但请注意，无论哪里，都别随便放东西进去。

大小

月经杯也有不同的型号。选择月经杯时，考量的因素主要是阴道的宽窄，以及月经量的多少。

造型

月经杯基本上呈钟形，后面带个小柄。前面的钟形部分毫无疑问是用来接经血的，后面的小柄是为了方便拿取。

颜色

这部分可有可无，但是不少人喜欢通过各种事物彰显个性，所以月经杯也就有了不同的颜色，你可以根据心情自主选择。我数过，月经杯的颜色居然超过 50 种……要是将它们都放在一起的话，很像一群天线宝宝在开会。

高科技

步入电子信息时代后，人们恨不得把所有东西都跟手机绑定，现在连钢笔的实时墨水量都可以通过手机查看。显然，一些新型月经杯上也设置了感应器，姑娘们可以通过手机获取月经量的信息。

如何使用月经杯

使用方法很简单：放进去，等差不多了再拿出来。但是，对于初学者来讲，放好月经杯这件事情就像往身体里插利刃一样艰难。要知道，这世上有三件事情在第一次做的时候难度高达五颗星：第一，戴隐形眼镜；第二，放卫生棉条；第三，放月经杯……什么，你说第一次性生活？那是十颗星的难度好吗！

放

首先要明确一点——月经杯比阴道大，否则不可能截流，或者放了之后有可能被冲出来。

网上有教程教大家把月经杯折叠成各种形状，不妨多加尝试，再找准角度放进体内就好。请注意，其中会涉及把捏着月经杯的手指伸进阴道的问题，所以必须注意清洁卫生。

放置月经杯的时候，可能还需要把手指伸到阴道深处，因为月经杯必须刚好放到宫颈之下再展开，这样才能兜住所有流出的经血，同时，抵达这个深度才不会让人有任何异物感，甚至有人说根本感觉不到体内有东西，就连发生性关系都没问题。不过，坏小子们，请注意，别想着用这种方式避孕，听到没？

话说回来，第一次放置月经杯时，真的需要手脑配合，多多摸索。对于有些人来说，这就像抠自己眼珠子一样别扭，但是，相信我，月经杯值得尝试。待到技术熟练后，你会对此驾轻就熟。那会儿，整个过程会如同撑开一把伞一样简便。

可能有人会问：用了月经杯，真的不会侧漏吗？其实，如果月经杯没能在阴道里完全展开的话，侧漏是分分钟的事。因此，放入月经杯后，可以用手指贴着杯沿顺时针划一圈，以确保它彻底展开，然后你就可以放心地提起裤子去洗手了。

一定要顺时针吗？当然不用，我只是觉得这样显得有仪式感罢了……

那么，什么时候把月经杯取出来呢？通常建议使用 12 小时后就取出来。这基本上跟多数人手机的待机时间差不多，早上出门前放入，晚上回家后取出来就好。

当然，也可以等月经杯满了之后再取出来。不过，坦率地讲，几乎所有人都不知道月经杯什么时候会满。当你觉得已经快要溢出来的时候，其实只接了一半左右。经血在月经杯里，看上去根本没有在卫生巾或者棉条上看到的那么多。

取

取月经杯很简单，手伸进阴道，捏住杯子上的小柄，将它拉出来就好。这过程中应该不太可能听到开葡萄酒瓶时那一声"砰"，但是或许会有一些"咯叽咯叽"的声响。取月经杯时请注意两点：一，为了方便取出，可以稍微捏着点儿；二，一杯血要端平，不然不小心洒出去会让你当场抓狂。

取出月经杯之后，要立刻把经血倒掉，再用清水冲洗或者拿香皂清洗月经杯，然后将它放回体内……看到这里，环保人士是不是很满意啊？因为它能循环利用。月经杯的使用寿命号称长达十余年。如果使用得当，月经杯可以足足用一辈子。要是保养得宜，月经杯搞不好还能代代相传。

或许，未来月经杯真的会成为一种礼器，把整个家族女性勤俭节约的优良传统发扬光大。但是吧，我心里还是有些疑问。一般建议月经结束后月经杯要高温消毒，至少要在开水中煮 5～10 分钟，然后晾干保存。在这个过程中，水资源是不是被额外消耗了呢？

相比于卫生巾和卫生棉条，月经杯还是省了不少钱的。但是，若从宏观经济学的角度来看，所有女性一辈子都只用一个月经杯，恐怕很多人会因此失业。呵呵，我可管不了那么多，这个选择权还是交给你们自己。

关于月经杯的常见问题

处女能不能用月经杯

月经杯比卫生棉条大很多，一进一出，还是有挺大概率会把处女膜给搞破的。所以，如果你在意这个的话，就别挑战了。

用了月经杯之后，阴道会不会变松

阴道本身具有良好的延展性和弹性，其性能远在月经杯之上，所以谁松谁紧还不一定呢。再说了，我们还可以通过做凯格尔运动跟自己的月经杯互动呢！

用月经杯会感觉疼吗

放置的位置很重要。如果位置正确，人基本上没有什么感觉。不过，也不排除有人因过分紧张而无法置入月经杯。好在大家可以借此机会更加深入地了解自己的身体。有人跟我说使用月经杯可以缓解痛经，我只能表示这是个例，不代表全部。

月经杯可以带给我自由吗

没有绝对的自由。你可以游泳，可以骑自行车，可以跑步，可以不穿内裤睡觉……但是，没有任何一种方法可以保证万无一"漏"。用了月经杯，你需要注意清洗，需要及时倾倒。对于一些妇科炎症患者，不建议使用月经杯。哦，对了，如果你晕血的话，就别跟自己过不去了，何必每个月通过取出月经杯来折磨自己呢。

虽然目前使用月经杯的人还是少数，但是相信在不久的将来，它会有一群坚定的拥护者。

月经异常，你可能得了什么病

大多数人从第一次来月经开始就会关注月经是否异常这件事情，来得早，来得晚，来得多，来得少，来得准，来得乱，或者干脆不来了，无一不牵动着万千少女的心。介绍了正常状态下的月经（见本章"什么样的月经是正常的"相关内容）之后，这里很有必要再跟大家唠叨一下有哪些疾病会导致月经异常，以及如何治疗这些异常。毕竟只有心中有数，面对问题的时候才不会慌。

如果月经量过多

月经量过多往往是某些疾病的一种临床表现，所以月经量过多的患者要先通过症状、体征及辅助检查，找到原发病，再针对原发病进行治疗。

子宫黏膜下肌瘤

子宫黏膜下肌瘤是突向子宫腔内生长的子宫肌瘤，由于子宫肌瘤表面覆盖着子宫内膜，子宫内膜的面积增加了，进而导致月经量增加。另外，肌瘤在宫腔内占位，会影响经血排出，引起子宫异常收缩，产生痛经。常会引起贫血、不孕等。对于这类患者的治疗，主要是手术剔除子宫黏膜下肌瘤，手术的方式主要是宫腔镜电切术。

子宫内膜增殖症、子宫内膜息肉

患者内分泌紊乱，雌激素水平过高，导致长期不排卵，子宫内膜增生过盛，而子宫内膜增生过盛会引起子宫内膜增殖症。其中会有一部分突出于子宫腔内，且表面光滑，硬度如肉，蒂长短不一，长的可突出于宫颈外口，这种情况下就形成了子宫内膜息肉。常表现为月经量增多、经期延长、痛经、不孕，可通过超声检查诊断。对于子宫内膜增殖症患者，可以给予药物治疗或放置左炔诺孕酮宫内节育系统（每 24 小时释放 20 微克左炔诺孕酮，有效期 5 年。左炔诺孕酮可以使雌激素受体合成受到抑制，间接抑制异位内膜的增殖，使其萎缩，减少出血量）。对于子宫内膜息肉患者，可以在宫腔镜下行息肉的切除术，为了预防再复发，可以放置左炔诺孕酮宫内节育系统。

子宫腺肌病

子宫内膜腺体及间质侵入子宫肌层而形成的弥漫或局限性的病变称为子宫腺肌病。其病因是体内雌激素水平增高，导致子宫内膜过度增生，向肌层内扩散。其诱因可能是分娩及过度刮宫等创伤，生殖道阻塞使经血不能向外引流，子宫内膜受到挤压而侵入肌层；子宫增大，内膜面积增大；子宫肌层肥大，失去收缩力，无力控制充盈的血管，导致出血较多。常表现为月经量增多、经期延长、痛经。对于年轻且有生育要求的患者，积极促使其妊娠；对于年轻且无生育要求的患者，可以放置左炔诺孕酮宫内节育系统；对于无生育要求且愿意手术治疗的患者，可以行子宫切除术。

宫内节育环

节育环是一种放置在子宫腔内的避孕装置，本属于人体异物，而人体异物会造成局部组织机械性的损伤和慢性炎症。特别是含铜离子的节育环，具有细胞毒性和溶血性。临床表现为月经量增多，伴有腰腹部不适。对于放置了宫内节育环的女性，少量出血时不需要治疗，但月经量过多时要止血，应用 6- 氨基乙酸止血治疗，无效时取环。出血久者，应用抗生素抗感染治疗。

炎症

当患者存在盆腔炎症，特别是子宫内膜炎时，其局部血管变得脆弱，经期出血不易凝止，月经量往往过多。对于这类患者，应用抗炎药物治疗。

血液系统疾病

血小板减少性紫癜、白血病、血友病、再生障碍性贫血等也会导致月经量过多。长期月经量过多者，经妇科医生检查未发现任何原因时，就要考虑检查血液系统，以排除血液系统疾病，确诊后转血液科治疗。

一些药物

错服、漏服避孕药等也会导致月经量过多，因此患者要遵医嘱或说明书正确服药。

如果月经量过少

相对于月经量过多，更多患者是因为月经量过少来就诊的，她们认为月经量减少会影响体内毒素的排出，进而导致黄褐斑、皱纹、眼袋的产生，然后闭经、过早衰老、更年期提前到来。她们会不停追问月经量减少的原因，会通过服用各类中药和保健品来解决这一问题。引起月经量减少的原因有很多，治疗方案也是根据具体病因来制订的。

排出通道有问题

即人流手术造成宫腔粘连和宫颈粘连，经血流出不畅。表现为月经量过少，同时伴有痛经。追问病史可知其有人流手术史。

对于这类患者，可通过宫腔镜手术分离粘连部位，并在宫腔内放置节育环，术后应用雌激素3个月以促进内膜的修复。3个月后进行宫腔镜检查，评估内膜情况。

子宫内膜受损

即人流手术刮伤子宫基底层内膜。特别是无痛人流，由于静脉麻醉后，患者无痛觉，往往吸刮过于严重，导致患者内膜损伤严重。有人说药物流产更安全，避免了宫腔手术操作。但若流产不全，出血时间会延长，不仅易造成贫血，而且也易造成宫腔感染，在清除宫腔残留物时一样会造成内膜的损伤。请允许六层楼再次提醒各位，在不想生育时，一定要严格避孕，因为内膜损伤会直接导致不孕，这治疗起来很难。对于这类患者的主要治疗方法是修复受损内膜，通常可以考虑用雌激素治疗。

子宫内膜结核

子宫内膜结核会使子宫内膜出现损伤，进而导致月经量减少，甚至发生闭经。有些患者自幼患盆腔结核，但自己不知道，常因原发性闭经就诊。这类患者因内膜损伤严重，尽管抗结核治疗成功，但很难怀孕。诊断依靠内膜活检。对于活动期子宫内膜结核患者，应该给予抗结核治疗。很遗憾，目前没有任何方法可以促进子宫内膜结核患者的内膜生长，因为其内膜基底层已经被破坏，内膜对雌激素毫无反应，应用再多的雌激素也不能解决月经量减少的问题。

卵巢功能减退

当卵巢功能减退时，雌激素水平降低，影响子宫内膜增殖，从而导致月经量减少。可以通过测定卵泡刺激素（FSH）、黄体生成素（LH）、雌二醇（E_2）来确诊。对于因卵巢功能减退而月经量减少的患者，根本无法通过提升卵巢功能来增加月经量，目前推崇的卵巢保养方法是极不科学的。但我们可以应用激素替代疗法来补充雌激素，使子宫内膜生长，月经量增加。

内分泌疾病

多囊卵巢综合征、高催乳素血症等均会造成月经量减少，甚至闭经。可以通过测定相关激素来确诊，然后针对相关疾病进行治疗即可。多囊卵巢综合征患者在减重的同时可以应用炔雌醇环丙孕酮片（达英-35）以减少雄激素，使月经恢复正常；高催乳素血症患者可以应用溴隐亭抑制催乳素的分泌，恢复排卵，恢复月经。

药物

服用避孕药和抗精神病药可使月经量减少，因此患者要遵医嘱或说明书正确服药。

总之，对于有生育要求的月经量减少的患者，应根据具体病因进行治疗，其中子宫内膜结核患者和卵巢功能减退患者很难怀孕。对于无生育要求的患者，若无宫腔粘连、无宫颈粘连，又无内分泌疾病，且卵巢功能正常，则月经量减少并不是什么大问题。许多患者认为排出经血的同时可以排出毒素，月经量减少会使毒素排出不畅，影响健康，导致面部色斑产生，面色不佳。其实月经只是一个现象，月经量的多少并不重要。对于无生育要求的子宫内膜结核患者，只要卵巢功能正常，无须治疗。对于卵巢功能衰退患者，任何试图提升卵巢功能的治疗均是无益的，也就是说，明明知道卵巢功能正在衰退，可我们却无力阻止，只能任其发展，但我们可以通过激素替代疗法来补充雌激素，使月经周期变得有规律。

如果子宫异常出血

除此之外，还有一些其他异常出血的情况也常常会引起女性的注意。虽然大多数时候女性对于失血的耐受能力要强过男性，这主要是因为女性平时就在反复锻炼，基本上已经适应了身体轻微失血，但是其心理上仍然不能接受自己的异常出血，尤其是月经的改变，有一点点改变就会让其觉得一切都变了。所以，六层楼最常听到的一句话是：之前从来没有这样过。

六层楼在第一时间要跟你们说的是：只要出血量不超过平时的月经量，就给我乖乖地冷静下来，别愁眉苦脸、哭哭啼啼的，因为这并不是什么急症。别哭了，坐好，听着，子宫异常出血分为下面几类。

无排卵性子宫异常出血

看名字应该就能理解其意思吧？这类多发于不怎么好好排卵的青春期或者围绝经期女性。简单来讲，青春期女性雌激素分泌过多，子宫内膜持续增厚，此时女性只要稍微受到点儿外界因素影响，如考试不及格、跟男朋友分手等，就会出现子宫内膜点状脱落或者整体脱落，从而导致子宫不规则出血，表现为月经淋漓不尽，有时候出血还会比较多，呈顺腿流的场面，这样就要及时就诊了。对于更年期女性来讲，其卵巢就像一台老爷车，油门不好控制，有时候会猛地来一下，令人措手不及，然后就引起出血了。

对于青春期女性来讲，治疗的主要原则是止血、调经、促排，治疗时常常使用性激素，这里面的方案有很多，简单讲就是单用孕激素或单用雌激素，实在不行就雌激素和孕激素一起上。在促排时氯米芬使用得比较多。对于围绝经期女性来讲，治疗的主要原则是止血、减经，治疗时除了可以使用激素以外，还可以选择手术，比如刮宫术、子宫内膜电切术，实在不行还可以选择子宫全切术。哦，对了，还可以放置有特殊功效的宫内节育器。

排卵性子宫异常出血

排卵性子宫异常出血多发于能正常排卵的育龄期女性。这个时候你的灵魂已经适应了女性的身体，下丘脑－垂体－卵巢轴的反馈机制也已在慢慢建立和完善，卵巢可以正常排卵，排卵后形成黄体。好了，问题来了，这个黄体特别没出息，很容易出事，一出事就分为黄体功能不全和黄体萎缩不全两种。

黄体功能不全通常表现为月经周期缩短或来月经前点滴出血，如果在来月经前刮取子宫内膜的话，我们通常可以看到内膜处于分泌不良的状态，这主要是因为黄体分泌的孕酮不够。黄体萎缩不全通常表现为月经延长，子宫内膜脱落不全，在月经第五天刮取的子宫内膜本应该是萎缩的状态，但是因为黄体萎缩不全，内膜一直存在，不乖乖萎缩，一不小心玩砸了，月经稀稀拉拉地来了一个多月。

治疗很简单，只要在经期后半段使用孕酮就好，这样既可以弥补黄体功能不全，又可以让内膜脱落干净。

其他情况

如果出血的原因这么简单就好了，可惜除了上面讲的这些以外，还有很多其他情况。你们要多长点心眼儿，毕竟没准儿身体内隐藏着一些潜在的风险。

宫外孕　阴道不规则出血是宫外孕的表现之一，当然还要结合最近的同房史和月经史，同时要通过尿妊娠试验（检测尿 hCG）和 B 超检查来判断是不是真的宫外孕。

妊娠　正常怀孕的早期也会有出血的表现，具体判断方式同宫外孕。

生殖器官肿瘤　这里所指的就比较宽泛了，如宫颈癌、内膜癌、宫体癌、阴道癌、外阴癌等。

性激素类药物使用不当　这一条被我极端地翻译成：微商的

东西别乱买。是的，我不是人，阻碍那些人挣钱了。

生殖器官损伤及感染 这种情况通常会引起破溃出血，同时也会出现一些脓性分泌物等。

宫内节育器 放置宫内节育器常见的副作用之一就是会引起出血。

对于子宫异常出血的处理方法是交给医生，你们需要做的是发现问题，及时就诊。

原发性痛经：与生俱来的痛

痛经，简直与很多直男口中的"蛋疼"有着异曲同工之痛，只不过"蛋疼"具有随机性，而痛经却定期报到，风雨无阻。几乎每位姑娘都能说出几则关于"痛经教你成长"的小故事。是啊，谁还没痛经的经历啊，不曾痛经都不好意思说自己是姑娘……可见，这事早就不是小事了，一天到晚腰酸背痛，小腹坠胀，潮湿憋闷，情绪失控，这些症状信手拈来。

你如果恰巧正处于痛经的状态，读完下文就可能找到可以帮你缓解疼痛的方法。

原发性痛经的原因

一般来讲，痛经分为两种，第一种是原发性痛经，第二种是继发性痛经。从字面上不难理解，前者是与生俱来的，很多人从第一次来月经开始就会有痛经的情况；后者显然是由某些因素导致的痛经。

原发性痛经的特点其实特别简单，就一个字：痛。这种痛的原因比较复杂，为了方便你们深刻理解痛经的原理，我硬着头皮讲讲看，你们要跟上我的思路。

经期前列腺素、缩宫素及血管升压素等会使子宫平滑肌收缩，其目的呢，就是把经血和脱落的内膜一起挤出宫腔。子宫平滑肌收缩本来是出于好意，但是有时候会压迫子宫内的血管，造成子宫短暂的供血不足，若剧烈收缩则会导致严重缺血，由此引发疼痛。如果一不小心收缩过度了，那疼痛的感觉就会呈几何倍数增长。同时前列腺素有放大疼痛感的作用，让疼痛感如瀑布般蔓延，冲击着你濒临崩溃的神经。

这就完了吗？你太天真了，有时候前列腺素作用于全身上下，然后身体就会出现这样那样的问题。有的人经期会头痛，这是由前列腺素作用于脑部血管造成的；有的人痛经时可能会出现冒冷汗、恶心、呕吐、腹泻等症状，这也是由前列腺素作用于支配胃肠道的神经和血管引起的……这种疼痛几乎没有正面意义，只是让你难受，让你辗转反侧，让你气急败坏，让你浑身上下都散发着难以抑制的负能量。

如何治疗原发性痛经

原发性痛经通常多发于年轻女性，治疗方法也主要针对疼痛进行。

A方案：解热镇痛类药物

客观来讲，有一部分人知道我在说的止痛药是解热镇痛类药物（非甾体类药物），但也有一部分人以为是阿片类药物，当然，还有一部分人不知道痛经的时候可以用止痛药。

由于认识上的差别，很多人对于止痛药的使用一直持观望态度。勤学好问的姑娘会上网去查止痛药到底能不能用，结果网上到处都是关于服用止痛药的弊端和风险的文章，洋洋洒洒数万字读下来，就连平时不痛经的姑娘也不由得小腹不适。可是，你很有可能搞错了。

先讲一下阿片类药物。"阿片"听上去是不是跟"鸦片"的发音很像啊？诚如各位读者所想，阿片类药物一开始就是从罂粟中提取的生物碱，可以缓解疼痛。注意，它们还可以让人产生欣快感或者幸福感，总之就是让人各种爽。这类药物你们或多或少听说过一些，如可待因、吗啡、美沙酮、芬太尼、哌替啶、曲马多等。不用多说，这类药物的确可以止痛，但是因为它们容易导致身体成瘾，长期服用会影响智力和心理状态，大剂量服用会危及生命，所以这类药物在疼痛程度一般的治疗中是不会被用到的，只有在重度疼痛，如大面积烧伤、癌痛等的治疗中才会被用到。治疗痛经时是不会用到这类药物的。

解热镇痛类药物才是我们要说的可以用来治疗痛经的止痛药。从名字就能看出来，这是一类具有解热、镇痛作用的药物（写完我才知道自己有多啰嗦……）。相信这类药物你们应该也听说过一些，如阿司匹林、对乙酰氨基酚、吲哚美辛、萘普生、布洛芬等，用你们最擅长的第六感来体会一下，这些药物光从名字来看是不是就比前面那些阿片类药物更安全一些？这类药物最早是用来治疗痛风等风湿病的，后来逐渐应用于各种疼痛，如头痛、牙痛、神经痛、关节痛、肌肉痛等的治疗中。因为这类药物并不会让患者产生幸福感，所以基本上不存在成瘾的风险……啥？你说不疼了就幸福了？错，你不疼的时候吃这种药并不会有幸福感，而阿片类药物会，希望你能了解其中的差别。

解热镇痛类药物是如何治疗痛经的？这就要从它们的药理机制说起了。你们也知道，痛经的罪魁祸首是体内的前列腺素，这个玩意儿就像一双粗壮有力、蛮横无理的手，一到经期就上下翻飞，使劲搓揉你的子宫，让你痛不欲生。于是解热镇痛类药物应运而生，其作用机制就是抑制体内前列腺素的生成。虽然我没有把其中的机制讲得很详细，但是你们要知道这个过程中蕴含着复杂的机制，很多科学家为此付出了巨大的心血。

前面已经说了，解热镇痛类药物的作用机制是抑制前列腺素的生成，但是如果前列腺素已经生成了，该怎么办呢？这个时候吃再多此类药物已无济于事，只能依靠自身代谢把前列腺素消耗掉，这就意味着，此类药物需要在前列腺素产生之前吃，不然就晚了。我知道很多人把吃止痛药作为最后的救命稻草，只有在痛得实在受不了的时候才会选择，但结果往往是依然没有效果。这就好比一个不会游泳的人掉进正在注水的游泳池，水关得越早，那个人淹死的风险就越小，水关得晚了，那个人可能早就淹死了。

所以，解热镇痛类药物一般在月经前 1 ～ 2 天时开始服用最有效，而且最好在饭中或饭后服用。

解热镇痛类药物有哪些副作用呢？任何只谈论药物疗效而不谈论其副作用的行为都是"耍流氓"。坦率地说，解热镇痛类药物的副作用是存在的。为了让你们对其副作用有更加具体的了解，我将解热镇痛类药物做了简单的分类。

苦口婆心求你一定要注意类　这一类的副作用主要是对消化道有刺激作用。细心的读者会发现六层楼在前面提到了饭中或饭后服用的事情，其原因就是解热镇痛类药物会对消化道造成损伤。如果消化道里有食物作铺垫，损伤会小一些；如果本身有消化道病史的人，最好不要吃这类药物；如果你吃饭的时候恰巧又喝了酒，那就更不要吃这类药物了，因为酒精会加重消化道损伤。

无论如何一定要克制类　这一类的副作用主要是一些患者盲目使用药物后引起的中毒反应。正如我前面所说，掌握正确的用药时机会有良好的效果，如果时机和用法不对，那你将它们当饭吃也不好使。而且有一点需要注意，解热镇痛类药物只能缓解疼痛，并不能治疗原发病，如果本身存在炎症，那抓紧治疗炎症才是根本。

不要自己吓唬自己类　这一类的副作用主要是肝、肾损害以及一些极端条件下才会发生的副作用。按照医生的建议或者说明书服用基本上不会出现问题，只有在长期大量服用后才会出现上述情况。请注意，只在经期吃那么几次根本算不上长期、大量，真正的长期是指每天都吃，而且不止一次，一年算下来药物都有好几千克，所以不要吓唬自己。

你看看，严肃的科普总会把利弊都告诉你，这就是我做事的方式。

B方案：短效避孕药

有时候医生会建议女性服用短效避孕药，但这种治疗方式遭到了许多患者的质疑。如我以前写的关于短效避孕药的科普文章中所说，很多人刚开始分不清短效避孕药和紧急避孕药的差别，再后来，很多人以为短效避孕药只能用来避孕，而且其副作用巨大。当我将一个一个误区和困惑解释清楚之后，大家终于开始认真对待短效避孕药，但仍然有很多人不理解。有一次我跟随专家出门诊，遇到一个每月痛经严重到影响正常生活和学习的高中生。仔细了解她的病情后，专家给她开了短效避孕药，并嘱咐一定要按时按量服用。患者和家属拿药后再次回到诊室，家属怒问："你到底会不会看病，我女儿只是个高中生，你怎么能开这种药？"

解释无果，患者和家属要求退药。

避孕药虽然在治疗痛经时并非首选药，但在痛经的治疗史中有着举足轻重的地位。特别是对于那些痛经合并有月经紊乱、月经量明显增多或减少，或者有子宫内膜异位症等某些疾病的女性，短效避孕药的作用更加明显。说实话，前面专家被质疑的时候我也很哀伤，第一，不知道我还要过多久才能成为专家；第二，即使成为专家还要被骂……话说回来，六层楼在这里信口开河没什么意义，咱们还是来看看相关的研究结果：痛经、经血过多和月经周期紊乱的女性最好选择联合型口服避孕药来治疗。

那么问题来了，联合型口服避孕药是啥？这个名字听起来比较洋气，但实际上其具体的药物名称我们也很熟悉，如妈富隆、达英-35及优思明等。你们也知道，我年龄大了，比较啰嗦，所以再强调一遍，千万别错买成紧急避孕药。同时，也建议大家服用避孕药前先咨询医生，不要自己偷偷服用。实在不行，也可以先咨询一下六层楼。

哦，对了，还是跟大家解释一下为什么避孕药可以用来治疗痛经。前面说了，痛经是由一种叫前列腺素的物质引起的。短效避孕药中有雌激素和孕激素，它们联合起来的作用就是通过抑制排卵，抑制相关激素的分泌，引起子宫内膜萎缩性蜕膜化和减少前列腺素的生成，其目的是控制出血量，减轻疼痛，同时调整月经。很多人表示在使用短效避孕药期间，痛经的症状的确有所减轻，所以这种做法不是没有道理的。

这里简单介绍几种常见的短效避孕药及其具体用法。

去氧孕烯炔雌醇片（妈富隆） 大名鼎鼎的妈富隆一盒21片装，其服用方法是从月经周期的第一天（即出血第一天）开始，每天服用1片，连续服用21天（按照包装上标注的顺序服用，值得一提的是，有的药上面虽然写着日期，但那是为了提醒服用，整盒药的成分完全一样），然后停药7天，接着服用下一盒。妈富隆上市时间久，价格便宜，但是有一个让爱美的小宝贝们谈之色变的问题，那就是发胖。其实，这完全不要紧。吃药以后显得胖，那是医学上说的水钠潴留，并非长了脂肪。只要停药一段时间，自然就会"瘦"下去。

去氧孕烯炔雌醇片（美欣乐） 美欣乐的成分和妈富隆相同，它们是同一厂商生产的"亲姐妹"。美欣乐也是世界上第一种超低剂量的现代口服避孕药，其成分和服用方法与"姐姐"妈富隆一样，只是美欣乐的服用剂量小，相应地，其不良反应也会少一些。

炔雌醇环丙孕酮片（达英-35） 达英-35也很熟悉对不对？用达英-35治疗过痘痘的朋友们，举起你们的手，让我看到你们！达英-35可以治疗雄激素过多导致的部分疾病，如痤疮。它的服用方法也和妈富隆一样，从月经周期的第一天（即出血第一天）开始，每天服用1片，连续服用21天（按照包装上标注的顺序服用），然后停药7天，接着服用下一盒。

屈螺酮炔雌醇片（优思明／优思悦） 优思明的价格比前面三种药物贵一些。这是一种新型的短效避孕药，其最大的特点是含有很像人体内源性孕酮的成分，所以它可以改善经前期综合征，甚至还能让皮肤滑嫩嫩的。服药以后，最初的几天可能有轻微出血，但这种症状很快就会消失。其服用方法和上面三种药物一样，从月经周期的第一天（即出血第一天）开始，每天服用1片，连续服用21天，然后停药7天，接着服用下一盒。

以上四种药的服用方法一样，但各自的成分及含量不同，不良反应也不同。至于选择贵的还是便宜的，选择长期占有市场的还是新晋的后起之秀，各位可以综合考虑后自行决定。

对于实在不适合或不愿服用避孕药的痛经姑娘，六层楼建议采用一开始提及的A方案，比如说服用前列腺素合成抑制剂，简单来说就是服用平时所说的止痛药，效果较好的有布洛芬、萘普生等。大家可以试试我在临床工作中教给患者的方法（如果每个月都痛得较严重，可以在痛经快开始时服用布洛芬 2～3 天，连续三个月都是这样服用，从第四个月开始停药。结果的确有一部分人的痛经得到缓解）。当然啦，如果是连止痛药都不能缓解的痛经，建议你还是去医院检查，可能有其他疾病（后面会讲到）。

有些姑娘可能深深觉得经期是不能服用任何药物的，没有关系，六层楼还有 C 方案，那就是：尝试用热水袋敷肚子吧。我承认热敷这种方式有点儿古老，但是它的确可以让紧张的血管放松，只不过其止痛效果有限，一般只适用于腹部隐隐痛的患者。

用热水袋的根本原因是其热量可以促进血液循环，其结果就是把堆积在盆腔里的前列腺素尽可能带往全身，进一步促进其代谢，这样多少会有一些缓解疼痛的作用。

如果大家不想读太多文字的话，可以只看以下有助于战胜痛经的 A、B、C 方案：

A 方案 使用解热镇痛类药物，需要消除误区，正确认识。

B 方案 使用短效避孕药，但是需要咨询医生，同时不要买错。

C 方案 热敷，传统而质朴的方法，有效，但是作用有限。

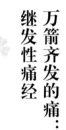

万箭齐发的痛：继发性痛经

如果你以为原发性痛经就是痛经最原本的面貌的话，那你就错了，因为比起继发性痛经，原发性痛经可能真的不算事儿。单纯从疼痛的程度来讲，继发性痛经会让人痛不欲生，不止一个人跟六层楼讲，痛起来的时候她们恨不得当场剖腹把整个子宫掏出来。

是的，我能理解这种心情，也知道人们在疼起来的时候真的容易做出类似这样的事情，这时患者的诉求很简单——止痛，即尽快解决疼痛。"啥都别说了，道理也不用讲了，尽快给老娘止痛，不然连命都不想要了"……有没有很熟悉？

还记得那位痛到跳楼的产妇吧，那个时候的她可能面临的就是这样的处境。临床上，医生的决策有时候是帮患者解决她们当下面临的问题的，有时候是针对疾病的。这些不同的决策有时候会跟患者的诉求不同，但是在这方面患者要放心，因为患者的每一个诉求在医生心里都是有分量的，绝对不会是耳旁风，只是在专业面前，不同的诉求是有不同优先级的。

也就是说，我们知道你很痛，痛到想要剖腹。可是，我们的专业性告诉我们，剖腹可能并不能解决患者的问题，而应该尽快完善检查，尽快明确诊断，这样才能尽快帮患者解决她们当下面临的问题。喏，你也看到了，医生也有医生的思路。

这部分可能跟下面要讲的内容无关，但这是你能读懂下面这些内容的关键，因为学习相关的专业知识时最好能具备两个条件，第一个条件是按照专业人士的思考方式来思考，第二个条件是遇到像六层楼这样的人，他可以把专业知识掰开了、揉碎了，一丝一缕都用最通俗的话讲给你听。

你看，现在两个条件都具备了。

继发性痛经的原因

咱们来说说继发性痛经的事。

从名字上来看，不难理解，它一定是由某些疾病导致的痛经。是的，的确是这样的。只是到底是什么原因导致继发性痛经的呢？

还记得我之前说的原发性痛经的原因吗？假设宫腔内有一个狭小的房间，经期来临时房间内的东西——经血越来越多，时时刻刻都有一种要把房间撑爆的趋势。因为这些经血很难排出去，都堆积在宫腔里，使人出现胀痛感，然后为了将经血排出去，子宫加强收缩，产生了更多的前列腺素，从而加重了疼痛感。

好了，感谢你跟我回顾了一下原发性痛经的原因，现在我要告诉你一个更可怕的事实。继发性痛经的原因只会比这个更复杂，要么是这样的房间有很多个，存在于不同的位置，以各种形态存在，每次到经期这些小房间就都处于随时要爆炸的状态；要么就是经血的流出通道受其他疾病影响，不是变得很狭窄，就是被搞得很崎岖，甚至干脆就给堵上了。吓人吧？

莫慌，吓唬人并不是我的目的，关键是为了让你们了解其本质。刚刚我所讲到的继发性痛经通常是由子宫内膜异位症、子宫腺肌病、子宫肌瘤、子宫内膜息肉、畸形子宫等疾病导致的，是不是很简单？确实，每一种疾病在折磨人时各有千秋，但说到底都只是一个物理过程。

下面我们来挨个了解一下这些疾病，虽然很有可能前面就已经解决了你的问题，可是保不齐随着年龄的增长你也会面临以下问题，保不齐你身边的七大姑八大姨正在面临以下问题，所以（敲黑板[1]），这部分很重要。

子宫内膜异位症

这个名字你们可能不太熟悉，但是你们可能听过"巧克力囊肿"，它是子宫内膜异位症中的一种，接下来就从它开始讨论。

从名字来看，还以为巧克力囊肿是由巧克力吃多了导致的，其实这两者之间没有一丁点儿关系。之前六层楼就吐槽过一件事，即医学专业人员在起名字方面通常都是比较喜欢偷懒的，为了方便记忆真是无所不用其极，看到它像啥就叫它啥，这是医学界一贯

_____

①敲黑板：网络语，为强调接下来要说的内容的重要性。

的做法。第一个给巧克力囊肿命名的医生切开囊肿，看到里面流出类似巧克力的液体，于是当时就说：这个就叫巧克力囊肿吧……

对，没错，就是这么随性。可是，那些流出来的液体真的不是巧克力，其实是一些陈旧性血液和破碎的子宫内膜的混合物。这时你肯定会问，子宫内膜不是只会在宫腔里吗，怎么会在囊肿当中呢？

很好，你都带着问题来学习了。没错，正是因为子宫内膜出现在了其他位置，所以此类疾病叫作子宫内膜异位症。当内膜通过输卵管进入盆腹腔后，它们发现：妈呀，还有这么广阔的空间任我们驰骋，在这里折腾远比在宫腔那么点儿小地方里要好得多。谁不喜欢大房子啊？然后它们就找了个舒服的地方安家并欢脱地生长起来。喏，你看，子宫内膜异位症就这样发生了。

子宫内膜异位症的好发部位的确如我所说主要集中在盆腹腔，当然也有严重的情况，异位内膜侵犯到了肺部，患者每次来月经的时候都会咯血，检查了半天才发现病因，整个故事如同一部侦探电视剧。

这些具有活性的内膜随着血液流出输卵管之后，首先进入的地方是卵巢，不想走原路的它们就近开始生长，这就是异位内膜最常侵犯卵巢的原因。子宫内膜一旦长在卵巢上，就会随着月经周期发生内膜剥脱，产生经血，进而引起炎症和包裹现象，如此反复，慢慢形成一个囊肿。这样子宫内膜就算是在这里安家了，然后在囊肿里按照月经周期剥脱，被炎症包裹的纤维组织和瘢痕就越裹越厚。在如此受保护的条件下，囊肿内的子宫内膜更加无法无天，越来越多，囊肿也越来越大……不要看老六描述得这么轻松，其实这个过程中每一步都伴随着疼痛。

因为这个囊肿不像子宫好歹还有个出口，这里可是完全封闭的，产生的所有血液和内膜除了被自体吸收掉的那部分以外，几乎都在这里了。然后每次来月经的时候，你就想象吧，那个密封的小房间里，那么多血和内膜，想想都憋屈。

所以，痛经是子宫内膜异位症最典型的症状，它可以发生在月经前、月经时及月经后。子宫内膜异位症比较典型的表现是平时不疼，一到经期就疼痛难忍，就算用了解热镇痛类药物都不一定有效果，甚至加大用药量也无效。疼痛主要是由囊肿内部出血，刺激局部组织发生炎性反应引起的。还有一点更加可恨的是，子宫内膜异位症病灶本身可以使前列腺素分泌得更多。前列腺素增多除了会加重局部疼痛以外，还会导致子宫肌肉挛缩，因此痛经势必会更加显著。

但是，当月经结束后，疼痛基本上就消失了。其缘由你们也能想到，月经停了，那些异位内膜也就不折腾了。

前面讲的内容也许会把大家吓坏。我敢肯定，一定有人担心：经血流到盆腔里会导致子宫内膜出现在子宫以外的部位，如长到卵巢上、腹腔里，然后四处蔓延，哪儿哪儿都是。子宫内膜异位症不仅会导致痛经到挠墙，更有可能影响怀孕，一想到不孕，感觉天都要塌了……前面已经解释过这个问题了，所以这里就不赘述了。

除此之外，还有很多相关的学说，这里就不一一叙述了，毕竟这部分还处于研究当中，交给专业的研究人员来做比较合适。讲到这里，基本上我们就能明白子宫内膜异位症会引起痛经的原因了。当然，子宫内膜异位症除了会引起痛经以外，还会引起其他症状，如月经异常和不孕。对此我将在后续的章节中进行专门的介绍。

子宫腺肌病

其实，子宫腺肌病也是一种子宫内膜异位症。之所以没有将它和子宫内膜异位症一起讲，原因很简单，它们的基本原理虽然差不多，但是有本质差别。

先让我们补一下基础知识。子宫大致分为两层：内膜层，生长于宫腔表面，主要是腺体和血管；肌层，位于子宫内膜层下，纵横交错，维持子宫的形态，起保护作用。这两层本来互不侵犯，但由于某些原因，内膜层的组织开始跟肌层搅和在一起。某些"不怀好意"的内膜除了进入盆腔以外，还会侵入子宫肌层，这一侵入不要紧，但它们会毫不客气地布满整个子宫肌层，随处安家。然后，伴随月经周期，这些散在分布的内膜就会周期性地生长和脱落。到了经期，它们就会使本来就不大的子宫受到各种挤压，进而使人产生剧烈的疼痛感。

除了痛经以外，子宫腺肌病还会引起月经失调、同房疼痛等症状，详见第四章中"子宫腺肌病"相关内容。

子宫腺肌病具体的检查方式、治疗方案跟子宫内膜异位症基

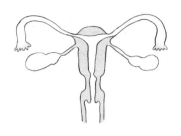

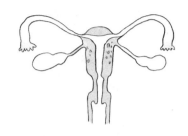

正常子宫　　　　　　　患有子宫腺肌病的子宫

本相同。对此我将在后续的章节中做具体介绍。子宫腺肌病除了可用药物治疗以外，还可用手术治疗。与子宫内膜异位症患者不同，如果子宫腺肌病患者的子宫内到处都是病灶的话，那么其子宫基本上就要被整个切除了。这对于患者来讲实在太可怕了，尤其是年轻女性，你很难想象，年纪轻轻就没有了子宫，这是多大的心理创伤啊！我六层楼第一个不同意。什么？可以切除部分子宫？是的，的确可以切除部分子宫，只不过，那也只是权宜之计，并没有真正解决问题。当然具体的治疗方案得依据患者的实际情况来选择，这里提供一种治疗方案，即使用曼月乐环。

不知道你们有没有看到过如下这则新闻？

有个宝宝出生的时候手里攥着一个避孕环。当然事后证明那只不过是家长们开的一个玩笑，而那个避孕环其实就是我要说的曼月乐环。它虽然被称为环，但早就不是环状的了。

曼月乐环是我们中国医生的叫法，其实它的全名很专业——左炔诺孕酮宫内节育系统。它需由专业医生放入宫腔，其本职工作是避孕，但是对于子宫腺肌病的治疗，它同样有着良好的效果。

无论是国外文献，还是国内的大量研究，都证明曼月乐环对子宫腺肌病患者，尤其是由子宫腺肌病引起月经量增多的患者有良好的治疗效果。同时，它还能降低年轻女性不得不切除子宫或者切除部分子宫的可能性，是一个不错的选择。

讲完这两种可以引起继发性痛经的疾病之后，我长舒了一口气，最难讲的部分终于讲完了，剩下的这些可能会引起痛经的疾病就没有那么难搞了。你看看，有些疾病就连医生都觉得很难搞，更何况患者了。下面我们来具体认识一下那些可能会引起痛经的其他疾病。

子宫肌瘤

子宫肌瘤是女性生殖器官中最常见的一种良性肿瘤，也是人体中最常见的肿瘤之一，又称为纤维肌瘤、子宫纤维瘤。子宫肌瘤主要是由子宫平滑肌细胞增生而成，其中有少量纤维结缔组织作为一种支持组织而存在，故称之为子宫平滑肌瘤更加确切。

子宫肌瘤有一个特点，即多发和位置不固定。通常来讲，它会出现在不同的位置，由内到外依次是子宫黏膜层、子宫肌层、子宫浆膜层。其中，跟痛经关系比较密切的是长在位置相对靠里面的子宫肌瘤，因为这类子宫肌瘤可能会改变子宫的形态，进而影响内膜的状态以及经血排出的路径。

原理其实很简单，子宫肌瘤会让原本通畅的经血流出通道变得崎岖难走，这就有可能导致经血在往外流的过程中凝固成血块，进而阻挡后面经血的流出，最终可能会引发痛经。与此同时，如果子宫内膜受到了影响，剥脱得更多，出血量就会增大，这又会给本来就崎岖的经血流出通道造成更多的负担，使通道更容易拥堵。

想象一下咱们平时开车时会遇到的拥堵路段，你就能明白了，要么路不好走，要么车流量大。如果赶上前方路段出现一块大石头或者车祸的话，那基本上就只能在车上看着表、数手指玩了，这个时候的确没啥别的办法。

这种情况当然不是每一位子宫肌瘤患者都会遇到的，但是的确有人遇到了。患者如果出现明显的症状，就需要去医院检查和治疗。检查方式主要为超声检查和诊断性刮宫。针对由子宫肌瘤引起的痛经的治疗方式主要有药物治疗和手术治疗两种（详见第四章中"子宫肌瘤"相关内容）。

先天畸形

当我们大致了解痛经的基本原理之后，就可以根据自己的理解举一反三了。既然痛经跟经血的流出通道有关，那么子宫、宫颈、阴道的畸形是不是也有可能引起痛经呢？

没错！

凡是阻挡经血流出来的畸形都有可能引起痛经，这下我们就可以开始找那些畸形了。我在临床待了这么久，发现很多畸形只有我想不到的，没有我遇不到的……天下之大，无奇不有。

先天性无阴道

从字面上理解其意思就可以了。通常这类患者是在发现身边的人陆陆续续都来月经了，怎么自己还不来的时候才去医院检查的。还有的患者每个月都会肚子疼，但就是没有经血流出来，直到某一天打算同房了，才发现，原来自己没有阴道。这种先天性无阴道患者需要通过手术人工创造一条阴道出来。如果其子宫和卵巢的功能都完好的话，经过治疗她们还是可以正常过性生活和怀孕的。

阴道闭锁

一般是阴道下段闭锁，而上段是正常的。通常这类患者是因经血无法正常排出而来就诊的。如果每个月总有那么几天会肚子痛或者不舒服，但没有经血流出来，那么就有可能患有阴道闭锁。阴道闭锁患者若有正常的子宫，手术治疗后可生育。

宫颈闭锁

基本上跟阴道闭锁患者类似，宫颈闭锁患者经血出不来，同时也怀不了孕。

单角子宫

一般是在胚胎时期，原本对称发育的副中肾管中的一侧突然不好好发育了，而另一侧正常发育，这就导致了单角子宫，也就是说有一侧宫腔完整，与输卵管、阴道相通，可以让人怀孕，而另一侧成为残角子宫，可能跟宫腔相通，也可能不通，可能有自己的宫腔，也可能是个实心的结构。如果它有自己的宫腔，就会随着月经周期发生内膜剥脱，产生经血。如果这类患者经血排出比较困难，或者干脆就排不出来的话，那基本上她们就一定会发生痛经。通常这类患者可以采用手术治疗。

如何推迟月经

总有人跑来找我讨论推迟月经的良方，基本上会有那么几个时间段，只要有人找我，八九不离十就是为了这件事。其原因无外乎以下几个：

考试——情有可原。虽然我不认为月经会影响智力、思维、逻辑等，但是无法排除它对心理的影响。讲实话，作为一个从没来过月经的男人，我曾经以为就算下面血流成河也不足以影响大脑飞速运转。但是，当我发现有新闻报道说，高考前会出现短效避孕药脱销的情况，再加上很多女生因为痛经或经期不适与名校失之交臂时，我才意识到事情的严重性。

假期——无可厚非。若在游山玩水时来月经，本来欢快的节奏就会被自己的身体打乱。为了防止经血意外侧漏的尴尬，旅行箱里有一半空间会被卫生巾所占据，剩下的一半则会被抱怨和委屈所占据。我原本以为如果心情舒畅，那么经期也不是那么难熬。结果，残酷的现实又给了我一大嘴巴子——一对新婚夫妇出国度蜜月，适逢新娘经期，新郎就不乐意了。新娘也不是善茬，一路坎坷，小两口儿回国后就办了离婚手续。

以上是一个段子。说正经的，事情都严重到这个地步了，我还能坐视不管吗？好了（甩刘海①），铺垫得差不多了，这就开始说正题。最重要的先说——用药需谨慎。事先说明，推迟月经的方法我会提供，但是并不推荐。下面，我们就来讨论两种方法。

使用孕酮

参照之前的内容（如果你还记得的话），只要保证体内的孕酮水平不下降，那么内膜就会一直存在，不会脱落，从而导致月经推迟。注意！孕酮使用的时间是有讲究的，一般在下次月经来之前1周左右时开始服用，也有人建议提前3～5天开始服用。之所以强调时间，是因为有人月经周期不稳定或对月经周期估计有误。过早服用会导致剂量过多，影响实际效果和之后的月经周期；过晚服用会增加失败的可能性，影响"大事"。

孕酮片

用量一般为每天200毫克，考虑到白天服用会有明显的恶心、头晕症状，所以建议晚上一次性服用。

---

①甩刘海：六层楼的习惯性动作。

地屈孕酮片

用量一般是每天 20 毫克，分两次服用。这种药在推迟月经方面的效果要比孕酮片好一些，副作用也少一些。

唉，直接写出用量实在让我心惊胆战，很担心你们不注意，最后假如出了问题，六层楼会难过很久。所以，大家一定要遵医嘱用药，一般等到"大事"过去就可以停药了，然后等 3 ～ 7 天月经就能恢复。

六层楼终究还是医生，这里要特别强调孕酮药物的禁忌证：有肝脏或肾脏问题的朋友，慎用；已经怀孕的女性，慎用。此外，再强调一点，有些人用了孕酮之后可能会出现不规则出血（瞧，生活就是这样，常常事与愿违），还有可能会出现头晕、恶心、呕吐、乳房胀痛等症状。

使用短效避孕药

避孕药是雌激素和孕激素的混合药物，作用于子宫内膜，其目的也是维持子宫内膜的稳定。这种方法在国外也很常见，具体用法如下：

①对于月经周期正常的女性而言，通常要在上一个月经周期就开始服用，直到一个周期结束，之后继续服用。一般等到"大事"过去就可以停药了，然后等 3 ～ 7 天月经就能恢复。

②对于月经不规律的女性而言，虽然我不知道你是怎么知道

自己什么时候要来月经的，但是在来月经之前你可以随时开始服用短效避孕药，直到"大事"结束。

③如果眼下你恰巧正在服用短效避孕药，那么服用完一个周期后，不要停药，继续服用，直到"大事"结束。

同样，短效避孕药虽然好，但也会引起一些不良反应。最常见的是消化道不适，此外还有乳房胀痛、体重改变、不规则出血等。

在国外，推迟月经很常见，但其重视程度明显不如国内。对于此事，国内一般认为"工欲善其事，必先利其器"，可见我们一方面希望尽善尽美，另一方面又相信人定胜天。要知道，这毕竟不是常规的用药方式。同时，六层楼也不会主动建议患者推迟月经，只是因为被问得太多，实在不得已我才勉强将这部分写出来。无论是孕酮还是避孕药，都要在医生的指导下谨慎使用。

一定要在医生的指导下谨慎用药，切记！

一定要牢记自己的月经史

六层楼刚从学校毕业，到临床上学习的时候，第一件事情就是写病历。那天恰巧来了一位患者，我想当然地询问了病史，并问得尽可能仔细，生怕错过什么重要信息。当我跟带教老师报告了患者的情况后，我原本以为带教老师会表扬我，结果她问："患者的月经史呢？"

"啊？啥是月经史？""作为妇科医生，你不问患者的月经史？"

带教老师一脸黑线，我只好厚着脸皮又去找患者询问。当时还不知道月经史有多重要的我，在之后的工作中才慢慢了解到其重要性。在这里，我要好好讲讲为什么门诊和病房医生都要问患者的月经史。

我先说一下月经史的概念。简单来讲，它包括初次月经年龄、月经周期时长、经期时长、末次月经时间、月经量多少、月经颜色、是否伴有痛经或者其他症状等。基本上如果月经有问题的话，那么根据这些信息就可以做出初步判断，同时有一些特殊疾病也可以根据月经史的情况做出判断，这些内容将会在后面讲到。

接下来，从三个方面讨论询问月经史的重要性。

指导妇科检查

从常规妇科查体开始，就可能需要月经史的帮助。比如，对于先天性无阴道无子宫患者，询问其月经史的时候可以发现患者从来没有来过月经，那么检查时就要重点观察患者的生殖器发育情况；对于泌尿生殖道畸形患者，其经血有可能每次都是从尿道流出的（极少数的病例），那么检查时就不能盲目使用器械。

很多妇科检查也须在了解月经史的信息后才能进行，比如最常说的白带常规检查，一般经期是不能进行的。如果患者存在排卵期出血，这个时候同样不能进行检查，因为血液会影响检查结果，同时由于血液培养基的作用，可能会出现假阳性的结果。还有液基薄层细胞学检查（thinprep cytology test，TCT）和人乳头瘤病毒（human papilloma virus，HPV）检查，一般也需要避开经期或者阴道不规则出血的时候，原因也是出血有可能会影响检查结果，尤其是这样的机会性检查，很容易因为取样不满意，而出现假阴性的结果。

再说说妇科B超检查，它由于应用广泛，成为妇科常用的检查手段，但其应用也需要跟月经史相结合。比如我们在通过B超检查巧克力囊肿的时候通常会建议患者于经期来检查，因为经期巧克力囊肿相对比较明显，如果过了经期，自体吸收会使本来比较明显的巧克力囊肿消失；对于阴道不规则出血的患者，通常需要检查其子宫内膜的情况，一般建议患者于经期第 3 ～ 5 天或者月经刚结束时来检查。不过需要提醒的是，经期是不能进行经阴道妇科超声检查的。

此外，还有其他妇科相关检查如性激素六项、阴道镜检查、宫腔镜检查等的时间会受到月经史的影响。

影响治疗方案

对于这一点，六层楼主要想强调的是医生有时候可以通过月经史来判断患者的月经情况和怀孕情况。比如一直处于月经不规律的状态，但又有怀孕打算的年轻患者，就可能需要通过药物治疗来调整月经周期，月经周期正常是顺利怀孕的前提。又如来治疗其他疾病的同时发现已经很久没有来月经的患者，首先要排除怀孕的可能性，否则在不知情的情况下使用药物治疗其他疾病时，很有可能会用到一些影响胚胎发育的药物，造成胚胎发育障碍。

某些疾病的治疗有时候需要从经期开始进行，如果错过了经期，就要等到下个月才能进行。比如短效避孕药，需要从月经第一天开始服用，这样才能有良好的避孕效果，如果错过了，就得从下个月开始。又如每次月经量都很多的患者，通常她们会选择诊断性刮宫，选择治疗的时机就是"见血诊刮"，即要在来月经时进行治疗。

因此，治疗某些疾病时一定要考虑月经史的影响。

避开手术风险

除了六层楼刚刚说的特殊情况需要在经期进行检查或手术以外，其他时候都应该有意识地避开经期。这里会涉及一个概念——出血风险，即经期因身体凝血机制受到影响，凝血功能下降，存在出血的风险。这个时期一般不推荐手术治疗，因为相较于其他时候，这个时期的手术出血量会更多。出血量增加意味着手术难度、术后恢复难度、感染概率增加，因此除紧急情况和个别特殊情况外，医生一般不推荐在经期进行手术，毕竟经期过后可以更安稳、更低风险地进行手术。

注意：这里提到的手术包括各个科室的手术，因为凝血功能下降是全身性的，神经外科、口腔科、普外科、骨科等科室的手术都要考虑到这点，尽量避开经期。

这里举了很多例子，目的就是告诉各位，通常医生问的问题一定是在有必要了解的前提下才会问的，希望各位可以根据自身实际情况，如实地跟医生进行沟通，避免因虚假信息而造成不必要的意外。

讲到这里，基本上跟月经相关的所有知识就都讲完了，没想到一个简单的生理现象竟然可以牵扯出这么多知识。别的不敢说，这可能是你能看到的涵盖关于月经的知识最全面的一个章节了。基本上我能想到的问题都在上面了，希望对你们有所帮助。

第三章
挥之不去的炎症阴影

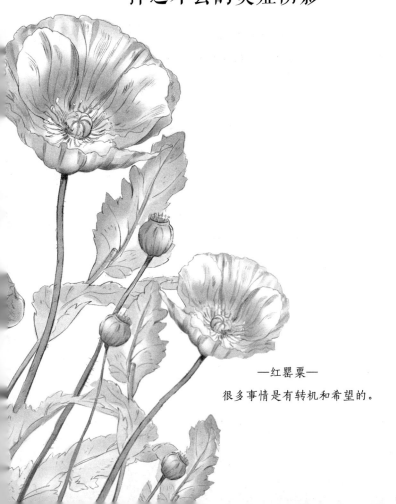

—红罂粟—

很多事情是有转机和希望的。

说起妇科炎症，虽然我们前面已经讲过白带异常的问题，但是这远远不够，或者说，我们日常遇到的妇科炎症远不止这些。还有很多是我们经常会遇到，却束手无策的妇科炎症，而且其反复发生的情况更是明显降低了患者的生活质量。

坦率地讲，我们还年轻，谁愿意就这样将大把美好的时光耗费在这无休止的炎症当中呢？所以，老六的策略很简单：先充分了解敌人，然后一举消灭敌人。那么，这一章，就让老六好好跟你们讲讲这些妇科炎症吧！

外阴
炎
症

外阴和阴道与尿道、肛门毗邻，局部潮湿，很容易受到污染，一旦出现炎症，轻者红、肿、热、痛，重者还会有难以言说的瘙痒，令人苦不堪言。外阴及阴道的炎症可单独存在，也可两者同时存在，这里先从与外阴相关的炎症讲起。

当然，阴道炎跟外阴炎脱离不了干系，因为分泌物从阴道里流出来之后就会刺激外阴。这种情况下，治疗上就以治疗阴道炎为主，对此我会在后面做详细的讲解。

外阴炎

外阴炎是很多女性都会遭遇的妇科炎症。当我们外出旅游或者出差时，若清洁条件不好，外阴清洗不及时，汗液、毛发、分泌物、细菌等混合在一起，就可能导致急性外阴炎。外阴炎通常会表现为红、肿、热、痛、痒，这是炎症最典型的几种表现。

这种情况一般只需要保持外阴清洁就可以得到改善，严重点的用高锰酸钾稀释液（按 1∶5000 的比例稀释）坐浴几天就可以得到解决。这不是什么大问题，而且因为几乎每个人都遇到过，所以大家都已经有了自己的一套处理方法。又因为它属于急性炎症，本来也不会持续太久，所以基本上大家对它的态度都是好了伤疤忘了疼。

如果外阴炎就这么简单的话就好了，但其实还有很多问题需要我们了解，毕竟外阴是我们可以最直观地看到各种妇科问题的地方。

外阴毛囊炎

这种你们肯定见过，只要有毛囊就有可能出现毛囊炎，再加上外阴长期处在较密闭的空间内，更容易出现毛囊炎。很多人说这种炎症的表现就像青春痘长在下面了……其实，这两种病的症状确实差不多，但外阴毛囊炎的发病部位主要是会阴部毛发覆盖的区域。外阴毛囊炎在发病初期会有局部瘙痒，之后逐渐出现明显的肿痛感，有压痛，后期可见白顶。熟悉吧，长在脸上的痘痘基本上就是这样子的。

一般治疗时，可每晚用清水冲洗会阴部，待会阴部干燥后涂抹红霉素软膏。当然，就算你不抹，清洗 1 周左右后也就好得差不多了，除非你对清洁问题还是很不上心，那就有可能接连不断地复发。老六也确实见过那种特别不在乎的姑娘，阴阜少说有十几颗痘痘，我看着都疼。

接触性皮炎

不少女性发现自己有且只有在经期会出现外阴瘙痒，同时伴随局部的红斑、风团或丘疹（简单来讲，就是疙疙瘩瘩）。这种情况通常是卫生巾更换不勤或材质选择不当造成的接触性皮炎，属于过敏性皮肤病的一种。只要月经结束，不用卫生巾了，症状就随之消失了。

卫生巾表面的材料主要是棉、不织布、纸浆或由以上材料形成的复合物。这些物质很少引发过敏。但部分厂家会为了掩盖经血的气味而推出有特殊香味的卫生巾，如薄荷味、草莓味、桃子味，哦，还有一些是中药味的。导致过敏的常常就是这些香味成分。如果每次使用某个牌子的卫生巾都出现过敏，那么就应该考虑更换牌子，选择不含香料、表面材质为纯棉的卫生巾，当然也可以试试卫生棉条等。

外阴湿疹

除了卫生巾材质选择不当外，卫生巾更换不及时也会诱发外阴瘙痒，而且是剧烈瘙痒。门诊时常常能看到患者已经"狠心"地把外阴挠得伤痕累累、惨不忍睹。

湿疹是一种复杂的过敏性皮肤病，其反复发作的原因有很多，如闷热、潮湿的环境，经血对皮肤的刺激。很多人对该病缺乏认识，痒到难以忍受的时候，就用热水敷烫，用碱性较弱的肥皂、清洁液反复过度清洗，这样又会进一步破坏皮肤屏障，加重病情。所谓恶性循环就是这样形成的。

此类患者一般需要口服抗组胺药，并在医生指导下外涂刺激性较小的激素软膏，绝不能用热水烫洗、暴力挠抓或过度清洗和擦拭。卫生巾要勤换，只要看到有血迹或子宫内膜组织浮于卫生巾表面就要立刻换，千万别舍不得。

当然，老六也建议可以直接改用卫生棉条，彻底避免对外阴上皮的刺激。使用内置棉条那种自由自在的感觉……我就不多说了。

股癣

股癣是很常见的皮肤浅表真菌感染性疾病，超过一半的股癣都是由足癣蔓延而来的。由于真菌可以通过共用浴具、拖鞋等途径传播，在拖鞋混穿的家庭里，常常因一人有脚气，全家都脚痒，也有可能因为抠脚后又触摸皮肤其他部位，或通过浴盆、毛巾等浴具及未经充分消毒的纺织品，从脚上蔓延到手上、大腿上、屁股上……

看到这里，也许有人会产生疑问：那我的霉菌性阴道炎，医生也说是真菌感染，是不是也是这样来的？

并不是，虽说两者都是由真菌感染导致的，常有一知半解人士认为它俩是一回事，但真菌是一个很大的家族，里面有很多会员，哦，不对，是成员。引起足癣的是红色毛癣菌，引起霉菌性阴道炎的是白念珠菌，这两种真菌无论是长相还是性格都不一样，因此治疗相关疾病时用药也有区别。

假如长了股癣，按霉菌性阴道炎的治疗方案用药，效果是微乎其微的，因此必须明确诊断，对症下药，这样才可痊愈。

小虫子引起的问题

一些节肢动物也可以引发外阴瘙痒，但这种情况眼下在城市里已经很少见。

阴虱

虱子中的一种，体长1毫米左右，肉眼可见，呈一灰白色小点，喜欢趴在人的阴毛上不动，口器尖利，以吸人血为生，主要通过性行为传播，也可以通过共用纺织品间接传播。虽说长虱子一般是不讲卫生的表现，但其实阴虱在我国相对比较少见，反而在西方发达国家的白种人中比较多见，这可能与他们体毛茂密有关。

疥疮

由疥螨引起。疥螨由于体形较小，肉眼看不见。但从患者皮肤上取材，在显微镜下可以看见疥螨。疥螨喜欢钻入人体表皮，白天它会窝着，夜间会奋力地在人体表皮内掘"隧道"，因此患者总是觉得白天没什么异常，但到了晚上会痒到想要结束此生。除了头和脸，其余部位也适合它生存，外阴也不例外，常可形成结节。

40 年前疥疮是我国皮肤病防治工作的重点，然而随着卫生条件的好转，现在城市里的医生经常辨认不出这是什么病，导致患者辗转求医而不得治。

这类疾病的治疗方式倒不复杂，使用止痒和杀虫的药物即可，3 天内必然会得到明显的改善。但生活方面常常需要患者大动干戈，将阴毛刮去并烧掉，将衣服煮沸并暴晒，甚至连床板都要翻出来烫一烫，否则可能刚把身上的虫杀死，就又从纺织品上沾染了新的一批虫子，没完没了。

神经源性外阴炎

神经源性外阴炎多无明显诱因，有的人认为它跟内衣裤、毛发、卫生巾等的刺激相关，也有人说它们之间没啥关系，但有一点是统一的，那就是患者可明显感觉到长时间持续的瘙痒。对症治疗通常只能在短时间内缓解症状，并无长期疗效。对于神经源性外阴炎的瘙痒，目前没有良好的疗法。其症状通常会自行消退，患者可通过转移注意力等心理调节方法来缓解不适，同时尽量减少外界刺激的影响。

前庭大腺相关炎症

上面说的都是皮肤方面的问题，然而我们忽略了一个重要的腺体——前庭大腺。你们觉得这个名字如何，是不是有一种日本武士的感觉?

前庭大腺（greater vestibular gland），又名巴氏腺。同房前因为动情而产生的透明或者乳白色的黏液就是前庭大腺液，或者叫巴氏腺液。它平时是白带的重要组成部分，在关键时候可以起到润滑和保护的作用。前庭大腺位于阴道口外侧靠下，与盆底的深层肌肉相连，同时受阴道括约肌包绕，并紧贴前庭球。

前庭大腺特殊的复泡管状结构决定了其较硬的质地，因此一般可以从体表直接摸到前庭大腺。（住手！好好看下文，别自己去摸）前庭大腺分为两部分，分别是腺体和导管。导管大概2厘米长，蜿蜒前行，开口位于阴道口（具体来说，是在小阴唇与处女膜缘之间的沟壑当中），其作用就是把前庭大腺液准确无误地送达阴道口，使之湿润。

由于紧邻尿道、阴道和肛门，外加导管细长迂曲，前庭大腺很容易发生一系列问题，如细菌感染、导管阻塞等。最常见的相关疾病就是前庭大腺炎和前庭大腺囊肿。

前庭大腺炎

前庭大腺炎指病原体侵入前庭大腺引起的炎症，大多由葡萄球菌、大肠杆菌、链球菌、淋球菌等感染引发，育龄期女性患者较多，因为这个年龄段的女性刚好处于性活跃期。前庭大腺炎与性生活关系密切，不洁性接触、不注意同房前后清洁等都容易导致感染。一般情况下，前庭大腺炎是单侧发病，起初只会觉察到一些局部疼痛，如果不加重视，任其发展，就会逐渐出现急性炎症期典型的红、肿、热、痛四大表现。这个时候就不是局部疼痛了，严重时会影响走路。门诊时偶尔会遇到叉着腿走路或者小心翼翼地挪进诊室的患者，她们多半患的是前庭大腺炎。

对此，我们一般建议患者卧床休息，通过清洁外阴、表面冷敷等方法对症处理，同时辅以抗生素治疗。具体用药还得看患者感染的病原体（这里不提供具体的药物名称，以防你们擅自用药）。如果没能在第一时间控制住前庭大腺炎，之后就会引发前庭大腺囊肿。

前庭大腺囊肿

一旦患有前庭大腺炎，如果没能及时治疗，前面我们提到的前庭大腺的导管就会因为炎性水肿和分泌物的阻塞而形成局部囊肿。有时候囊肿会长成如鸡蛋大小，看上去挺吓人。这时仅靠用药已经来不及了，因为囊腔里都是脓液，需要切开囊肿引流，然后使用生理盐水或者抗生素冲洗囊腔，之后口服抗生素以及采取坐浴治疗。每位患者的身体状况不同，因此具体的痊愈时间也各不相同。相信如果不幸患上该病一次，就足以让你们记住同房前后的清洁卫生有多重要。

尿路感染

虽然泌尿系统感染不属于妇科病，但是女性的的确确比男性更容易发生尿路感染，而且常常阴道炎、外阴炎、尿路感染一起发生，这之间必然是有联系的。简单来讲，尿路感染就是泌尿系统受到细菌感染，所以又称为泌尿系统感染，但之后出现的一系列症状和表现都称为尿路感染症状。

尿路感染有多种分类方法：①根据感染部位，可分为上尿路感染和下尿路感染；②根据两次感染之间的关系，可分为散发性感染和复发性感染；③根据感染发作时的尿路状态，可分为单纯性尿路感染、复杂性尿路感染及尿脓毒血症。

上面是基础知识，从中并不能直接发现女性在尿路感染这件事情上有什么"优势"，但是事实上女性尿路感染频发，这才是我们今天要讲的重点。再给各位分享一组数据，让大家对尿路感染的普遍性有个直观的了解。

①大约三分之一的女性在 65 岁前都曾患过尿路感染，其中有 20% 左右是多重感染。

②幼女发生尿路感染的概率是同龄男性的 10 倍。

③尿路感染多发生于性活跃期女性，据统计，年轻女性每年得膀胱炎 0.5 ～ 0.7 次。

④患过急性膀胱炎的女性中有约 25% 的人会复发，其中 30% 左右于 3 个月内复发，80% 左右于 2 年内复发。

下面我们来重点讨论为什么女性会这么"命苦"，除了每个月要忍受经期的不适外，还要承担比男性更多的尿路感染风险。这一切都要从女性和男性的生理结构不同说起。

女性为什么容易发生尿路感染

女性的尿道口距离阴道及肛门都很近，而男性的尿道口距离会阴较远，因此男性发生尿路感染的概率相对小一些。女性阴道内的三十余种细菌及肛周的消化道菌群（以大肠杆菌为主），都是引起尿路感染的潜在病原体（尿路感染最常见的致病菌为大肠杆菌，约占 85%）。所以，从环境上来讲，女性发生尿路感染的风险更高。

女性的尿道长度只有 3 ～ 5 厘米，男性的尿道长度有 16 ～ 22 厘米，是女性的 4 倍多，而且女性的尿道较男性短且宽。所以，从路径上来说，女性发生尿路感染的风险也更高。

经期，经血这种天然的细菌培养基及使用卫生巾等卫生用品造成的密闭环境，都是增加感染风险的重要因素。正是因为这个原因，六层楼才坚持建议各位无论如何都要在经期坚持清洗，以降低感染概率。

从数据上来看，尿路感染多发生于性活跃期女性，因为同房过程中的摩擦等行为会将阴道内、肛周的细菌带到尿道口，再通过挤压等动作将沾有细菌的尿液挤回到膀胱里，这样就造成大量细菌聚集，从而引起尿路感染。

女性在怀孕时，增大的子宫会压迫膀胱和输尿管，而内分泌的变化也会使输尿管舒张和蠕动减慢，从而导致尿流缓慢或者形成轻度的积液。这种情况也利于细菌侵入和繁殖，最终使人生病。

上面这些都是先天的，我们恐怕有些无能为力。但是有一些不良生活习惯也是增加尿路感染概率的因素，比如有些女性会因为长期憋尿加久坐而发生尿路感染：尿液在膀胱内长时间停留，加上久坐，导致细菌侵入，细菌在尿液里繁殖，造成感染；膀胱满盈，压力增大，尿液会逆流向上至输尿管，如果尿液中已有细菌，那么尿液逆流会将细菌送到更上游的位置，造成肾盂肾炎。

尿路感染有什么症状

相信患过尿路感染的女性都了解尿路感染的症状，但是有些人因为不了解而耽误了治疗时机，导致病情发展至更加严重的地步，所以我要在这里讲一下常见的尿路感染症状。

排尿异常　　常见的是尿频、尿急、尿痛，也可见到尿失禁和尿潴留。

尿液异常　　常见的有细菌尿、脓尿、血尿和气尿等。

腰痛 一般是上尿路感染后的常见症状。表现为肾脏包膜、肾盂、输尿管受刺激或张力增大时,腰部疼痛。另外,由上尿路感染导致的肾及肾周围炎症,如肾脓肿、肾周围炎、肾周围脓肿、急性肾盂肾炎,也常引起腰部持续剧烈胀痛。由慢性肾盂肾炎引起的腰痛常表现为酸痛。

预防尿路感染的方法

这里六层楼不打算提供治疗方案,因为每个人的情况都不相同,很难提供具有针对性的治疗方案。建议出现上述症状的患者去正规医院就诊,遵医嘱进行治疗才是最好的办法。但是,我们也可以从日常生活方面下手,有效预防尿路感染。

多饮水、多排尿 若是轻度的细菌感染,可以通过多饮水、多排尿把细菌这些"不法分子"冲走。

注意个人卫生 还是那句老生常谈的话——每晚用清水擦洗外阴,并保持外阴干燥、清洁。尽量穿宽松的衣物,勤换洗内衣裤,尽量不用公共浴池、浴盆、坐便器等。

同房前后注意清洁 选择双方都可以接受的性生活方式及频率,避免过度。值得注意的是,同房前后都排尿是一个良好的习惯。

正确使用卫生巾及护垫 要选择透气性良好、无添加剂的卫生巾和护垫,同时要勤更换。非经期尽量少使用护垫,以免增加感染概率。

平时需要提高自身免疫力 正常情况下尿液中存在一定的细

菌，而且一般情况下它们并不会使人发病，但在人体免疫力低下时它们就会使人发生尿路感染，所以平时我们就要提高自身免疫力，具体做法是稳定情绪、养成健康饮食习惯、适当运动、保证作息规律。

阴道炎

阴道炎分为很多种，但是它们有一些地方是共通的，因此我粗略地将它们分为两类，一类是由外界的病原体进入阴道引起的炎症，一类是由原本在阴道里的菌群失衡引起的炎症，前者就是我们说的滴虫阴道炎、霉菌性阴道炎和一部分细菌性阴道病，后者就是另外一部分细菌性阴道病和非特异性阴道炎[①]。

滴虫阴道炎

滴虫阴道炎是由阴道毛滴虫引起的阴道炎，是一种常见的阴道炎。

看到阴道毛滴虫，你们是不是以为它是一种吓人的虫子啊？它确实是一种虫子，只是要在显微镜下才能看到，其适宜生存的

---

①非特异性阴道炎：是没有明显病因的阴道炎，主要表现为白带的相关检查结果显示正常，但是会有阴道炎的表现。这是一种很小众的情况，这里就不展开讲了。

温度是……算了，说了你们也记不住，你们只需要记住，女性的外阴和阴道恰好是它们的适宜生存环境，不然它们也不会叫这个名字了。当然，它们不仅仅活跃在这些地方，在泌尿系统感染的病例里也常常能看到它们的身影。它们因为有很强的求生欲，所以对于各种恶劣环境有良好的适应能力，但唯独对阴道的 pH 有特殊的要求（偏好碱性）。一般在月经快来的这段时间，阴道环境会由原来的偏酸性逐渐变为偏碱性，这个时候正是它们肆意妄为的时候，所以关键点就是 pH，保持阴道的 pH 在 $3.8 \sim 4.4$ 是很有必要的（这是在复习知识点）。

滴虫阴道炎主要表现为阴道分泌物增多及外阴瘙痒，间或有灼热、肿痛，同房时也会出现疼痛。它最大的特点是分泌物呈黄绿色，稀薄脓性，泡沫状，米汤样，同时还有腐臭味……如果感染泌尿系统的话，还有可能导致尿频、尿急、尿痛或尿血。哦，顺便说一句，阴道毛滴虫还会吞噬精子，导致不孕。

其主要传播途径并没有什么新奇的，就是通过性生活直接传播或者通过物品间接传播。性接触你们都知道的，如果发生一次不洁性接触，男性患者将阴道毛滴虫传染给健康女性几乎是分分钟的事，当然，女性患者通过性接触将阴道毛滴虫传染给男性的概率也有 70% 左右。还有一种传播途径就是通过共用卫生清洁用品或设施，如浴池、游泳池、毛巾、坐便器、盆等传播。

诊断的方法并不复杂，只需要在显微镜下看到阴道毛滴虫这个小坏蛋就行。我们当初在实验室学习的时候看到的阴道毛滴虫都是死的，等老六上了临床，第一次在显微镜下看到活的阴道毛滴虫的时候，还着实激动了一把……

在治疗方面，临床上主要用的是甲硝唑或者替硝唑。值得注意的是，一般都是性伴侣双方同时感染，所以治疗时男女双方一同治疗比较合适，而且建议治疗期间停止性生活。

霉菌性阴道炎

霉菌性阴道炎是外阴阴道假丝酵母菌病（vulvovaginal candidiasis，VVC）的旧称，它是女性常见的阴道炎类型之一，其特点为反复发作、迁延不愈，患者常常深受其苦。我的会员里几乎有三分之一都是霉菌性阴道炎患者。这种病实在是太麻烦了，不然人家也不会专门成为会员的，但是这种病吧，就连医生也很头疼。

对于患者而言，一旦发现自己患上了霉菌性阴道炎，最重要的是及时查明病原体，有针对性地进行治疗。单从霉菌性阴道炎本身来说，在不同的情况下，白假丝酵母菌和非白假丝酵母菌含量不同，这就是复发性霉菌性阴道炎治疗起来比单纯性霉菌性阴道炎困难的原因。如果不检测病原体的话，就不知道病原体是不是白假丝酵母菌，也不知道病原体是白假丝酵母菌中的哪一种。关注其菌种、注意有没有混合感染，对治疗来说至关重要。即便是最为典型的豆腐渣样白带，也要进行病原体检测。

在这里，我还是要强调一下规范化治疗的重要性，具体主要包括以下几个方面。

抗真菌药使用要规范

就医时，由于医患之间的交流时间太短，会出现不少问题。比如医生没有跟患者交代好病情，没有告知如何用药、用药时长、复诊时间等。也许开的是七天的药，但患者用药两天之后就没有症状了，这时她很容易停药，或者等下次再出现相关症状时自行给药。

一项对近千名 VVC 患者进行的调查显示：有 56% 的患者没有按照医嘱坚持用药一个疗程；有 51% 的患者受古语"是药三分毒"的影响，在用药三四天后因症状得到缓解而停止用药；有 60% 的患者倾向于短疗程，尤其是三四天的疗程，长疗程会令患者的依从性变差。这就是霉菌性阴道炎的治疗现状。

及时查明病原体

目前临床上对霉菌性阴道炎的诊疗仍然存在一些误区，比如有的医生会给患者开好几种抗生素，外加抗真菌的药，以及洗液、中成药等，还有的医生治疗时会给患者进行局部处理。为了治疗阴道炎用上五六种药，这是不对的。

中华医学会妇产科感染组在霉菌性阴道炎的治疗方面做了很多工作，制定的第一个指南就是关于霉菌性阴道炎的。后来，这份指南又进行了修订，包括对霉菌性阴道炎的名称做了规范，称之为外阴阴道假丝酵母菌病。此外，指南还规范了治疗方法和临床诊断分类，包括单纯性 VVC 和复杂性 VVC（包括复发性 VVC、重度 VVC、妊娠期 VVC、非白假丝酵母菌所致的 VVC 或其他特殊患者如未控制的糖尿病、免疫低下者所患的 VVC）。

不同的诊断对应不同的治疗方法，这份实用的指南为临床治疗提供了很好的治疗规范。指南中对诊断分类、治疗个体化、抗真菌的药物使用规范、妊娠期 VVC 处理安全性、对 VVC 的深入认识等都做了很好的交代。

在此要特别强调白假丝酵母菌菌种鉴定的重要性。白假丝酵母菌与有症状的 VVC 相关，非白假丝酵母菌在无症状的 VVC 患者或者症状相对轻微的 VVC 患者中反而略多见。非白假丝酵母菌更多见于复发性外阴阴道假丝酵母菌病（recurrent vulvovaginal candidiasis，RVVC）患者。光滑假丝酵母菌只有芽生孢子，在显微镜下难以鉴别，只能通过真菌培养鉴别，所以我们一定要重视培养。它不是用来下诊断的，而是用来明确菌种的，只有明确菌种才可以做到对症下药。

不要滥用抗生素

我国是全球抗生素滥用最严重的国家。对于霉菌性阴道炎患者来说，滥用抗生素的最大危害就是破坏阴道的内环境和阴道菌群。在这方面，大一点儿的医院会比较注意，小一点儿的医院就做得不太好了。

重视混合感染的问题

现在大部分医生都比较重视微生态，但并没有相应地重视混合感染，很多人都是只见"豆渣"不见其他。临床上确实存在很多混合感染的问题，一项对 168 例女性进行的研究显示：混合感染者大约占 26.05%。国外的研究显示：细菌性阴道病（bacterial vaginosis，BV）和霉菌性阴道炎（VVC）的混合感染者约占所有研究对象的 4.4%。可以说，如果有一半女性因为炎症来看病，那么至少有三分之一的混合感染会被忽视掉。此外，VVC 合并支原体、衣原体感染也应该引起重视。

目前，阴道混合性感染中存在的主要问题如下：①由于研究方法不同，观察的病原体不同，得到的混合感染率差异较大；②治疗尚无规范的方法；③经验用药；④病原体覆盖不足；⑤忽视阴道微生态平衡……张帝开教授指出了阴道混合性感染的治疗原则：采用准确的检测方法，针对病原体规范治疗方案，维护阴道平衡。

针对 VVC，第 9 版《妇产科学》也给出了具体的治疗原则：消除诱因，根据患者情况选择局部或者全身抗真菌药物，以局部用药为主。

单纯性 VVC 局部用药，外用克霉唑制剂，1 粒（500 毫克），单次用药，或每晚 1 粒（150 毫克），连用 7 天；或者全身用药，氟康唑 150 毫克，顿服。

复杂性 VVC 推荐口服或者外用唑类抗真菌药物，初始推荐长疗程治疗。

（1）**重度 VVC**　在单纯性 VVC 治疗的基础上延长疗程。

（2）**妊娠期 VVC**　孕早期权衡利弊，慎用药物。以局部用药为主，以小剂量长疗程为佳，禁用口服唑类抗真菌药物。

（3）**复发性 VVC**　治疗原则包括强化治疗和巩固治疗，根据真菌培养和药物敏感试验选择药物，在强化治疗达到真菌感染学治愈后，给予巩固治疗半年。对于 VVC 的治疗，长疗程方案要优于短疗程方案。

需要强调的是，如果真的患病，不要因为难以启齿就跟着街头小广告走，或者上网自己寻觅"良方"，擅自用药。要知道，这样往往会掩盖病情，影响诊断，延误治疗。正确的做法是先去医院确诊，然后在医生的指导下合理规范用药。最好与性伴侣同时治疗，其间不要同房。对于由白假丝酵母菌引起的阴道炎，"治愈"是可能的，但"根治"一定是骗人的。

需要与性伴侣一同治疗

有一种发生在男性身上的性传播疾病叫念珠菌龟头炎，现在你们是不是觉得豁然开朗？念珠菌及其菌丝、孢子就伴随着性生活在性伴侣之间互相传染，导致炎症反反复复总是好不了。男性如果发生了感染，还会得霉菌性尿道炎、霉菌性前列腺炎等。要是各位查出自己患上了霉菌性阴道炎，不妨问问爱侣有没有不舒服。如果有的话，最好两人同时治疗，毕竟这是一种会互相传染的疾病，爱他就是爱自己嘛。

细菌性阴道病

细菌性阴道病为阴道菌群失衡导致的混合感染，多见于性活跃期的女性，同时也跟不好的清洁习惯有关（不注意清洁或者过度清洁）。主要表现为分泌物增加，有鱼腥味，同房后症状会明显加重。此外，还伴有轻度外阴瘙痒或灼烧感，分泌物为灰白色、均匀一致、稀薄，偶有气泡，无阴道充血表现。

通过白带常规检查，可以发现这类患者的细菌性阴道病相关检查结果呈阳性或者显示有杂菌。通常我们所说的菌群失衡一般会分为两种情况。一种是阴道内本来就有的菌群当中某一些突然活跃起来，开始大量繁殖，其数量之多超过了阴道里的其他菌群。与此同时，它们的代谢产物还帮着巩固其领先地位，促进它们的数量进一步增加，有时候其数量可以增加 100 ~ 1000 倍。你说这个时候分泌物还能正常吗？都被这帮微生物给搞乱了。另外一种就是有外来细菌的情况。同房你们都知道吧？其具体细节就不在这里描述了，主要问题是同房可以把外界的细菌带入阴道当中。外来细菌刚到阴道里时，完全不受牵制，肆意妄为，不出几天，就占领了整个阴道，紧接着其代谢产物又会给阴道当中某些有贼心没贼胆的微生物提供优越的生存条件，结果就是再次占领阴道，引起一系列症状。

细菌性阴道病的治疗方法分为两种。

全身用药（推荐） 口服甲硝唑或克林霉素对于控制阴道中的厌氧菌有效果，但是有可能影响阴道正常菌群（乳酸杆菌）。

局部用药　使用甲硝唑或克林霉素阴道栓剂。因为这类药物的治疗会使好的和坏的菌群都消失，所以之后需使用乳酸杆菌活菌胶囊以恢复阴道菌群平衡。

注意，用药后调节阴道菌群平衡是避免细菌性阴道病复发的关键。另外，最好与性伴侣一起治疗。

如何预防阴道炎复发

前面我提到了一个概念叫"菌群失衡"。阴道里有三十余种常驻菌群，其中最常见的是乳酸杆菌，它被公认为阴道正常菌群中最重要的益生菌成员。现已从阴道内分离出 16 种乳酸杆菌，其中能产生 H_2O_2 的乳酸杆菌在维持阴道自净及抗感染能力中起着关键作用。当然，阴道内还有其他一些需氧菌和厌氧菌，它们的功能就是维持一种稳定的微生态平衡，这个平衡实际上就是一种屏障。阴道菌群平衡很关键，阴道内的菌群就像镇守不同地区的将领一样，相互协作，同时相互制约。它们之间这种相互制衡的关系一旦被打破，阴道内就会出现一系列的改变，最终导致阴道炎。

因此，只要能维持好阴道菌群平衡就可以有效降低阴道炎的复发概率。有时候六层楼会建议患者使用药物一段时间后停药观察，其目的就是希望在停药的这段时间内阴道可以重新建立起新的平衡，这样阴道就具有自我保护机制，患者就有希望解决这个问题。你们也知道六层楼很谨慎，所以就算我接下来要说的话你全部照做了，也不能保证一定有效果。六层楼只是从经验方面在和各位讨论，希望可以有效降低阴道炎的复发概率。

不要冲洗阴道

不管使用什么洗液、什么药，都希望不要冲洗阴道，除非是需要冲洗阴道的个别情况，比如阴道分泌物太多或者阴道污染情况严重时，在使用阴道填塞药物之前需要冲洗阴道，来保证药物的效果。因此，不要擅自冲洗阴道，更不应该把冲洗阴道变成一种习惯，尤其是有洁癖的姑娘，认为阴道里什么都没有是最理想的状态，这样反而容易引起感染。原因很简单，原来守家护土的士兵全部被清除了，自然就没有士兵来保护咱们的家园了，外来入侵的敌人自然就轻而易举地占领了咱们的家园，并为非作歹。由这种情况导致的阴道菌群失衡需要很长时间的恢复期，治疗时除了要消除病原体以外，还要使用药物以恢复阴道内的常驻菌群。恢复的过程中随时可能再次感染，这就是阴道炎反复发作的原因。你们肯定要问了，正确的清洗方法是什么呢？六层楼最爱给的一个固定答案：每晚用清水擦洗外阴，并保持外阴干燥、清洁。清水是放至室温的沸水；方式是擦洗，不是泡洗，也不是灌洗，更不是坐浴，就擦洗即可；部位是外阴，包括大小阴唇以及它们之间的沟壑，阴阜、肛周等；擦洗后保持外阴干燥，不要湿的时候就开始穿内裤或者使用护垫。

改变不良习惯

通常情况下，阴道炎等妇科炎症的发生和持续与性生活有一定关联。性生活对阴道菌群的平衡有着明显的影响，对于性生活频繁的女性而言，影响更为显著。

因此，六层楼通常建议各位保持规律的性生活，同时，同房前后双方要注意清洗。如果有明显的感染症状，建议与性伴侣一同用药；如果没有怀孕打算或者有多个性伴侣，请使用安全套；如果目前处于用药治疗期间，请务必停止性生活。

此外，还要注意内衣裤的清洗。贴身衣物需要单独清洗，确保彻底清洁，避免混洗。内衣裤清洗后不宜挂在卫生间等密闭潮湿的空间内，请挂在通风开放的空间内。

频繁使用护垫、卫生巾材质不合适、内衣裤材质不合适、经期不注意清洗等，都会导致阴道炎症。若有这类问题，则需要改变。只有经过多方共同努力，才能营造出一个干净、稳定的会阴部环境，这对于阴道炎的治疗和身体的康复有重要意义。

接受正规治疗

很多女性在发现自己有阴道炎的症状后，第一时间想到的是隐瞒，担心这件事情被他人知道后会影响自己在别人心中的形象，于是就自己在网上寻找信息。恰巧网上充斥着各种各样的骗局，正等着这些羞赧的迷途羔羊送上门来。盲目地买了一大堆吃的、用的、冲的药，折腾了好一阵子，终于把钱都花得差不多了，才想起去医院。结果，还是之前的心理作祟，选了不正规的私立医院，刚出虎穴，又入狼窝。经过第二轮折腾，直到把炎症搞得更严重了，才决定去正规的医院看。检查结果出来后自然大惊失色，完全丧失了活下去的勇气。阴道炎反复发作,男朋友吹了,学业顾不上了,工作也做不了……

如果因为一个小毛病而引发了这一连串严重的后果,那真是不值得。六层楼承认上面说得有些夸张,之所以这么说,是因为希望能引起你们的重视:只有正规的检查和治疗才是治愈疾病的正确道路。

严格遵循医嘱

要想将疾病根治,必须严格遵循医嘱。

坦白地讲,不严格用药、自行停药等问题发生在很多患者身上。有些疾病在用药初期就会得到较为明显的改善。比如细菌性阴道病,通常在使用甲硝唑阴道片之后两三天内就会有明显好转。这个时候,有的患者一看症状减轻或消失了,就自主停药,加上一些不良习惯尚未改变,导致炎症很快复发。要知道,短短几天时间是不可能将炎症连根铲除的。还有的患者自行决定延长用药时间,希望一举攻克阴道炎。其实,这么做适得其反。大量使用抗生素的同时,原有常驻菌群平衡也受到了影响。这么一来,反而增加了炎症复发的概率。

由此可见,用药时间过短或过长都不正确。为什么总有人会自行决定用药时间呢?初步结论就是:每个人都认为自己可以当自己的医生,觉得这是一件简单的事情,只要上网稍微学习一下,立马就能成为治愈系,有时候还能治愈别人。一旦有了这种心理,医生就很难取得患者的信任,患者也很难严格遵循医嘱。其恶果只能由患者自己来承担:炎症反复发作,迁延不愈。

老年性阴道炎

说实话，这本书的读者大多是年轻女性，自己的那点儿事还没整明白呢，怎么可能去关心别人？

不过，她们不是别人，也不会主动倾诉身体正在承受的不舒服和痛苦。她们早已习惯了把自己放在次要位置，将自己的大半生都奉献给了孩子和家庭。她们是我们的母亲、奶奶、姥姥们，如果你们不主动关心，可能就错过了。

所以，我觉得有必要站出来，给各位专门设一个话题讲讲老年性阴道炎，毕竟几乎所有女性都会在绝经前后遇到这个问题。我不知道你们读完这篇文章以后会怎么做，是讲给她们听，还是坐下来跟她们聊聊？总之，不要错过这次机会。

说起来，我的奶奶和姥姥去世得比较早，我甚至没有见过奶奶，所以家里只剩下妈妈们了。她们现在就面临这个问题，但是又不方便直接跟我说，我也不能直接问。好在她们都会看我的文章，这样我就可以隔空喊话了。妈妈们，有啥事别藏着，有我呢！

为什么会得老年性阴道炎

老年性阴道炎又称为萎缩性阴道炎。和年轻人感染霉菌、细菌、滴虫等而导致的阴道炎不同，它是由绝经前后雌激素水平下降，阴道上皮细胞得不到雌激素的滋润而发生萎缩导致的。这种萎缩几乎不可逆——细胞萎缩意味着其代谢和合成能力下降，自我修复和更新的能力下降。这个时候，阴道上皮逐渐失去弹性，日益脆弱，阴道菌群也无法继续维持平衡，正常菌群会慢慢消失。于是萎缩且脆弱的阴道失去保护，很容易受到外界病原体的侵袭和感染。

多嘴说一句，这种情形与每天冲洗阴道的情况很接近。后者是人为地把阴道内的菌群冲走，最终也导致炎症。

老年性阴道炎有什么表现

老年性阴道炎的临床表现跟年轻女性的阴道炎差不多。长辈们是见过世面的人，经历过大风大浪，所以常常不把这个当回事，不会专程去检查和治疗。不巧的是，恰恰有些恶性肿瘤的早期症状跟老年性阴道炎的症状差不多，这就尴尬了。所以，你们要么把这篇文章拿给长辈们看，要么问问她们，总之，不要不关心她们。

老年性阴道炎的常见症状如下：

持续性外阴及阴道瘙痒、肿痛、烧灼感

她们岁数大了，有时在清洁上偏马虎，即使有点儿炎症也不在意，所以等情况不妙而去医院检查的时候发现炎症往往已经很严重了。阴道和外阴都已红肿、破溃，她们还说没什么感觉，其实是因为她们已经习惯了。

出血

与炎症的其他表现相比，出血是老年性阴道炎的典型表现。想想就知道了嘛，因为阴道上皮很薄，很脆弱，走路、下楼买个菜就会使其破裂出血。不少患者没有其他症状，只有出血的表现。

同房困难

考虑到本文确实会被长辈或者家长们看到，所以这个问题有必要严肃地谈谈。对于中老年人来讲，同房不再像年轻的时候战战兢兢，而是跟吃饭喝水一样普通。不过，一旦阴道开始萎缩，湿润感和弹性就会逐渐消失。是啊，确实是老了，稍一使劲儿，又破了，出血了……

白带异常及异味

很多老年性阴道炎患者的白带稀薄，呈淡黄色，脓性，有恶臭，这些症状大多跟阴道破溃同时出现。有时候，阴道分泌物会因萎缩的阴道而无法排出，积在阴道里，形成脓肿。值得注意的是，

一些妇科肿瘤患者的阴道里常常会流出类似的分泌物，这个时候不能掉以轻心。要是发现伴有出血的情况，就更要小心了。

漏尿

这看上去跟阴道炎没啥关系，却是阴道萎缩的表现。当然，这个时候也或多或少伴有一些子宫脱垂的情况。

不知道为什么，这篇文章越写越悲伤。

老年性阴道炎的检查项目

由于老年性阴道炎的发病率很高，这个年龄段的女性或多或少都会承受一些痛苦，所以我觉得你们也不用问长辈们是否有相关症状了，直接带她们去检查一下吧！

①妇科查体。

②白带常规及细菌培养。

③肿瘤相关检查，包括 B 超检查、诊刮、TCT、阴道镜检查等。

老年性阴道炎的治疗

前面讲了那么多哀伤的话，但是不要悲观，老年性阴道炎还是可以治的，不然要医生有啥用。

一般治疗从以下两个方面着手。

补充雌激素

不管是全身用药还是局部用药，总之，要把雌激素补回来。一旦干枯的土地上有了甘泉，立马就不一样了，会发生几乎肉眼可见的变化。局部用药选雌三醇乳膏，全身用药选口服雌激素。只要身体没有什么绝对禁止使用雌激素的症状，一般都可以使用。

抗炎抗感染治疗

常规方案就是清洗（酸性）+ 用药，再配合雌激素治疗，过一段时间就会好起来的。当然，市面上也有专门针对老年性阴道炎的药物，直接将抗生素和雌激素混合在一起使用，这也是中老年患者的福音。哦，对了，还可以用乳酸杆菌调节阴道菌群，其目的跟使用偏酸性洗液清洗一样，都是维持阴道的弱酸性。

老年性阴道炎的预防

写到这里，我又忍不住哀伤——是啊，谁能阻止时间的流逝？好在老年性阴道炎还是可以预防的，注意以下几点即可：

养成良好的个人卫生习惯

记得内衣裤要勤换洗；注意会阴清洁，使用温水清洗，避免用冷水或者热水；避免用各种各样的洗液，顶多使用点儿弱酸性的洗液，这是最大的妥协了。

不要乱用药

是的，不知道从什么时候开始，你会发现长辈们手里有一些莫名其妙的药。这时，一定要看看它们是不是三无产品或者无良假药。没错，现在已经到了需要你照顾她们的时候。

定期查体

这一项是最关键的，不只是针对老年性阴道炎，对于任何情况都是如此。保持规律的体检习惯，了解自己的身体情况，及时发现问题并加以处理。

长辈们可能不会跟你说这方面的事情，但是如果你发现她们有类似的问题，可以试着跟她们聊聊，也许就可以学以致用。要记住，如果我们有能力为身边的人做些什么的话，就一定要去做。

宫颈炎

通常情况下，宫颈炎是一种会让患者有治疗欲望的疾病。所谓的治疗欲望，指的是患者一旦发现自己有这种病，就会产生的一种想尽一切办法治愈它的欲望。当然，也有可能是因为它跟性生活相关，所以大家才会更加在意它。

真的如此吗？宫颈炎是否需要治疗，该怎么治疗？这是我们接下来要讨论的重点。

首先，请允许我简要地列出观点：

①90% 左右有性生活的女性都存在不同程度的宫颈炎。

②绝大多数宫颈炎是没有症状的，也不需要治疗。

③很多人的宫颈炎会伴随终身，尤其是慢性宫颈炎。

④宫颈炎即使一直存在，也仍然是宫颈炎。

⑤市面上的药物通常只能用来治疗急性宫颈炎。

⑥宫颈炎患者应去正规医院就诊并遵医嘱。

如果各位很赶时间的话，看完上面这几条就可以把书合上了。是的，干点儿别的吧，因为上面六条已经足够对抗千言万语了。

只是，如果你更有兴趣了解其背后的详细含义，不妨听我详细讲解一番。

有性生活的女性大多会有宫颈炎

宫颈炎可以说是伴随性生活的发生而产生的，这也就是为什么老六从一开始就告诉大家，这是几乎所有有性生活的女性都会有的问题。从这个角度来讲，我们试着反推一下，如果宫颈炎真的很可怕，那几乎所有女性都不会去尝试性生活，进而怀孕率大大下降……不用多久，人类就要灭亡了。

多可怕！有性生活就会有宫颈炎，这到底是为什么呢？

我们都知道，阴道内有常驻菌群，可以维持阴道内环境平衡。排除由男性带入病原体这一原因，阴道本身常驻菌群也能引发宫颈炎，只是因为阴道内的菌群相对平衡，对于宫颈的刺激很轻微，或者说宫颈已经适应了这种刺激，所以我们并不用担心。但是性生活有可能把外来的各种病原体带入阴道当中，这就会导致菌群失衡，毕竟性行为是种侵入性的行为，男性总是会想方设法带进来点儿什么。

作为子宫的大门，为了避免这些外来的病原体以及阴道内的菌群进入宫腔及盆腔，宫颈会想办法抵御外来侵害，一方面宫颈保持紧闭的状态，这就等于把大门关上了；另一方面宫颈会把一些可以跟病原体之类的"坏人"直接战斗的"部队"部署在"大门口"，也就是宫颈上，而这些"部队"本身就是一些炎症细胞，它们随时准备跟外来侵入者展开激烈的战斗。这里是不是有种复仇者联盟的感觉啊？

哈哈，其实差不多，反正就是宫颈也要想办法保护子宫，毕竟子宫是新生命的宫殿，神圣不可侵犯。那么，那些咱们自己的"部队"在宫颈上是什么样子的呢？

其实，它们就是导致炎症的炎症细胞，大多是白细胞、巨噬细胞之类的。

所以，你们也看到了，宫颈等于在自己身上摆了一个乌龙，把炎症细胞放在宫颈上的目的是让宫颈处在一个随时可以进入战斗的状态，这才是真正要保护宫腔的样子。大多数阴道炎是由细菌引起的，但阴道里本身存有几十种起保护作用的细菌，这感觉很像以其人之道还治其人之身。而且，这一切都不会影响你正常生活、怀孕等。

这下你们就知道了，有性生活之后，我们的宫颈会看上去红红的、肿肿的。这种情况下，一方面，视觉上看着的确挺吓人，尤其是在还有点儿宫颈柱状上皮异位时，看着更吓人；另一方面，大家只要有点儿小毛病就要治疗的欲望实在太强烈，以至于很多人都希望医生给自己开药，甚至认为如果不开药，就是不负责任。过度医疗就是这样产生的，有时候，医生也挺委屈的。

绝大多数宫颈炎不需要治疗

大多时候，宫颈都在默默地保护子宫和宫腔，并没有什么太大的存在感，而且宫颈上分布的神经本来就比较少（当然，这是为了满足减轻分娩疼痛的进化需求），所以患者通常没啥症状，顶多就是有一点儿白带异常。这点我们在前面也已经充分讨论过了，在排除其他疾病的可能性后，再考虑宫颈炎也不迟。当然，临床上见得多了也就明白了，其实，针对其他疾病进行治疗后，白带异常基本上就能得到改善。

所以，我们在无额外特殊症状（如瘙痒、疼痛、灼热感等）严重影响学习、生活和工作时，没有必要使用药物专门针对宫颈炎进行干预，通常可以通过每晚清洁、避免不洁性接触等方式，或者依靠阴道和宫颈的自我恢复能力来缓解轻微的不适。反言之，如果有了严重的症状，就需要及时就诊，明确诊断后再进行治疗。

很多人的宫颈炎会伴随终身

很多患者发现自己患上宫颈炎后，每天都生活在惶恐和压力中，这本身就会导致免疫力下降，从而加重炎症感染。仅就宫颈炎本身的发展来看，自从有了第一次性生活，女性便有可能患上宫颈炎，只不过它是在炎症明显的时候才被发觉的。

这与感冒类似，只有在免疫力低下的时候，感冒的症状才会比较明显。那么，感冒可以根治吗？显然不可以。除去病毒性感冒以外，通常的感冒更像身体给你发出的警报，提醒你需要注意休息、提高免疫力等。宫颈炎也一样，它提醒你需要注意妇科相关问题。

但无论是宫颈炎还是感冒,都不可能根治,尤其是慢性宫颈炎,几乎会伴随患者一生。不过,请放心,这种会伴随一生的慢性宫颈炎就是一种自我保护机制,它的存在恐怕是想提醒大家要时刻保持警惕吧?

宫颈炎即使一直存在,也仍然是宫颈炎

请原谅我仍然拿感冒来举例。感冒一次后,下次感冒的症状几乎与前一次一样,因为感冒的特性就是每次症状都一样(特指由相同病原体引起的感冒)。

宫颈炎同样如此。这次是宫颈炎,经过治疗后恢复正常。下次再出现类似症状,仍然是宫颈炎,它并不会因此发展为宫颈病变或宫颈癌。如果宫颈炎的症状很明显,但没有及时治疗或者没有进行正规的治疗,那么会怎样发展?答案是——发展为严重的宫颈炎。具体表现为感染程度加重、炎症范围扩大等,但宫颈炎这一实质不变。

老六在说明上面这一部分的时候,几乎可以想象出你们看到宫颈炎无法根治,会伴随一生时的害怕表情。是不是觉得这就像在身体里埋了一颗定时炸弹?放松,放松,它虽然很有可能会一直存在,但并没有多可怕,更不是什么稍不注意就会让你灰飞烟灭的炸弹。它只是一种小毛病罢了,别怕。

市面上的药物通常只能治疗急性宫颈炎

这么说并非否定市面上的药物。如果没有药，你们真以为我三言两语就能治病？正是因为有它们作保障，我们才能更加充分地了解疾病。药物本身是用来缓解症状的，如止痒、止疼、除味。而这些症状大多是有明确的病因的，针对病因进行治疗才是关键，不能寄希望于一点点药物就把所有问题都解决了。

因此，如果有人说某一种药可以根治宫颈炎，那么我会表示怀疑。同样的，你们看过这部分内容后，就会明白的。

宫颈炎患者应去正规医院就诊

还记得我前面说的治疗欲望的问题吗？由于利益相关，不少非正规的医院总是夸大或渲染宫颈炎的危害，其套路基本上就那么几句话：

啊，宫颈都烂了！啧，年纪轻轻的，啧！

宫颈炎严重了会影响将来生孩子。

你啊，宫颈炎很严重，以后不能有性生活了。

……

面对这一系列的套路，姑娘们当场吓到瘫软，之后基本上就是那些无良医生对姑娘们的钱包展开肆意妄为的掠夺……毫不夸张地说，这可能就是无良医院创收的手段。他们之所以敢这么明目张胆地去骗人，单纯从病的角度来讲，主要是因为对于宫颈炎，不治疗也行，治疗了也不会引起多大的危害，更不用担心危及生命安全。很多人担心宫颈炎的原因是白带的异常表现，而很多时候那些异常表现只是正常的白带性状波动罢了，这种情况很有可能不治疗也能变好。

这样，基本上就形成了一个骗局的闭环。

从头到尾，几乎没有一句实话，其目的很简单，就是让你把钱包掏出来，并把所有钱都花干净……

从患者角度来讲，如果去非正规的医院就诊，既要支出一笔不小的医药费，又要承担不当治疗后可能出现的其他并发症。因此，六层楼再次告诫各位：无论什么情况，不管该不该去医院，只要你想去医院了，那么就一定要去正规医院，至少正规医院不会这么明目张胆地骗你。

我的想法很单纯：让需要治疗的患者不延误一秒钟，让无须治疗的患者保护好身体和钱包。希望我所说的内容可以帮到你们。

子宫内膜炎

按照故事的线性发展途径，如果我们已经攻克了官颈炎的问题，那么接着就应该试着来探讨一下若官颈没有把"大门"看好的话，下一步会发生什么。不出意外的话会引起子宫内膜炎。

子宫内膜炎有什么症状

不难理解，子宫内膜炎就是炎症感染到子宫内膜上了，一般它分为急性子宫内膜炎和慢性子宫内膜炎。急性子宫内膜炎会引起下腹坠痛，妇科查体可发现子宫增大、触痛、官旁组织增厚，有明显的触痛或官颈举痛（特指双合诊时，以右手食指、中指指端抬举官颈时发生疼痛），分泌物增多、黏稠，有的可能还会有明显异味。严重时还会伴有发热，抽血检查常常能发现白细胞计数升高。

急性子宫内膜炎如果没有得到及时彻底的治疗，会慢慢发展为慢性子宫内膜炎，形成包裹性积液。一般子宫内膜炎患者没有明显的症状，但有时会有如下表现。

腹部及腰背部疼痛 大概有一半的患者存在间歇性的下腹坠痛、腰骶部酸胀等情况，还有一半跟月经周期有一定的关系。

白带异常 慢性子宫内膜炎会使内膜的分泌功能增强，具体表现为白带增多，发黄，水样……注意，在非常个别的情况下才会出现少量血丝或者出血。很多人认为出血就提示子宫内膜炎，其实这是一个误区，大多数子宫内膜炎是不会引起出血的，而那些宫腔出血的人群当中也只有十分之一是由子宫内膜炎引起的。

为什么会发生子宫内膜炎

子宫内膜炎无论是急性的还是慢性的，大多跟清洁及预防感染不到位有一定关系。比如频繁的性生活，不洁的性接触，日常清洗不及时、不充分，宫腔手术及预防感染不到位……这些其实都是诱发子宫内膜炎的条件。

子宫内膜炎怎么治

在诊断方面，方法并不复杂。

白带常规 相信看过前面内容的读者基本上都能明白，凡是白带异常都可以通过这项检查来探明原因，有时候原因可能不是十分明确，但能大概探明接下来的治疗方向。如果阴道没有异常，而白带却出现了增多、发黄及水样等情况，那考虑子宫内膜炎还是有充分的理由的。

诊刮 这就需要做手术了，其原理就是从内膜中取一小部分做病理检查，看看是否存在炎症的表现。这基本上就是"金标准"了，据此可做出明确的诊断。

确诊之后就可以开始治疗了。

在开始治疗之前，老六还是要把丑话说在前头。读了这么多内容之后，你们可能觉得好像在老六这里啥都不需要治疗，干啥都没事。其实，老六一直推崇的是需要治疗的时候要规范治疗，不需要治疗的时候切忌盲目治疗。

针对子宫内膜炎的治疗主要是消炎抗感染治疗以及内膜修复治疗。治疗周期为1～2周。具体方案在这里就不给出来了，避免你们自己盲目治疗。去正规医院，遵医嘱进行治疗才是正确的做法。

宫颈柱状上皮异位

　　宫颈柱状上皮异位在过去称为"宫颈糜烂"。很多人听到"宫颈糜烂"这个词就感觉好像要完蛋了，虽然不至于当场晕倒，但至少会吓出一身冷汗。这是因为很多人认为这个词意味着你的身体开始糜烂了，你的生活开始糜烂了，你在男女关系上糜烂了……

　　等一下，先不要着急给自己下结论，咱们先来看看专业的医生怎么看。首先，"宫颈糜烂"这个词早就在 2008 年从《妇产科学》第 7 版教材上消失了，也就是说你现在再去教材上找这个词恐怕已经找不到了，现在它已更名为宫颈柱状上皮异位。其次，由于早期我们对宫颈的研究不足，从医生到患者对该病都抱着模棱两可的态度。又因为名字吓人，所以它深入人心。但是现在我们看清楚了，过去认为它是"宫颈糜烂"，现在称之为宫颈柱状上皮异位，说到底它只是一种改变，而不是疾病。与此同时，我们也更加认识到，这其实只是一种叫宫颈柱状上皮异位的生理现象造成的正常改变。

　　这么多年我们一直没有搞明白，以为宫颈看上去不好，就一定是有疾病，直到后来我们有机会进一步研究宫颈及宫颈病变，才算揭开了"宫颈糜烂"的神秘面纱。

宫颈为什么会发生这种变化

咱们直接从细胞层面上来讲，宫颈上有两种不同类型的细胞。靠近阴道内的是鳞状上皮细胞。相比较而言，它们更耐磨一些，具体为什么耐磨……嗯，你懂的。也正因为它们更加耐磨和密实，所以鳞状上皮覆盖的部位看上去更加光滑一些。而更靠近宫颈管的部位则被柱状上皮细胞覆盖，柱状上皮细胞的主要功能是分泌，阴道和宫颈管内的分泌物主要就来自这些柱状上皮细胞……虽然它们对阴道的润滑和保护功不可没，但是其样子却不太讨人喜欢，表面有点儿像杨梅那样不太光滑，坑坑洼洼的、红红的、肿肿的，而且会有一些突起。你要是没有点儿专业知识傍身，还真就有可能以为那就是糜烂的样子……

这两种细胞之间会有一个交界地带，医学上称之为鳞柱交界区，但是它不像咱们的国界，你的就是你的，我的就是我的，一分一毫都不能有差错。这个区域是动态变化的，可以前后移动。因为这一区域既有鳞状上皮，也有柱状上皮，所以从视觉上来看，它就是光滑和突起部位的交界处。我们可以把宫颈想象成一片海滩，大海是鳞状上皮，沙滩是柱状上皮，随着潮起潮落，那条海岸线会不断地前后移动，退潮的时候甚至可以看到沙滩上的坑坑洼洼……而在过去，我们错误地认为那些坑坑洼洼、凹凸不平的地方就是"宫颈糜烂"，现在看来这实在太可笑了。

很多人会说："那所谓的潮起潮落受什么影响呢？虽然知道这是正常的，但还是觉得不好看。"其实在青春期之前，女性的卵巢功能没有完善，雌激素水平低下，柱状上皮就靠内侧些。女性来月经以后，柱状上皮受雌激素的影响，更多地朝外侧发展，因此就有更多类似糜烂的柱状上皮在做宫颈检查时被发现。绝经以后，女性的雌激素水平下降，柱状上皮逐渐退回内侧，此时若再检查，就会发现"糜烂"不见了。由此可见，就算有人觉得它不好看，它也几乎是每一位女性都会面临的问题，因为只要你的卵巢功能日趋完善，你就自然会有这样的现象发生，只是每个人的程度有差别罢了。

"宫颈糜烂"的分度

说起分度，很多人都遇到过，医生会在病历上写重度糜烂什么的，看着就吓人。其实所谓的分度，主要分为轻度、中度和重度。虽然我们已经说过很多次宫颈柱状上皮异位不是一种疾病，但还是有很多医生习惯用分度的方式来下诊断。这也是很多女性不明白的地方。明明已经说了不是疾病，为什么还写重度？这不明摆着还是需要治疗的吗？

这个时候有些知识没有更新的医生就会说："是，'宫颈糜烂'不用治，但是你这是'病理性宫颈糜烂'……"这个时候我就要说说这位同行了，这个世界上根本就没有"病理性宫颈糜烂"这个词！就算你说的是宫颈病变，好，这次算你说对了，可是你的判断方式也不对，因为想要确定是不是宫颈病变可不是肉眼看一下就可以的，患者需要做 HPV 检查及 TCT 或者阴道镜活检，断然不是你定睛观瞧就能看明白的。

这还只是一种情况，还有一些医生喜欢将"宫颈糜烂"跟宫颈炎混在一起，以糜烂面积的大小来表示炎症的轻重程度，糜烂面积小于 1/3 是轻度，占 1/3 ～ 2/3 是中度，超过 2/3 是重度……全是胡扯，面积大小的变化原理我们在前面已经讲过了，而宫颈炎的部分老六也有专门写，所以当我们了解"宫颈糜烂"真正的机制后，我们就能理解这并不表示患有炎症，而表示在雌激素的影响下柱状上皮外翻的不同程度，这属于正常的生理现象。

总而言之，"宫颈糜烂"已经退出历史舞台了。也许将来我们再看医学发展史的时候，还能看到我们当初盲目治疗的那段历史。哦，顺便说一句，那些让你治疗"宫颈糜烂"的医院，以后就不要再去了。

为什么仍在治疗 "宫颈糜烂"

我写科普的最主要目的就是纠正女性对于一些妇科疾病的错误认识，让她们正确、客观地认识这些疾病，争取客观、冷静地面对这些疾病。到目前为止，我解释得最多的就是"为什么'宫颈糜烂'不是病，不用做任何处理？"这一问题。由于被问得太多，我做过分组实验，也尝试变换不同的解释方式，然而，依旧挡不住如潮水般涌来的热情网友。经过认真思考、潜心研究，在这里我想简单谈谈为什么时至今日仍在治疗"宫颈糜烂"。

市场需求

这是一个庞大的产业链。

首先需要明确一点，在目前的情况下，只有患者出现了具体的症状，医院才会有对应的治疗项目。简单来讲，就是对于某种疾病，如果患者都不去治疗，医院里就没有这个项目。眼下仍然有一些医院在治疗"宫颈糜烂"，就是因为一些过时的宣传和教育让大批姑娘认为这是病，需要治。另外，一些医院认为这个项目有利可图，因而设置了一系列相关检查和治疗方案。有很多是针对宫颈癌或癌前病变的，也都被拿来治疗"宫颈糜烂"了。毫不夸张地说，有很多医院就是靠这个项目养活的。如此庞大的产业链背后，有多少懵懂的姑娘上了当！

由此可见，只有进一步科普"宫颈糜烂"不是病，不需要治疗，才能逐步让医院停止这个项目。不过，之后没准儿又有新的疾病出来。希望有更多的医生加入我们的队伍，把科普工作长期坚持下去。

道德绑架

显然，"宫颈糜烂"把姑娘们害苦了。你们知道有多少姑娘被"宫颈糜烂"吓坏了吗？

有多少人在治疗之前对这个词的理解是正确的呢？几乎是

零! 为什么? 因为她们如果真的理解, 那么根本不会去医院。

我们一起来看看"宫颈糜烂"的内涵。在大多数人的观念中, 性是隐私, 不可示人, 禁果得偷尝才有滋有味。什么时候隐私才会暴露呢? 无非两种情况: 第一, 意外怀孕; 第二, 妇科疾病。我们常常会遇到的妇科疾病是炎症, 例如阴道炎、宫颈炎等。它们听起来并不吓人, 读者们或多或少也听说过一些治疗方案。市面上成吨的妇科洗液让大批姑娘以为炎症没什么, 洗洗就好(实际上洗液并没有什么用, 具体请看本书第一章中"私处怎么洗"相关内容)。关键的地方在于名字。"阴道炎"也好, "宫颈炎"也好, 看上去都不如"宫颈糜烂"吓人。在很多人的观念里, 得了"宫颈糜烂", 就意味着性生活不检点、滥交……

哪个姑娘愿意让自己贴上这些标签? 一看到"宫颈糜烂"这四个字, 很多傻乎乎的姑娘就开始自我反省: 六六, 我才有第一次性生活, 怎么就检查出"宫颈糜烂"了? 我没有滥交啊, 就这一个男朋友……

我一再地解释说宫颈柱状上皮异位跟性生活没有关系, 它是雌激素水平随着性成熟慢慢升高后的一种正常生理改变。可惜, 我磨破嘴皮也无济于事, 因为一个人势单力薄, 扛不过舆论压力。有的人就是要把"宫颈糜烂"和那些毫不相关但很是不堪的词绑在一起, 让某些姑娘承受巨大的心理压力。

有一次, 我甚至收到读者留言说, 她在读大学的时候有个外号叫"糜糜", 只因为同学看到了她的检查结果。这导致她大学期间异常痛苦, 一度想轻生。多么可怕的道德绑架和语言暴力!

就诊体验

有时候，一些无良医院的做法就是逼着患者跳火坑。

有不少人即使没有上述那些外界压力，也会被"宫颈糜烂"吓得够呛。这是为什么呢？原来她们通过网络看到相关信息，盲目地认为"宫颈糜烂"发展下去就是宫颈癌。癌啊！相信这些姑娘都要思前想后、辗转反侧很久，才能鼓足勇气、忐忑地对医生开口。

这时，大家多半会遇到两种情况。

无良医院的医生大概会这么说：啊！你这个是病啊，这么年轻怎么就这么严重了？（用异样的眼神看着你）你看看这里、这里，还有这里，都有问题！你看，健康的宫颈是这样的，再看看你自己的宫颈。（无奈地摇头）我跟你说，这个得治，不然小心以后发展成宫颈癌！就算运气好不癌变，将来也会影响你怀孕。你看看，你这么年轻……唉！（同情地看着你）来，我给你说说该怎么治疗吧。

这是不是很像算命的？

正规医院的门诊医生多半会这么说：你这个不是病，走吧！（你还想问问到底怎么回事，毕竟已经排了半天的队，一上午都搭进去了，就这么被打发真是不甘心）跟你说了这不是病，不用管，你就放宽心吧！（你手里攥着提前准备好的问题，想要再问问）你这姑娘怎么回事啊？我说的你是不是没有听明白？这个真不是病，别耽误时间了。不需要用药，更别说治疗了。跟你说了多少次了，这个不是病，不涉及是不是治得好这个问题。行了，走吧！
（你还想再问，医生已经开始看下一个患者了……）

你忍气吞声，憋着一肚子火回家了。最后，你还是去了无良医院……有时候，患者也是被逼的。

未知恐惧

一切恐惧都源于无知。

坦白地讲，"宫颈糜烂"看上去很像真正的宫颈病变。所以，一般在临床上，我们会建议患者在常规查体之后加做 TCT 和 HPV 检查，以排除宫颈病变的可能。这个时候，患者的心就提到了嗓子眼儿。如果看到 HPV 阳性，患者的魂多半已经被吓掉了一半。就算医生什么都不说，患者回去后也会上网查，一看到 HPV 跟宫颈癌相关，就眼前一黑：完蛋了！

对未知的恐惧让患者最终走上了治疗的道路。有一点我敢打包票，那些因为"宫颈糜烂"让各位就诊的医院，一定会找出其他毛病，让你们在就医这条路上越走越远。

以上就是我对"宫颈糜烂"之所以还在被治疗的一些分析。对于"宫颈糜烂"，六层楼还有几句话要强调。

①无论是轻度、中度、重度，还是一级、二级、三级，"宫颈糜烂"都不用治疗。

②"宫颈糜烂"这个词已经被废除，现在称之为宫颈柱状上皮异位，这是一种正常的生理性改变。

③"宫颈糜烂"跟性生活关系不大，与雌激素水平关系更为

密切。

④有宫颈炎的时候就治疗宫颈炎，有阴道炎的时候就治疗阴道炎，它们都跟"宫颈糜烂"无关。

⑤有且仅有一种情况下所谓的"宫颈糜烂"需要物理治疗，那就是同房出血。而且其治疗目的在于去掉那些出血的细胞，而非治疗"宫颈糜烂"。

好了，最后再给大家梳理一下，以免大家弄混了。

①卵巢正常发育—激素水平趋于正常—宫颈管内柱状上皮外移—出现宫颈柱状上皮异位—完全正常。

②性生活、阴道内本身存在的细菌及其他病原体作用在宫颈上—宫颈时刻准备着抵御外来侵害—宫颈炎。

③感染HPV—长期持续存在—发生宫颈病变—发展为宫颈癌。

这三条通路相互之间并无关联，不要将它们混淆，也不要轻信别人的话语。

盆腔积液

说起盆腔炎，其实更为人所熟知的是盆腔积液。这个词是不是听说过？只要你去做过妇科 B 超检查，基本上就会听到这个词，而且不止一次。当然，报告上也会有所标注。

为什么人人都要注意盆腔积液呢？因为在大多数人心里，发现了盆腔积液就意味着有盆腔炎了，甭管有没有症状，接下来就得治疗。其实，这是错的，让老六好好给你们讲一讲。

盆腔积液可发生在盆腔炎、附件炎之后。根据病理因素，盆腔积液可分为生理性盆腔积液和病理性盆腔积液两种。病理性盆腔积液危害较大，一旦女性发现异常盆腔积液，应及时到医院就诊，对症治疗。

生理性盆腔积液

生理性盆腔积液就是指正常的盆腔积液，因为人体的盆腹腔并不是干巴巴的一块"土地"，而其中的腹膜、大网膜、肠管等都会分泌一些液体，这些液体通常起到润滑和保护盆腹腔器官、组织的作用。人在站立的时候盆腔处于身体内相对位置比较低的地方，所以这些分泌出来的液体会积存在盆腔里。排卵之后或者经期以及月经刚结束的那几天，因为卵泡液排出或者少量经血逆流到盆腔，也容易形成少量的盆腔积液。因此，如果通过 B 超检查发现盆腔积液的深度小于 3 厘米，且身体没有其他不适的症状，那么通常是不需要处理的。请注意：盆腔积液的深度小于 3 厘米通常都可以认为是正常的。

问题来了，如果盆腔积液的深度稍微大于 3 厘米呢？那么，就要结合患者的经期、排卵期，有无腹痛、腹胀等情况来判断它是不是病理性盆腔积液了。上面提到，经期或者月经刚结束的时候，因为部分经血可能通过输卵管逆流到盆腔，所以盆腔积液会略有增多。排卵后因为卵巢的少量出血或卵泡液排出，盆腔积液也可能会少量增多。

所以，如果身体没有任何异常，即使盆腔积液的深度稍微大于 3 厘米也不必大惊小怪。同时，请注意：生理性盆腔积液，无须治疗。读到这里，如果你还感兴趣，那可以继续了解病理性盆腔积液；如果你不感兴趣，那就可以去忙你的了。

病理性盆腔积液

病理性盆腔积液通常是指伴有明显临床症状的盆腔积液，其常见的病因如下：

盆腔炎

导致盆腔炎的病因主要有：

经期不注意卫生　月经来潮时，子宫内膜会有脱落现象，宫腔内部的血窦呈开放状态，并且会有小的积血块等，此时的环境非常适宜细菌的滋生。如果在月经来潮时不注意个人卫生，使用不洁卫生巾、卫生纸等，或者在经期进行性生活，给细菌的滋生和感染提供机会，就可能发生女性盆腔炎，通常会出现一些炎性液体。它们会流向盆腔形成积液。

邻近器官炎症蔓延　女性患有阑尾炎或腹膜炎时，易并发盆腔炎。女性患有阴道炎、宫颈炎时，炎症上行感染，导致盆腔炎，然后形成积液。

产后、流产后感染　分娩和人工流产后，身体虚弱，免疫力低下。此时宫颈口处于扩张状态，如果不注意个人卫生，那么阴道和宫颈内的细菌也有可能会上行而造成盆腔感染。

妇科手术后感染　如果人工流产术、放（取）环手术、输卵管造影（通液）等过程中消毒不严格，那么女性很容易在手术后并发感染。如果女性在手术后不注重个人卫生，不根据医生的嘱咐进行恢复治疗，治疗后过早进行性生活等，都会因细菌滋生而发生盆腔感染。

卵巢囊肿破裂

这里主要是指卵巢黄体出血、卵巢囊肿破裂等。其实这很好理解，这就好比盆腔里放着一个充满水的气球，由于特殊情况气球破裂，然后气球里的水流到盆腔里，形成了盆腔积液。

癌性腹水

这里仅讨论由卵巢肿瘤导致的癌性腹水，70% 的卵巢癌患者会因有腹水而去就诊，最后才被确诊为卵巢癌。确诊需要做腹水细胞学、肿瘤标记物、影像学等多方面的检查。这一部分点到即止，省得又把你们吓坏了，等你们的接受程度慢慢提高后，六层楼会好好跟各位讨论肿瘤的问题。

病理性盆腔积液的日常表现

病理性盆腔积液会有哪些表现呢？主要表现有以下几个方面：

下坠感，下腹、腰骶部疼痛　主要症状是有下坠感，小腹一侧或两侧疼痛，慢性炎症形成的瘢痕粘连及盆腔充血，导致下腹部坠胀、疼痛及腰骶部酸痛。常在劳累、性交后及月经前后更加严重。

抵抗力下降　症状多不明显，有时会有低热、乏力。部分病程较长患者可有神经衰弱症状，如精神不振、周身不适、失眠等。当患者抵抗力差时，易急性或亚急性发作。

月经紊乱　并发盆腔淤血综合征时，经血增多；卵巢功能受损时，月经失调。

不孕　不孕是盆腔积液最常见的症状。如果患有盆腔炎引发的输卵管堵塞，就会出现不孕的表现，临床检查时可发现，患者的子宫位置后倾，子宫活动受到限制，或者发生了宫腔粘连。

医生如何诊断盆腔积液

查体　主要目的是查看是否存在明显的腹痛。

化验　查看血常规的目的是看是否有炎症表现。

B 超检查　查看积液水平，以及是否有明显异常的病灶。

抽取积液　在超声引导下将积液抽出来，然后进行培养或者进一步检查。

腹腔镜手术　既可以用于治疗，也可以用于确诊疾病。

盆腔积液该如何治疗

物理治疗　温热的良性刺激可促进盆腔局部血液循环，改善组织的营养状态，促进新陈代谢，促进炎症的吸收和消退。

药物治疗　采用抗炎药或激素类药物对症治疗。

手术治疗　这里不过多讨论，需要依据个人情况制订个性化手术方案。

第四章
令人困扰的妇科疾病

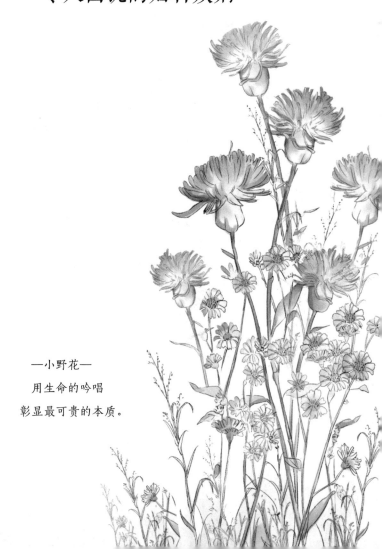

—小野花—
用生命的吟唱
彰显最可贵的本质。

这个章节主要跟大家介绍常见的妇科疾病。一般来讲，医生给患者制订的治疗方案虽然大体相同，但是因人而异，医生会针对每一位患者的情况做出调整，所以在这一部分老六只能尽可能地给大家提供一些方向和原则，并不能直接针对每一位读者的情况给予治疗方案。同时，老六也不希望各位按照书里的内容自行治疗，专业的事情还是要交给专业的人来做。

当然，去医院之前了解一下这些知识会让就诊体验变得更好。看过这些内容之后你们就可以掌握一定的基础知识，就能明白医生为什么会给你制订这样的治疗方案，同时也可以避免上当受骗。若你一眼就可以识别出那些明摆着就是蒙人的治疗方案，那我会感到很欣慰。如果你本身并没有这方面的问题，单纯只是因为感兴趣来学习的话，那简直太棒了，你可以从中学到一些专业的思考方式，这对于关注健康问题的你来说很有意义。总之，这些知识本是你们应该知道的，六层楼只是借此机会再跟大家讲一遍。

外阴白斑

外阴白斑，也叫外阴硬化性苔藓、外阴白色病变、外阴白色病损或者外阴营养不良。它们都是同一种病，之所以第一个就说这种病，是因为向我咨询这种病的人不少。但其实并不是因为她们确实有这种病，而是因为她们听说过这个词，并且从网上了解了一些信息，然后通过观察开始对号入座。

外阴白斑到底是什么

外阴白斑到底是什么样的呢？

答：外阴局部皮肤或黏膜呈白色，而且皮肤菲薄，有一些萎缩的迹象（发现这个症状有难度，恐怕你看不出来）。具体的病因并不明确，有研究表明可能与基因、自身免疫、性激素缺乏或性激素受体水平下降等相关。从这个角度来看，外阴白斑似乎防不胜防。

外阴白斑的诊断主要依靠症状，其最显著的症状就是外阴奇痒无比。我只能想到这个词,因为很难想象,这种痒真的很难忍受,严重影响学习、工作和生活,而且时间长短不一,短则 2～3 个月,长则几十年。此外,它还不分昼夜和季节。还有更严重的,就是外阴白斑合并其他炎症,如外阴白斑合并霉菌性阴道炎或滴虫阴道炎,瘙痒的程度会成倍增加。当然,外阴白斑的症状除了瘙痒外,可能还会有疼痛,外阴局部或弥散性黏膜脱色、变白,组织粗糙肥厚,甚至外阴出现溃疡。

外阴白斑该如何治疗

好了,按照以往的惯例呢,我都是先吓唬一下你们,然后慢悠悠地给你们讲应对策略。这次也不例外,外阴白斑的具体治疗方案见下。

一般性治疗

请跟我一起在心中默念六层楼的常用真言:每晚用清水擦洗外阴,并保持外阴干燥、清洁。不要使用什么洗液和"神皂"。在内衣裤的选择上,尽量选择透气性良好的棉质内衣裤。卫生巾的选择也要格外注意,要选透气性良好,且无添加剂的品牌。如果习惯使用卫生棉条的话,也是可以的。饮食上需要控制辛辣和易过敏的食物。哦,对了,的确有一些人会因为瘙痒的症状而难以入眠,所以建议适量使用镇静、安眠和抗过敏的药物。

药物治疗

对于药物治疗，六层楼通常很谨慎，一定要说清楚，因为担心你们会乱用药。常用的药物是丙酮酸油膏、复方维生素 A 膏及孕酮油膏，也可以选用糖皮质激素类软膏或免疫治疗。但是，这种方案只能缓解症状，要长期用药，而且用药效果会越来越不好。在这里我分享一个我上学那会儿导师常用的治疗方案：将红菌素、雌三醇乳膏、皮炎平乳膏这三种药物以 1∶1∶1 的比例混合，然后将它们涂抹至病变部位。除了止痒外，它们还有修复病变的功能，一般使用 1～2 周后就会有良好的效果。

物理治疗

物理治疗就是微波治疗、激光治疗或冷冻治疗等，但是效果并不是十分理想。通常物理治疗是在前两种方案无效或者效果不好的情况下使用的。

手术治疗

病情严重、反复进行药物治疗或物理治疗后没有效果的时候，就可以考虑手术治疗了。当然，这个时候的病理结果很重要，需要排除外阴的恶性病变。

看了上面这些治疗方案，是不是觉得很无奈，因为没有一种方法可以保证外阴白斑根治，永不再犯。有些病就是这样的，在现阶段的医疗水平下我们竭尽全力做好我们认为正确的事情就好。

不是所有的白斑都是外阴白斑

不过，还有一些情况并不是外阴白斑，这就需要鉴别诊断了。比如老年性外阴生理性萎缩以及非特异性外阴炎，它们与外阴白斑主要是依靠年龄来区分的，外阴白斑一般多发于性成熟女性或非绝经期女性；还有白癜风或者白化病，也会出现类似皮肤发白的症状，但是其他临床表现与外阴白斑并不一样，所以它们也是可以简单区分的。此外，有一种叫作外阴鳞状上皮增生的病就不是那么简单了，因为它看上去跟外阴白斑有些相似，一般需要做活检才可以确定其性质。之所以说这种病不是那么简单，是因为它有可能与外阴癌相关。当然你也不必太担心，其发展过程是缓慢的，是可以及时发现、及时处理的。

宫颈囊肿

很多人在做妇科查体的时候会被医生告知有宫颈囊肿，或者在做 B 超检查时发现有宫颈囊肿，常常会以为它们跟卵巢囊肿一样很吓人，而且从一些图片上来看，它们还真的挺吓人的。有些宫颈奇形怪状的，看起来就像格格巫。

什么是宫颈囊肿

宫颈囊肿又叫作纳氏囊肿，从其字面上来解释的话很简单——那是囊肿，简称纳囊。那它是如何产生的呢？

这还要从宫颈柱状上皮异位说起。我相信绝大多数读者已经知道"宫颈糜烂"的谎言了，这里就不赘述了。宫颈柱状上皮异位是指宫颈管内的柱状上皮细胞在雌激素等因素的影响下，移行到了宫颈外口，导致宫颈口看起来像糜烂了。

那些移行出来的柱状上皮，看上去都是饱满红润的模样，那是因为它们具有一定的分泌功能，就像腺体一样，所以它们又叫腺细胞。这些细胞会源源不断地产生分泌物，甭管这有什么用，总之它们就是在分泌。那么问题就出现了，当分泌物的出口被堵住了会怎样？

就会鼓起来，对不对？

在慢性宫颈炎反反复复发作的过程中，鳞状上皮会覆盖在柱状上皮之上，再加上一些炎症导致的宫颈组织增生引起的挤压，使出口被堵，然后那些不断分泌出来的液体就会聚集在一起，形成囊肿。

形成的囊肿会分散在宫颈表面，大小不一，形态各异。囊肿里面大多是清澈透明的黏液，它只是一种生理现象形成的良性改变，因此通常并不需要特别处理。

所以，建议那些没有任何症状但通过检查发现自己有宫颈囊肿的人，首先要冷静下来，然后把这篇文章找出来好好读读，了解它的形成机制，同时，也要了解什么情况下才需要治疗，即下面要讲的内容。

宫颈囊肿会引起哪些问题

宫颈囊肿一般都只有米粒大小，稍微大一点儿的也就只有玉米粒大小。这种宫颈囊肿一般难成气候，而真正会引起问题的有这么几个特点：个头大，兄弟抱团，位置特殊，合并感染。下面简单说说宫颈囊肿可能会引起的问题。

影响"邻居"

官颈周围主要是直肠、膀胱及尿道，当囊肿长得很大的时候，它就会压迫周围的"邻居"，向前突起，刺激尿道和膀胱，导致尿频、尿急、排尿困难等；向后突起，刺激直肠，使人患上"厕所徘徊症"（是个玩笑），导致总有便意，但总是没货，总在厕所门口徘徊。

形成脓肿

官颈最容易出现的问题是慢性官颈炎，这是几乎有性生活的女性都会有的小毛病。这个问题虽然不大，但是一直存在也着实让不少人伤透了脑筋，很多人几乎终其一生都在跟它较劲。当一些致病菌进入囊肿，引起感染，形成脓肿时，通常身体会出现红、肿、热、痛的症状，这时一般就需要处理了。

影响月经

这个并不复杂，简单来讲，如果囊肿的位置比较靠近官颈口，囊肿在较多、较大的时候就会挤压官颈口，导致排血不畅，月经淋漓不尽，具体表现为经期延长，阴道不规则出血；囊肿如果在靠近官腔的位置，那么就会通过影响和刺激内膜来左右正常的月经情况。

引起痛经

我们都知道有一部分痛经是由经血未能正常排出导致的，积血在宫腔内本身就会刺激身体产生前列腺素，加重痛经的表现，因此巨大的囊肿挤压宫颈口无疑可以轻而易举地导致痛经。

不孕

你看，啥事都能扯到怀孕上，但是不得不说宫颈囊肿的确有可能导致不孕。因为就算宫颈结构好好的人有时怀孕也特别困难，更别说有宫颈囊肿的人，其宫颈口左右各站着一位"小门神"——囊肿，成功地阻止了"小蝌蚪"——精子的进入，精子连卵子的面都没见着，就这样被"小门神"拒之门外了，别提有多尴尬了。

宫颈囊肿该如何治疗

相信很多人都在等这一部分，因为不少人正看着自己的检查结果一筹莫展呢！

首先，你们要知道绝大多数的宫颈囊肿是不用处理的，完全不用理会，不要被一些小诊所的医生吓唬了。如果真的很严重的话，六层楼一定会提出来的。其次，预防感染、治疗炎症是首选方案，因为感染和炎症常常会引起腺体阻塞，而且囊肿如果没有感染的话也算是"温润贤良"，一旦感染就会变得"面目可憎"。最后，如果是个别巨大的囊肿，有明显的压迫、挤压、刺激等症状，严重影响生活质量等情况，可以选择手术治疗。手术很简单，就是把囊肿切开，引流。当然，其他还有一些射频、微波、穿刺等方法。

我再啰嗦一句：别指望吃点儿什么东西就能治疗宫颈囊肿，这样做没有任何作用。

以后再遇到这样的问题时，希望你们可以做到心中有数，淡定从容。

宫颈病变

我们都知道宫颈癌跟高危亚型HPV（人乳头瘤病毒）长期持续感染相关，其中16型和18型病毒占了近九成，剩下的其他型别病毒在致病性方面跟HPV16、HPV18不在一个量级上。宫颈癌已经成为威胁女性生命健康的第二大杀手，仅次于乳腺癌。但是，我们要知道宫颈癌并不是凭空产生的，而是由宫颈病变一步一步发展而来的。同时它也是为数不多的、可以通过提前治疗进行阻断的疾病。因此，对于宫颈病变，我们要保持高度关注。

宫颈病变是什么

宫颈病变，也称为宫颈癌前病变，可见其与宫颈癌之间的关系有多密切，这也是很多人担心的原因。宫颈病变主要是指宫颈的正常细胞中出现了异型细胞，我们可以将这所谓的异型细胞理解为变坏的细胞。这个坏细胞具有比一般细胞更强的增殖能力，而且它极具侵略性。就这么一个坏细胞不断增殖不仅会导致病变，持续发展下去还会导致癌症。所以，我们不能放过任何一个异型细胞，因为癌症都是从一个变坏的细胞开始的。

宫颈病变通常会表现为同房出血和疼痛、分泌物异常等，但是也有很大一部分人毫无表现，再加上如果没有进行规律的体检，那很有可能发现的时候就已经是癌症了，所以接下来要讲的这一部分显得尤为重要。判断自己是不是有宫颈病变并不是靠猜，有很多年轻姑娘出现上面的情况后会怀疑自己得了宫颈病变，但总是拖着不去检查，一方面担心自己得病，另一方面又害怕面对事实，久而久之，生活质量也下降了。依老六来看，与其自己惶惶不可终日，不如去医院一探究竟。

如何发现宫颈病变

在临床上，我们通过液基薄层细胞学检查（TCT）或者阴道镜活检来发现宫颈病变，只是这两种检查结果在表述上不太一样。

液基薄层细胞学检查（TCT）

在读者提出涉及阴道异常出血、同房出血及疼痛等一系列症状的问题时，六层楼都会建议去做 TCT。也有一些患者在还没有了解这项检查时就莫名其妙地做了这项检查，然后不了解结果的含义，慌慌张张地跑我这儿来讨论。

这项检查通常是和 HPV 检查一起做的，检查时要用小刷子在宫颈上刷几下，因为规范要求刷十圈，所以基本上所有人都会被刷出血。注意，这个时候不用担心，因为我们不以出血来下诊断，而以检查结果为准，但是不同的医院有不同的要求，所以你看到的结果可能也是多种多样的。下面六层楼逐项给你们解释。

（1）**炎症**　如果结果是炎症，不管是轻度、中度、重度，我们都不用太担心。相较于病变而言，炎症根本不是什么太大的问题，而且绝大多数人都没有什么异常体征，所以也不怎么需要治疗。

（2）**意义不明的非典型鳞状细胞（ASC-US）**　这个结果指宫颈细胞发生了轻微的变化，但是不足以达到低度鳞状上皮内病变（LSIL）的程度。此类患者需在 3～6 个月后复查 TCT，如果仍然是这个结果的话，那就恢复到每年查一次。

（3）**低度鳞状上皮内病变（LSIL）**　相当于病理组织学轻度不典型增生（CIN I 级），发现一些可疑癌前病变细胞，但不是癌细胞。这个阶段的病变有一部分会在 1 年左右后自行消退，建议一年后复查 TCT。

（4）**高度鳞状上皮内病变（HSIL）**　相当于病理组织学 CIN II～III 级，如不进一步明确诊断并采取相应治疗方案，发展为癌症的可能性较大，应及时做病理组织学检查以明确诊断，必要时手术切除。

（5）**宫颈癌**　这基本上就是最后一步了。现代人对宫颈的重视程度有所提升，越来越多的人进行了宫颈癌筛查和 HPV 疫苗接种，因此预防了绝大多数宫颈癌的发生。当然，发生了宫颈癌也不用担心，有规范的手术和化疗治疗方案。借此机会拜托各位提醒你们自己的母亲也去做 TCT 和 HPV 检查。

阴道镜活检

临床上，绝大多数情况根本用不到阴道镜，一般先行 TCT 及 HPV 检查，倘若结果没有异常，就不必再做阴道镜检查及其他检查，当然也无须再做阴道镜活检①了。而现实中的情况是某些医生会无视规范而滥用阴道镜，不仅占用了过多的医疗资源，而且增加了患者的心理负担，因为有些图片看着的确挺吓人的……但是，需要我们注意的是，在发现感染了 HPV16 和 HPV18 之后，需要跳过做 TCT 的环节，直接做阴道镜活检来排除宫颈病变。

宫颈病变的检查与治疗

处理方案			HPV检查		
			阳性		阴性
			16型、18型	其他高危亚型	
TCT	阳性	LSIL	阴道镜活检	定期复查	定期复查
		HSIL	阴道镜活检后手术治疗	阴道镜活检后手术治疗	阴道镜活检后手术治疗
	阴性		阴道镜活检	定期复查	定期复查

阴道镜活检的结果就是病理结果②，基本上属于"金标准"。

（1）宫颈上皮内病变 I 级（CIN I） 等同于上文提到的低度鳞状上皮内病变（LSIL）的程度，处理方案也同它一样。

①活检：通过切取、钳取或穿刺等动作从患者体内取出病变组织，进行病理学检查的技术。
②病理结果：在镜下观察病理切片组织，从细胞层面判断疾病发生的原因和原理，会涉及细胞、组织、器官的结构、代谢和功能等方面的判断。

（2）**宫颈上皮内病变Ⅱ～Ⅲ级（CIN Ⅱ～Ⅲ）** 这种情况就应该进行手术了，可供选择的手术方案有两种：宫颈锥切术和宫颈 LEEP 术。注意，这种情况必须进行手术治疗，那些所谓的使用外用药如干扰素、保妇康栓、红卡……基本上都在鬼扯。虽然外用药的价格从几十块到几万块不等，但是我们没有必要在它们身上耽误时间。

（3）**宫颈癌** 请允许我再次提醒各位，你们还年轻，但是你们的母亲可能刚好处于宫颈癌的高发年龄（45～55岁），请务必让她们去医院做 TCT 和 HPV 检查。

发现了宫颈病变怎么办

问题来了，如果确实发现了宫颈病变，该怎么办？

其实，上面已经将答案给出来了，就是手术。对于已经存在的病变来讲，用药的意义不大，最直接简单有效的办法就是手术，可供选择的手术方案就是我上面提到的宫颈锥切术（冷刀锥切）和宫颈 LEEP 术。其原理很简单，就是通过手术把病变部分直接切掉。但是这两种手术各有利弊，我们不妨来讨论一下。

这两种手术恐怕你们都有听说过，相比较而言，宫颈锥切术更加古老，使用也更广泛，毕竟从我们认识宫颈病变以来，就一直在做这种手术。

六层楼学会的第一种手术也是宫颈锥切术，当时是老师手把手教会我的。为了方便理解，我以一个烂了一部分的苹果为例，你们可以把宫颈病变想象成苹果上烂了的那一部分。把整个苹果扔掉，可惜了，吃吧，又觉得不舒服，于是就拿刀把烂的那部分剜掉，先在烂的周围画个圈，再将那部分一刀剜下来。通常病变的表面比底部大，所以切下来的组织是一个圆锥形。这就是所谓的宫颈锥切术。

切完之后会用线进行缝合，此时要尽可能地恢复原有的宫颈结构，保持原有的支撑功能。这一步是非常关键的，因为这关系到是否会影响之后的生育问题，而这一部分又恰恰最能体现医生的水平和缝合技巧。总之，老师这一辈子切过的宫颈比我见过的套路都多……

因此，如果是在正规医院接受正规治疗的话，那你基本上就可以放心了，一般来讲这种手术是不会影响怀孕的。

宫颈锥切术难度不大，创伤不大，出血量少，麻醉时间不长，所以患者术后恢复起来还是很快的，甚至有人是当天早上做，下午就出院的。可见这种手术对人体的影响并不大，患者基本上于术后口服抗生素几天就没事了。

术后诊断是依靠病理结果来下的，所以病理标本的边缘是否有残留病灶是我们关注的重点。也就是说，可以通过病理标本的边缘干净与否来判断病灶是不是被切干净了，如果不干净的话，可能还需要再次手术。

而宫颈 LEEP 术就存在这个缺陷——无法判断病灶是否被切干净了，因为这项技术使用电刀切，术后病理标本的边缘都有烫过的痕迹。想想你就能知道，细胞在高温下被破坏了，几乎看不出来病灶是不是被切干净了。因此，虽然宫颈 LEEP 术更加方便，止血更容易，术后恢复更快，但是却没有办法通过观察病理标本的边缘干净与否来判断手术是否彻底。

但是宫颈 LEEP 术也有自己的优势，尤其是在面对微小病灶或者局部病灶的时候，其创伤小、手术时间短、术后恢复快等优势就凸显出来了，不过术前医生需要明确知道宫颈病变的位置、大小以及深度。

至于术后随访的问题，主要也是根据病理结果来安排的，有的人可能需要再次手术，有的人可能只需要定期复查。当然也可能有的人的结果是正常的，从此患者与医生相忘于江湖。

息肉

　　通常临床上的医生对于息肉的态度是——不正眼瞧这点儿小东西。可是有时候你会发现，有的患者会因此焦头烂额、不知所措，往往在医生与其讲清楚之后才恍然大悟，而且有时候我们还会因为这个不起眼的小东西闹出笑话。我想起之前遇到的一位门诊患者，她因为非经期出血来就诊，通过她的描述我考虑是排卵期出血，而且是第一次出现，就没有给出治疗方案，只是让她回去观察。过了一阵子她又出血了，这次说是同房后出血，这个时候我就考虑是宫颈的问题了。在给患者做 TCT 和 HPV 检查的时候都没有发现任何异常，结果患者一咳嗽，眼睁睁看着息肉慢悠悠地滑了出来，我才知道是这小东西在搞怪。

　　现代医学通常把生长在人体黏膜表面的赘生物统称为息肉，换句话说，息肉就是人体黏膜表面上长出的身体不需要的组织。这里的黏膜范围比较广，也就是说有黏膜的地方就有可能长出息肉，只是鼻腔、肠道、胆囊、宫颈、内膜等位置更加容易长罢了。

　　从组织学上来看，息肉包括增生性、炎症性、错构瘤性、腺瘤性及其他，基本上以良性为主，极少的情况下有恶性的可能。如果息肉恶化了，绝大多数是因为肿瘤组织突出或者转移到了前面说的那些位置上。

对妇科来讲，息肉主要是宫颈息肉和子宫内膜息肉这两种。

宫颈息肉

宫颈息肉实际上是长期的慢性炎症使宫颈发生改变的临床表现，反复的炎症刺激使宫颈管某些部位的黏膜不断处于破损和修复的状态中。在细胞的分裂和分化过程中，有一小部分细胞会发生变异，比原计划增殖得多了一些，加上子宫本身的排异表现，这些增生的组织就慢慢突出到宫颈口外面，形成息肉样改变。通常这些息肉用肉眼就能看到，大小不一，形态各异，位置有所不同，有的是从宫颈管里脱出来的，有的是直接长在宫颈上的。它们基本上都是圆润光滑的样子，而且通常呈红色充血状。

除了六层楼刚刚说的炎症以外，造成息肉的原因还有内分泌紊乱，其主要幕后推手当数雌激素。在雌激素的帮助下，息肉长势良好，颜色红润，有光泽。当然，还有分娩、手术、损伤等原因，如宫颈锥切术后原切割部位会长出息肉，分娩过程导致的宫颈损伤修复时也有可能出现息肉。

哦，对了，还有一些是遗传因素，即上皮细胞天生比较敏感，容易受到炎症的影响，而且稍一刺激就会长息肉。

下面说说息肉患者的临床表现。大概三分之一的患者无临床表现，其余患者有可能是因为出血和白带异常而发现自己长了息肉。

出血　这种出血跟月经不太一样，但是依靠你们个人估计很难将它们区分开，这里我就大概讲一下。息肉里有很多新生的小血管，所以同房过程中的碰撞刺激等会导致其破损，流出来的血是点滴状的（血管很细），鲜红的。而月经主要是静脉血，所以其颜色相对会暗一些。只有少数人的出血会比较像月经，那也没有必要担心，下一步你就可以找六层楼或者医生了。讲到这里我要帮你们巩固一个知识点，出现阴道不规则出血之后，先考虑是不是宫颈的问题，然后看是不是有息肉，最后考虑是不是功能失常性子宫出血等。明白了吗？

白带异常　其实这一部分没有什么可讲的，因为前面就说了，本身就是炎症，当然会出现白带异常。不过这个时候的白带可能会带有血丝或者变成褐色，这也不必担心，其原因六层楼已经在前面讲清楚了。

下面再讲一下与宫颈息肉相关的具体检查方法，除了常规的妇科查体外，还有以下几种方法。

病理检查　这种检查是会有创伤的，即需要先把息肉取下来，然后通过病理检查来判断它是不是息肉。虽然息肉的恶性概率只有 2‰ ～ 4‰，但是做病理检查还是很有必要的，毕竟确保万无一失才是我们想要的结果。典型的息肉中央为一纤维结缔组织形成的纵轴，其中血管多而密集，外有宫颈固有的组织，包括腺体与间质，表面被宫颈黏膜覆盖，其组织成分和结构基本上与正常宫颈相同。

阴道镜检查 这项检查到目前为止还是有滥用的现象，其原因很简单，阴道镜检查操作简单、无风险，而且效果特别好。随手拍几张图片就可以把来就诊的姑娘吓个半死，图片上红彤彤的一大片，加上医生狂叹气、面带惋惜的表情，姑娘肯定一下子就崩溃了，恨不得跪地抱着医生的大腿，恳求医生拯救自己。

好了，言归正传。阴道镜下宫颈息肉因为长的位置不一样，所以看上去也不一样，它们主要分两种。

①从宫颈管中长出来的。这类息肉主要由腺细胞包被，所以在阴道镜下呈鲜红色，有一定光泽。单发者有一较细的蒂，多发者呈簇状，基底较宽，蒂较短。

②从宫颈上长出来的。这类息肉主要由鳞状上皮包被，所以在阴道镜下呈粉红色，从宫颈鳞状上皮区突出，质地较韧，很少有蒂。

问题来了，该怎么治疗呢？前面铺垫了那么多，现在只用一句话就可以讲完：不管是切掉，还是拽掉，还是摘掉，还是揪掉……总之，就是让医生挑一款合适的"兵器"把"敌人"一举歼灭即可。

子宫内膜息肉

子宫内膜息肉的基本情况跟宫颈息肉差不多，通常发生于来月经初潮后的所有女性。为什么它跟月经相关呢？因为子宫内膜会周期性脱落，黏膜会不断地发生破损和修复，然后有的人就慢慢出问题了。为什么这些人会有这样的问题呢？除了与炎症刺激、内分泌相关外，还可能与天生内膜过度刺激相关。

子宫内膜息肉主要的临床表现是不规则出血、经期延长、月经量过多等，基本上它很容易被误认为是其他问题，因此其隐匿性很强。不过其中有一点很有意思，即息肉由于本身就长在内膜上，有可能到经期随着内膜一起脱落了。这样根本不用处理就解决了这个小问题，真是来去匆匆，只带走一片内膜。

检查方法也视情况而定，主要有以下几种：

妇科查体　通常子宫内膜息肉在长得比较大的时候会从宫颈口脱出来，此时仅用阴道窥器看一下就可以发现了。

宫腔镜检查　它跟阴道镜检查的作用差不多。随着现代科技的发展，我们体内的几乎所有腔隙都可用相应的镜头查看，如胃镜、肠镜、膀胱镜、胆道镜、阴道镜、腹腔镜、关节镜……这次进入宫腔的是宫腔镜，进去看一眼，就知有没有。

妇科B超检查　无论是"阴超"（这是你们经常会问我的一个名词，六层楼更喜欢称之为经阴道妇科超声）还是经腹超声或者经肛门超声，都是指超声检查，你们要记住不管是什么检查，只要后面带"超"字，那就是超声的意思。通过超声检查可以看到子宫内膜的情况，如果有息肉的话自然就能看出来了。

那子宫内膜息肉该怎么治疗呢？具体有以下几种治疗方法。

宫腔镜手术　宫腔镜除了可以用来查看以外，还有电切的功能，查看的同时可顺手将息肉切除。

诊断性刮宫　小的息肉可以用刮勺刮出来，然后送病理科检查。

子宫全切术 是不是挺吓人的,不要太早惊慌,这是有条件的。如患者年龄较大,息肉反复发作、有恶性可能等情况时,可以考虑子宫全切术。

若你们以后再看到这样的问题时不会过分担心,也不会过分轻视,那这部分内容老六就算没有白写。

子宫肌瘤

在我说到我的专业是妇科肿瘤的时候，几乎所有听到的人第一秒想起的就是子宫肌瘤。既然这个良性病变这么深入人心，那么我们就来讨论一下吧！按照惯例我先上网看一番，看大家都是怎么讲解这个问题的，结果把我吓了一跳，原来网上的人认为任何病都可以通过吃一种食物或者几种食物就治愈了。这可把我难住了，第一，我也不知道吃什么食物能治好子宫肌瘤；第二，我只知道吃了东西会不饿。

什么是子宫肌瘤

子宫肌瘤是女性生殖器官中最常见的一种良性肿瘤，也是人体中最常见的一种肿瘤，又称为纤维肌瘤、子宫纤维瘤。子宫肌瘤主要是由子宫平滑肌细胞增生引起的，其中有少量纤维结缔组织作为一种支持组织而存在，故称之为子宫平滑肌瘤较为确切。

大量临床观察和实验结果表明子宫肌瘤是一种激素依赖性肿

瘤。雌激素是促使肌瘤生长的主要因素。当然，还有学者认为生长激素与肌瘤生长亦有关，生长激素能协同雌激素促进有丝分裂而促进肌瘤生长，并推测人胎盘催乳素也能协同雌激素促进有丝分裂，认为妊娠期子宫肌瘤生长加速除与妊娠期高激素环境有关外，还可能与人胎盘催乳素有关（好吧，我也认为这一段比较复杂，但是考虑到文章的严谨性，六层楼坚持要放上一些难懂的词汇）。简单来讲，子宫肌瘤的成因主要是激素，而不是网上说的那些莫名其妙的原因。

此外，卵巢功能、激素代谢均受高级神经中枢的调节，故神经中枢的活动对肌瘤的发病也可能起了重要作用。子宫肌瘤多见于育龄期、丧偶及性生活不协调的女性，故长期性生活失调导致的盆腔慢性充血也可能是诱发子宫肌瘤的原因之一。

子宫肌瘤的恶变概率较低，约 0.5%。

长的位置不同，危害也不同

子宫肌瘤生长缓慢，而且很少有变成恶性肿瘤的，所以其实它也不是很吓人，你也不必太过于紧张。

根据生长位置的不同，子宫肌瘤大致可以分为三种。

浆膜下肌瘤　长在子宫的浆膜层，在子宫以外，跟子宫之间通过一条长长的蒂连接。

肌壁间肌瘤　长在子宫的肌层，被子宫肌层紧紧包裹着。

黏膜下肌瘤　长在子宫的黏膜层，就是更加靠近宫腔的位置。

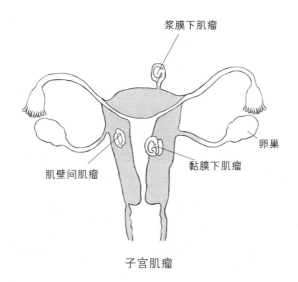

浆膜下肌瘤

卵巢

肌壁间肌瘤

黏膜下肌瘤

子宫肌瘤

子宫肌瘤所在的位置不同，临床表现也不同。

腹部包块及压迫症状　浆膜下肌瘤如果不断生长，就有可能被你感知到，可能仅通过按压腹部就能被发现，尤其是在清晨膀胱充盈的时候更容易被发现。通常它摸起来是硬硬的包块，可以活动，患者不会有什么疼痛的感觉。子宫肌瘤长到一定大小后会压迫周围器官，引起一系列症状，如子宫前壁肌瘤压迫膀胱，可引起尿频、尿急；巨大的子宫颈部肌瘤压迫膀胱，可引起排尿不畅，甚至尿潴留；子宫后壁肌瘤特别是峡部或宫颈后唇肌瘤压迫直肠，可引起大便不畅、排便后不适；巨大阔韧带肌瘤压迫输尿管，可引起肾盂积水。总之，如果子宫肌瘤比较小的话，患者一般不会有太明显的症状，只有子宫肌瘤长得很大了，患者才会有一些症状。但是如果子宫肌瘤发生了扭转或者红色变性①的话，患者就会出现急性腹痛。有时候如果子宫肌瘤合并其他疾病，则会引起不同的临床表现，如合并子宫内膜异位症会导致痛经等。

子宫出血 大多数女性是因为子宫出血的症状去就诊才发现子宫肌瘤的，所以六层楼每次都会建议不规则阴道出血或者月经异常的患者去做妇科 B 超检查。其中以周期性出血为多，可表现为月经量增多、经期延长或周期缩短。亦可表现为不具有月经周期性的不规则阴道出血。通常肌层和黏膜层的肌瘤比较容易出现这种情况。进一步说，长期月经过多或不规则阴道出血可引起失血性贫血，故较严重的贫血大多是由黏膜下肌瘤引起的。

白带增多 由于子宫肌瘤的存在，子宫变形，子宫增大，子宫内膜腺体增多，加上盆腔充血，白带增多。有时候黏膜下肌瘤会发生溃疡、感染、坏死，产生血性或脓性白带。

不孕与流产 有些子宫肌瘤患者会不孕或易发生流产，子宫肌瘤对受孕及妊娠结局的影响可能与肌瘤的生长部位、大小及数目有关。巨大的子宫肌瘤可引起子宫变形，妨碍受精卵着床及胚胎生长发育；肌瘤压迫输卵管可导致输卵管不通畅；黏膜下肌瘤可阻碍受精卵着床或影响精子进入宫腔。

---

①红色变性：这是子宫肌瘤坏死的一种特殊类型，主要发生在孕期。子宫肌瘤发生红色变性时，患者会出现剧烈腹痛，同时伴有恶心、呕吐、发热、白细胞计数升高等一系列炎症反应的表现。

如何发现子宫肌瘤

其实，发现子宫肌瘤的办法有很多。

超声检查

超声检查是目前最常用的辅助诊断方法。它可显示子宫增大、形态不规则，肌瘤数目、部位、大小，以及肌瘤内部是否均匀或液化、囊变等。超声检查既有助于诊断子宫肌瘤，并为判断肌瘤是否有变性提供参考（主要根据肌瘤周围和中间的血流信号来判断），又有助于将子宫肌瘤与卵巢肿瘤或其他盆腔肿块鉴别开来。

诊断性刮宫

通过子宫探针探测子宫大小、形态及体位，了解子宫内有无肿块。若有肿块，确定其所在部位，再刮取部分病变组织。当然，这需要有经验的医生来做。这种方法可以用来鉴别子宫内膜病变和黏膜下肌瘤，因为刮出来的组织是要做病理检查的。

宫腔镜检查

宫腔镜下看子宫里有没有黏膜下肌瘤。如果肌瘤存在且比较小的话，可以用宫腔镜将它顺手清除。

腹腔镜检查

当肌瘤需与卵巢肿瘤或其他盆腔肿块鉴别开来时，可做腹腔镜检查，直接进到肚子里去观察子宫的大小、形态和肿瘤的生长部位，并初步判断其性质。

磁共振检查

一般情况下，无须采用磁共振检查，但是其优势在于可以鉴别出子宫肌瘤是否恶变成子宫肉瘤。通常建议恶变可能性大的患者在手术之前做磁共振检查，其结果对于手术的选择和具体操作具有指导意义。

如何治疗子宫肌瘤

虽然治疗是医生应该操心的事情，但是为了让你们有所了解，这里简单介绍一下医生们是如何把子宫肌瘤一举剿灭的！目前有以下几种方案。

随诊观察

如患者无明显症状，且无恶变征象，可定期随诊观察。

药物治疗

这里不具体展开来讲了，只做简单介绍。因为雌激素对子宫肌瘤有刺激作用，所以治疗时应使用能抑制雌激素或有拮抗雌激素作用的药物，如促性腺激素释放激素激动剂（GnRH-a）、米非司酮、三苯氧胺、达那唑等。

手术治疗

子宫肌瘤的手术治疗可以有不同的入路选择，如腹腔镜手术、经腹手术、经阴道手术。此外，还会根据患者年龄、有否生育要求，子宫肌瘤大小及生长部位，医疗技术条件等因素来选择是进行肌瘤剥除术还是子宫切除术。

这里需要补充一种手术方式——子宫动脉栓塞术。这种手术通过放射介入的方法，将一根导管插入子宫动脉，再通过这根导管注入永久性栓塞颗粒，从而阻断子宫肌瘤血供，使肌瘤萎缩甚至消失。目前这种手术主要适用于子宫异常出血导致贫血等症状出现的子宫肌瘤。

聚焦超声治疗

聚焦超声治疗即将超声波聚集，利用超声波的能量将子宫肌瘤细胞凝固和破坏掉，从而使子宫肌瘤萎缩或者停止生长。这种方法的优势是没有创伤，恢复时间较短。但是热损伤可能会导致病灶周围胀气，所以也存在手术风险。

上面就是治疗子宫肌瘤的几种办法，至于我为什么没有讲饮食、生活习惯、作息等方面，是因为无论治疗的是哪种疾病，这些方面都是必须考虑的，而且对于每一种疾病的治疗都有更明确的方案。

子宫腺肌病

这个章节，我给大家准备的是一种之前多次提及却没有仔细讲过的疾病——子宫腺肌病。这种疾病被称为"不死的癌症"。

曾经有一位子宫腺肌病患者面色凝重地问我：医生，你能把我的子宫切了吗？我实在受不了了……

子宫腺肌病患者肚子里仿佛有一块大石头，每到经期它就不停地旋转、跳跃。这种想一想就会让人头皮发紧的感觉，时刻压榨着每一位患者仅存的求生欲望。

何谓子宫腺肌病

从字面上很难理解这是一种怎样的疾病，一眼看去，又是"腺"又是"肌"的，还挺唬人。前面我讲继发性痛经的时候已经说过，子宫肌腺病也是一种子宫内膜异位症，会引起痛经。

之前我说过，子宫大致分为两层：内膜层，生长于子宫表面，主要是腺体和血管；肌层，位于子宫内膜层下，纵横交错，维持子宫的形态，起保护作用。这两层本来互不侵犯，但由于某些原因，内膜层开始跟肌层搅和在一起。这样就出现问题了。要知道，每到经期，内膜就会脱落、出血，这意味着每逢此时，这些散布在肌层的内膜就开始膨胀起来……这一膨胀不要紧，但会使本来就不大的子宫受到各种挤压，从而导致痛经。对于患者，每一次眨眼和呼吸都可能引发新一轮的疼痛，真是恨不得把子宫挖出来。

现在你们能理解这种病的名字了吧？腺体和肌肉不怀好意地混合在一起，就造成了腺肌病。

子宫腺肌病的症状

从临床上来看，子宫腺肌病的患者年龄多在 35 岁左右，大多是产后的女性，这是因为分娩过程会给内膜层和肌层交融创造发生的条件。因此，也就可以理解为何近些年来子宫腺肌病患者会有年轻化的趋势。很显然，除了分娩以外，人流、刮宫等行为都可以为此创造条件。子宫腺肌病的常见症状如下：

月经失调

几乎一半以上的患者都是因为月经失调来就诊的，由于内膜肆意妄为，其主要表现为经期延长、月经量增多、月经周期缩短等。有些患者的情况很严重，几乎天天有血，日日得垫卫生巾，每天啥都没法干，光顾着换卫生巾了。可以想见，一旦月经失调，贫血多半会随之发生。

痛经

虽然并不是所有患者都会痛经，可一旦痛起来，真的会让人重新审视生死。这种痛经的特点是进行性加重，疼痛不断升级，月经前就开始隐隐作痛，经期达到高潮，月经结束后疼痛戛然而止。这种生理上的痛苦其实还好，可是一想到月经刚走没几周又要开始新一轮的疼痛，那真是无尽的折磨。

同房疼痛

这是一种深部的同房疼痛，有一部分患者会有这样的症状。它跟外阴撕裂或者裂伤不同，跟宫颈病变导致的同房疼痛也不同。由同房导致的子宫摆动或者刺激会引起一种来自内脏的疼痛感，通常这也意味着内膜异位病灶广泛存在。

需要说明的是，还有一部分人没有症状，顶多就是发现子宫增大或者有时候会摸到子宫有些发硬，很难讲这是幸运还是不幸。通常没有症状时大家都不会去医院，不去医院就发现不了真相。所以，啰嗦的我还是建议各位定期体检。

子宫腺肌病的病因

上面简单提了一下子宫腺肌病的症状，但是其发生的原因学术界尚未给出准确解释。对此妇产科界以郎景和院士为首的泰斗们孜孜不倦地研究了几十年，很有可能他们整天在群里说的话三句不离腺肌病，每次大会都要拿它出来讨论。

对我们来讲，简单了解专家们目前达成的共识就可以了。简而言之，靠近肌层的那一部分子宫内膜因为异常增生，一口气侵入了子宫肌层，这些肌层的细胞发生代偿性增生、肥大，就引发了子宫腺肌病。虽然这一过程有可能自发产生，但是分娩、人工流产、刮宫等会增加其发生率。

之前有专家认为经期同房也会增加子宫腺肌病的发生率，可是后来的研究表明这两者之间并没有直接的关系。

子宫腺肌病的检查

六层楼需要做的事情就是及时发现患者的问题，督促她们尽快就诊。很多患者一到医院就会被一大堆检查搞得一头雾水，有时候医生也没空跟她解释，故患者的就诊体验很糟糕。下面，我就把相关检查介绍清楚。

B超检查

一般而言，阴道 B 超检查的准确性比较高。在 B 超下，我们可以发现子宫呈均匀性增大，回声不均匀，这是由内膜层和肌层交融导致的。

磁共振检查

磁共振检查是相对更高级的检查，检查费用也比较高。在明确病变位置和范围的前提下做磁共振检查更有指导意义，也有助于医生明确诊断。

CA125 检查

CA125是肿瘤标记物的一种，常常用来检查卵巢癌等。子宫内膜异位症患者的常见表现之一也是CA125升高，这一指标对于诊断和治疗效果评估都有一定意义。

子宫腺肌病的治疗

患者的年龄不同，选择的治疗方案也不同。这就是我在开头拒绝给那位姑娘切除子宫的原因，因为她才二十多岁，还有更加合适的治疗方案。

治疗子宫腺肌病的方法主要是药物治疗和手术治疗。

药物治疗

具体有两种手段。第一种是对症治疗。你不是疼吗？那我就给你止疼，每个月安稳度过就好，用的就是之前六层楼建议过的非甾体类解热镇痛类药物。第二种是针对内膜的治疗。你不是膨胀吗？那我就封杀你。有药物可以抑制内膜的生长和脱落，甚至直接让内膜萎缩，这样它就嘚瑟不了了。临床上，使用GnRH-a或短效避孕药就能够达到此治疗目的。

手术治疗

这就简单多了，要么切除子宫，要么切除病灶，要么堵塞供应血管。无论哪种做法，思路都是一样的。你不是疼吗？我就给你切掉，切掉一点不好使，那就整个切掉。你不是嘚瑟吗？我就帮你把补给的道路堵上，没有补给，你也就没法为非作歹了。

药物治疗+手术治疗

这是指前面讲过的曼月乐环，需要做宫内节育器植入术。放置在宫腔内的避孕环可以缓慢释放孕激素，以缓解子宫腺肌病的症状并限制其发展。

此外，还有两种情况可使子宫腺肌病的症状消失。一是绝经，一旦绝经那些症状就都灰飞烟灭了；二是怀孕，不过有效期只有一年左右，等月经恢复，这些症状还会出现。

输卵管异常

❀

输卵管其实是女性非常重要的内生殖器之一，而且也是最脆弱的器官之一。

如果你有子宫肌瘤且子宫肌瘤小的话，不用管它，它不会对你的生活造成太大的影响；如果子宫肌瘤变大了，手术切除就行，术后恢复也快，而且基本不会影响子宫的功能。如果你有卵巢囊肿，也可以手术切除，甚至在切除一个卵巢之后，另一个卵巢也能基本撑起你内分泌和卵泡发育的整片天空。然而，如果你的输卵管稍有闪失，那么你的受孕机会就会明显减少，甚至可能导致不孕。

认识输卵管

作为一个严肃的思考者，我们必须从宏观和微观两个方面去认识一个事物。

从宏观上看，输卵管就是——嗯，就是两根粗细不等的管子（保持严肃），长 8 ～ 15 厘米。它主要由以下四部分组成。

输卵管间质部 位于子宫肌壁内，长度最短，约 1 厘米，管腔也最狭窄。

输卵管峡部 在间质部的外侧，长 2～3 厘米，比间质部略宽。

输卵管壶腹部 在峡部的外侧，宽大而且弯曲，长 5～8 厘米，是精子和卵子会合的地方。

输卵管伞部 在输卵管的最外侧，处于游离状态，有许多像小手指一样的突起，其主要功能是拾取卵巢排出的卵子。

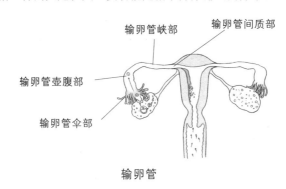

输卵管

从微观上看，输卵管主要由三层组织构成。

输卵管浆膜层 输卵管的最外层，是腹膜的一部分，表面光滑。

输卵管肌层 输卵管的中间层。这一层的主要功能是靠肌肉的收缩来协助拾取卵子、运送受精卵，以及在一定程度上阻止经血逆流和宫腔感染向腹腔扩散。

输卵管黏膜层 输卵管的内层，主要由纤毛细胞和分泌细胞组成，其中纤毛细胞的主要作用是靠自身的摆动来运送受精卵。

输卵管的作用

通过对这些结构的了解，你们可以发现输卵管原来是这样完成它的伟大使命的。

输卵管伞部拾取卵子后，卵子就在输卵管某处静静地等待着精子的到来。而精子在进入阴道后，首先要经过接近7小时的准备，在能量充足之时，展开一场激烈的厮杀，最终总有那么一两个精子在放完大招后来到卵子面前，完成受精这一神圣的使命！大约30小时后，受精卵随着输卵管纤毛的摆动开始向宫腔内移动，而移动的全过程大约需要4天。

总之，你们会发现输卵管就是人肉传送带，它一门心思要把受精卵送到子宫里，这种默默无闻、不为名利的精神真让人感动。

但是，有时候输卵管不能很好地完成任务，这就会带来一系列问题。

输卵管异常与异位妊娠

异位妊娠，俗称宫外孕，顾名思义就是受精卵着床于子宫以外的地方。其中最常见的类型就是输卵管妊娠，也就是受精卵在输卵管的某个部位着床并发育。与子宫肌层相比，输卵管的管壁相当薄弱，所以输卵管妊娠时随着怀孕周数的增长，输卵管的管壁会越来越薄，在怀孕6～8周时就会破裂，引起大出血。当然，还有一种情况，胚胎由于自身发育欠佳，不幸无疾而终，自己就没了。

为什么会发生宫外孕呢？主要有以下几个方面的原因：

输卵管炎症

输卵管炎症主要表现在输卵管黏膜和输卵管周围。输卵管黏膜有炎症会导致管腔变窄或输卵管纤毛功能受损。输卵管周围有炎症会导致输卵管周围粘连、输卵管扭曲、蠕动减弱。

输卵管妊娠史或手术史

输卵管妊娠史或手术史均可能导致一定程度的输卵管粘连，涉及的手术可能包括盆腔手术、宫腔手术，如卵巢囊肿剥除术、人工流产术等。

输卵管发育异常或功能异常

输卵管过长、扭曲、狭窄，输卵管肌层、纤毛发育异常都可能影响输卵管的功能。

辅助生殖技术、避孕失败，甚至盆腔疾病

如子宫肌瘤、卵巢肿瘤压迫输卵管，导致输卵管结构异常。

以上这些都可能使受精卵的运行受到阻碍，从而导致受精卵在输卵管内着床，发生宫外孕。

输卵管异常与不孕

不孕的因素有很多，我们这里讲的不孕主要是指精子和卵子无法成功会合的那种，其主要原因就在于输卵管。如果输卵管有功能障碍，甚至伞部粘连、封闭，或者输卵管因为炎症出现积脓或积水，那么就算卵子与精子的情谊再深厚，它们也无法相遇。

如何检查输卵管

讲了这么多，你们可能最关心的还是如何判断自己输卵管的情况，所以六层楼最后要告诉大家的是医生在临床上的处理思路。

一般情况下，如果 B 超检查后粗略判断患者双侧输卵管未见异常，且患者之前也没有做过手术，那么医生会默认其输卵管是没有问题的，可以正常备孕。正常备孕一年而未怀孕者，需要做输卵管造影或通液，必要时行手术治疗。

如果 B 超检查结果显示输卵管有异常或者有盆腔、宫腔手术史，最好在备孕前做输卵管造影或通液，解决问题后再考虑怀孕。当然了，如果不甘心的话，也可以先试试自然受孕，不过要承担宫外孕的风险。

最后，需要跟大家说的是，不管你有两根输卵管还是一根输卵管，都可以怀孕，就算没有输卵管，还可以人工助孕。总之，想要怀孕，办法有的是！

葡萄胎

除了宫外孕，还有一种类似怀孕的情况也会使验孕棒显示两道杠，但它却不是你认为的怀孕，而且它有着吓人的名字——葡萄胎。吓人吧？赶快来了解一下吧！

什么是葡萄胎

葡萄胎是一种异常的人类妊娠。正常妊娠时，在胎儿形成之前胎盘是由无数的绒毛组织构成的，当绒毛的中心血管消失，绒毛水肿变性后，就会形成一个个晶莹剔透的小水泡，小水泡连在一起就像一串串葡萄，所以我们形象地称之为葡萄胎。

目前普遍认为，葡萄胎主要是由来自精子的染色体异常表达导致的，多余的父源基因物质是滋养细胞增生的主要原因。当然，它也可能与营养状况、社会经济因素、年龄（超过35岁的女性发生葡萄胎的概率是年轻女性的2～7.5倍）以及既往葡萄胎史相关。

葡萄胎都有哪些表现

停经后阴道出血

大部分葡萄胎患者会在停经 8 ～ 12 周的时候发生阴道出血，但千万别一出血就先给自己扣上一个"怀了葡萄胎"的帽子。不要慌张，不要焦虑，这时需要做的是去医院做血清人绒毛膜促性腺激素（hCG）测定和 B 超检查，等结果出来了，自然会有定论。

妊娠呕吐

部分葡萄胎患者的子宫会异常增大，里面充满了葡萄胎组织，同时血清 hCG 水平异常增高，这导致她们的早孕反应比一般人更严重，持续的时间更长。所以，请注意，如果孕吐特别厉害，即便不是葡萄胎，也应该乖乖去医院。否则，严重的呕吐会令孕妇酮体升高、水电解质紊乱，不利于胎儿发育。

由于现代医疗水平的进步，很多葡萄胎患者可能都等不到上述典型症状出现，早期就被发现并获得诊治。所以，怀孕之后一定要找一个靠谱的医院，接受正规、规律的检查。说实话，搞妇产科这么久，糟糕的状况见得多了，我越来越觉得你们一定要重视自己、爱惜自己，不要总让老六替你们操心！

怀了葡萄胎该怎么办

葡萄胎患者一旦确诊，就一定要及时清宫。

在这里强调一下，葡萄胎的清宫手术是需要住院的，这样才能够保证在最安全的情况下解除危险。是的，清宫跟你们所理解的人工流产术差不多。葡萄胎患者的子宫往往比较大，质地又很软，做清宫手术的时候，一不留神就会有子宫穿孔的危险。对于子宫增大明显的，还需要多次刮宫，这样才能保证彻底治愈。

我在长期的临床工作中发现，不少患者做完手术后就不再来医院复查了。此处必须敲黑板——建议身体健康的女性朋友定期体检。如果是接受过手术的患者，一定要仔细了解复查时间，然后遵医嘱定期复查。我见过的血的教训可不少！有些心宽的姑娘以为做一次就完事了，结果并非如此，有些葡萄胎患者要做好几次清宫手术，甚至有做完清宫手术后还要做化疗的。是的，这里的化疗就是你们想象中的化疗。这个时候，必须先把怀孕的事情放到一边，接受完整的治疗流程后才能考虑怀孕的事情。此外，看了下面这话之后你可别哭：如果初次治疗不彻底，再次发生葡萄胎的话，那可就是侵袭性葡萄胎了。这属于恶性滋养细胞肿瘤，你说吓人不吓人？啥，你说这些名词都太陌生了？是的，它们的确很少见，可一旦遇上，你一辈子也忘不了。

因此，以下内容尤为重要：做完葡萄胎清宫手术后，请每周去医院检查一次血清 hCG，连续三次结果呈阴性后，改成每个月检查一次（查 6 个月），之后再改成每两个月检查一次（查 6 个月），总共需要复查一年，一次都不能少。

什么时候可以再要孩子

葡萄胎患者痊愈后至少要避孕一年哦！再心急也得等血清 hCG 呈阴性后半年以上才可以怀孕。关于避孕，体外射精、安全期什么的都是鬼扯，上环可能会导致不规则出血，容易影响医生的判断，因此建议你们选用安全套或口服避孕药来安全避孕。

好啦，葡萄胎小课堂就先上到这里了。葡萄胎是一种最常见的滋养细胞疾病，你们有必要知道，哪怕这部分只是一个课外小阅读。

卵巢囊肿

其实老六已经写过很多科普文章了，但是对于卵巢囊肿总是有些犹豫，一方面是因为这部分内容的专业度比较高，写起来并不轻松；另一方面这部分内容又很重要，老六还是希望大家都能明白……所以，也只有老六来写了。

之所以说卵巢囊肿不好写，是因为卵巢囊肿分为单一型或混合型、一侧性或双侧性的、囊性或实性的、良性或恶性的……还有其他不同的病理分型。老六以一种简单粗暴的方式来讲讲看，如果讲完之后你们还是不能理解的话，老六就再讲一遍，一直讲到你们明白为止！

第一次得知自己患了卵巢囊肿时，多数女性通常是大脑"嗡"的一下空白了，医生说什么都听不进去了，心里充满了担忧，怕自己的身体就此完蛋了，怕生育功能受影响，怕身材变形，这一系列担忧的直接结果就是感觉天要塌下来了。

通常大家会迫切地想知道卵巢囊肿到底严不严重；发病率到底高不高；这是女性的常见病，还是发病率比较低的妇科病。

简单来讲卵巢囊肿大多数情况下是良性肿瘤，可发生于任何年龄的女性，多数发生于育龄期女性。良性卵巢囊肿大多发生于20～44岁女性，而卵巢囊肿中有很小一部分是恶性肿瘤，且多发生于40～50岁女性。青春期女性或幼女也可患卵巢囊肿，且它们常为恶性，而绝经后期女性所患的肿瘤也多为恶性。

所以，无论是你们还是你们的母亲或其他长辈，都很有必要了解一下接下来的四个问题。

什么原因会导致卵巢囊肿

遗传

20%～25%的卵巢肿瘤患者有家族史，比如畸胎瘤就是一种与生俱来的疾病，当然这种产品，不对，这种疾病也是分良性和恶性的。显然这也不是你能确定的，这就体现出体检的重要性了，从小到大我们经历了那么多次半开玩笑似的体检，如果有问题的话，应该在这过程中就已经被筛选出来了。当然，我国体检的规范性需要改善，如医生的待遇需要改善一般急迫。

内分泌

卵巢是排卵、分泌性腺激素的重要器官，拥有如此重要作用的器官通常容易出现问题。为了便于你们理解，请跟着我一起想象一下。每次排卵之后卵巢都会重新修复，为下一次排卵做准备，每一次修复都需要通过细胞的分裂和增殖来完成，而细胞的每一次分裂和增殖都是基因的复制过程，如果这个复制过程中有一丁丁丁丁点儿差错的话（当然其概率比那么一丁点儿还要小）就会出现问题。比如说排卵后形成的黄体囊肿是良性的，它会在下个月月经到来之前就消失，当然如果它是恶性的话，那么细胞的分裂和增殖就会出现问题，这个稍后再讲。此外，同样会出现由内分泌引起的问题，很多卵巢囊肿或者多囊卵巢综合征是卵巢产生过多雄激素所导致的。

生活方式与环境

有研究表明，长期饮食结构不健康、生活作息紊乱、心理压力过大、精神状态不稳定、身体处于亚健康状态都是导致生理性囊肿（良性）或者病理性囊肿的因素。这里需要说明的是有关饮食的问题，虽然我们处在饮食再也不能让人放心的形势下，但是仍然应该营养均衡，合理搭配，而且对于女性来讲，一定要对将要吃进嘴里的东西持谨慎的态度，这里的东西指的是那些减肥药、网上卖的保养品、有神奇功效的产品等。你反过来想想看，它们如果确实有用的话，那为什么是以这种方式存在于市场上呢？

为什么有的卵巢囊肿没有症状

基本上囊肿都是做检查或者囊肿长到你很难忽略的程度时才被发现的，其他情况下它们是很难被发现的。比如卵巢囊肿，最初它的大小就跟枣差不多，就算它长成如橘子大小，在腹腔里也不会对人产生任何影响，这也是为什么即使是卵巢癌也有70%被发现时已是晚期，且还是因为一些其他的并发症状，如腹水、肠梗阻等而被发现的。

恶性肿瘤尚且如此，良性囊肿就更难被发现了。这里还是以畸胎瘤为例，几乎所有就诊的患者都是参加单位体检或者入学体检时发现的，因为她们没有任何症状。发现之后她们惊讶不已，然后就开始四处求医，外加上网看看那些苦口婆心的"毒药"，更加担心，紧接着就出现了一些似有似无的症状，原来不知道有囊肿的时候活蹦乱跳，一发现之后便开始这儿疼那儿疼，这中间可能也只是隔了一天罢了。

说这么多是为了告诉你，即使发现了卵巢囊肿也没有必要过分担心，因为如我的导师所说，七分之一的女性这一生可能会得一次卵巢囊肿，其中只有七十分之一是恶性的。但是值得注意的是，有70%左右的恶性肿瘤患者被发现的时候已是晚期，有70%的卵巢肿瘤患者在治疗后会复发，恶性卵巢肿瘤患者的五年死亡率是70%左右（临床上通常说的是五年生存率在30%左右，这里是为了跟前面的70%保持一致）。

所以，通常卵巢囊肿要长到很大或者伴随其他症状出现的时候才会引起患者的注意。其他症状包括腹部的不适感、月经不规律、不孕等。这里补充讲一下卵巢子宫内膜异位囊肿，也就是我们常常说的巧克力囊肿，这类患者通常会有明显的痛经症状，而且其痛经症状会越来越严重，但是她们在非经期基本上不怎么疼痛。类似这样的情况就容易被发现，并得到及时治疗。

检查卵巢囊肿的方法有哪些

这里要是只写 B 超检查是不是太敷衍了？

好吧，实际上是这样的，通常做一系列的检查是为了判断出卵巢囊肿的具体性质和做出诊断，而不是如六层楼上面说的只是用 B 超检查来确定有没有卵巢囊肿那么简单。对于一些简单的良性囊肿，有经验的医生可以通过 B 超检查、激素水平检测等方法来判断，但是有一些相对复杂的情况就需要借助其他检查手段。

这里重点说一下恶性肿瘤的检查方法。显然，如果在一系列检查结束后排除了肿瘤恶性的可能，即使花了一些钱，我想做这些检查应该也是值得的。

影像学检查

通常使用 B 超、计算机体层扫描（CT）、磁共振（MRI）、正电子发射体层显像（PET）、PET-CT 等对肿瘤大小、侵及范围、血流信号以及淋巴结和远处转移做出评估。这些是无创检查，也是首选的检查方案。

腹腔镜检查

这里会涉及一些有创伤的检查及治疗方案。透过腹腔镜可以看到囊肿或者肿瘤本身的情况，可以通过这种直观的检查方式对肿瘤做出更加准确的判断，因为一些肿瘤的模样还是挺有特色的，它们看上去就不是好东西，这个时候通常会选择在可疑的部位进行多点活检和病理诊断，或者抽吸腹腔液进行细胞学检查。明确诊断后，就可以确定下一步的诊疗计划了。重点信息：任何诊断都以最后的病理结果作为"金标准"。

其他生化指标检查

这里涉及一个知识点，就是恶性卵巢肿瘤通常会有一些标志性的产物，而科研人员的目标就是把这些产物找到，确定它们跟肿瘤之间的特异性，由此达到只需要抽血检查一下就可以确定是不是有肿瘤的目的，是不是很神奇啊？就是因为有这样一群科研人员孜孜不倦地奋斗在科研岗位上，才让越来越多的人体会到现代医疗的好处。下面具体说说这些生化指标检查。

抗原标志物　CA125 是卵巢肿瘤较敏感的肿瘤标志物。甲胎蛋白（AFP）是内胚窦瘤的最好肿瘤标志。患有未成熟畸胎瘤（就是指有一定恶性程度的畸胎瘤）时，患者体内的 AFP 也可升高，而且 AFP 的升高常先于临床体征，这在诊断和监护方面都具有重要意义。

激素标志物　绒毛膜促性腺激素 β 亚单位（β-hCG）是妊娠滋养细胞疾病特异性很高的标志物，卵巢绒癌患者的 β-hCG 往往也会升高。这里说的很高是真的非常高，正常孕妇的 β-hCG 数值最高可能达到 20 万左右，但是绒癌患者可能会达到 70 万～100 万。还有类似的情况，如颗粒细胞瘤及卵泡膜细胞瘤患者的雌激素水平会上升，30%的睾丸母细胞瘤患者的尿17-酮类固醇排出量会增大。

酶的标志物 卵巢恶性肿瘤患者的乳酸脱氢酶（LDH）排出量会增大。

你可能会觉得这一部分内容晦涩难懂，没有关系，因为这些跟你关系不大，而且我打心眼儿里希望你们最好一辈子都跟这些没有关系。

卵巢囊肿如何治疗

针对卵巢囊肿的治疗，需要考量的因素挺多的。写到这里我有点儿写不下去了，因为很多问题不是我在这里写写就能解决的，而且关注的人一共也就那么几个，能发生恶性肿瘤的概率是0.5%～1%。如果真的发生了，六层楼也会极力建议她去医院就诊，而不是在网上浪费宝贵的治疗时间。但是，为了保证这篇文章的完整性，我还是要写下来，并且，谁又能保证以后不会有更多的人看到呢？当关注的人足够多的时候，这些文字就有了意义。

对于卵巢囊肿来说，一般的药物是没有什么作用的，或者说作用是很有限的，所以临床上通常建议手术治疗。治疗方法的考量因素包括：患者的年龄，囊肿的部位、体积、大小、生长速度、恶性程度，是否保留患者的生育功能以及患者的主观意愿等。

针对良性卵巢囊肿的手术治疗

卵巢囊肿切除术 这种手术不动卵巢，只是把囊肿剥除或者切除，主要针对年轻患者，尤其是绝经前患者。因为这样的手术可以保留患者的生育功能，手术中医生通常也会尽可能保留正常的卵巢组织，这基本上是所有医生的共识。

输卵管卵巢切除术 针对年龄较大或绝经后的患者，可行一侧或双侧输卵管卵巢切除术。之前的观念认为这类手术应该尽量把口子开大一些，这样可以将囊肿完整地取出来，避免内容物溢出而污染切口或者盆腹腔。但是在现在的医疗水平下，我们既可以选择腹腔镜手术，也可以选择经阴道手术，在能满足治疗效果的前提下，尽量减少创伤，帮助术后恢复。

针对恶性卵巢囊肿的手术治疗及放化疗

如前所述，多数患者就诊时已到晚期，因此要尽一切可能切除原发囊肿及所能见到的盆腹腔转移灶。卵巢恶性囊肿常与子宫、附件粘连或浸润浑然一体，且紧贴盆腹膜，所以通常手术的范围是非常大的。 手术之前和手术之后都可以采用规范的化疗方案来进行辅助治疗，术后可以选择放疗。

子宫内膜异位症

开始讲这部分内容之前先讲一个故事。一位年轻女性患者因为咯血就诊于一家医院的急诊科。医生当然首先考虑是肺部的问题，检查一通后发现患者肺部确实有异常表现，于是医生自然就往肺结核、肺癌等方向考虑。又是一通检查，却一无所获，医生恨不得直接开胸检查，结果患者说了一句："我从几年前开始每个月都会胸痛，而且有时候也咯血，当时我以为是嗓子有炎症而出血的，就没管……"站在一旁的妇产科医生听到了，建议患者按照他的思路检查一番，结果证明他的猜想是正确的：这位患者得的是罕见的肺部子宫内膜异位症。

子宫内膜异位症的表现

正如前面所讲的那样，子宫内膜异位症的原理很简单，就是子宫内膜细胞通过狭长的输卵管，从开放的伞端进入盆腹腔。盆腹腔就像一片自由的海洋，子宫内膜细胞可以在整个盆腹腔内自由自在地"遨游",想在哪里"安家"就在哪里"安家",然后慢慢地发展,直到你开始有一些症状表现出来的时候,它的使命就算完成了。那么它会引起哪些临床表现呢?看下文。

痛经

这一部分已经在前面讲过了。虽然子宫内膜细胞可以在盆腹腔内自由自在地"游荡",甚至可以到肺部,但那毕竟是极少数的情况,多数情况下内膜细胞从伞端(你们知道我说的是什么吧?输卵管的末端,呈伞状,所以称为伞端)出来之后就直接种植在卵巢上,然后慢慢形成一个或多个囊肿,也就是我在这本书里多次提到的巧克力囊肿。这些囊肿的外面是一层囊壁,囊壁内为子宫内膜样组织,这些组织按照生理周期不断地脱落、出血。

问题来了,这些囊肿跟子宫不一样,子宫有宫颈和阴道与外界相通,经血可以流出去,但是这些囊肿就没办法将血排出去,只能靠自体吸收,而且吸收的量非常有限,当血流出来很多的时候,自然就引起了痛经,因此痛经是子宫内膜异位症最典型的症状。痛经可以发生在月经前、经期及月经后,当然比较典型的是平时不痛,一到经期就疼痛难忍,就算使用止痛剂都不一定有效果,甚至止痛剂加量都是无效的。疼痛的原理主要是囊肿内部出血,导致局部组织发生炎性反应。还有更加可恨的一点是,子宫内膜异位症病灶本身可以使前列腺素的分泌量增加,这会导致子宫肌肉挛缩,因此痛经势必更为显著。

但是,月经一过,疼痛便消失了。

月经异常

假设我们的手指受伤了，缠上了绷带，虽然这对日常生活影响不大，但是会影响我们手部的正常使用。如果子宫内膜长在卵巢上，就会导致巧克力囊肿，影响卵巢功能，引起卵巢内分泌异常，主要表现为月经过多或者周期紊乱，进而影响排卵功能。

不孕

接着上面的内容讲，巧克力囊肿影响卵巢的排卵功能后就会导致排卵异常，然后怀孕就成了件捉摸不定的事情，这让人很头疼。不过令人更头疼的是，巧克力囊肿本身会因为出血导致周围局部组织发生炎性反应。你们可能不明白这句话的意思，就是说一旦有了炎症，紧接着就会发生粘连，一粘连，肚子里的那些脏器就会被粘得东倒西歪，原来光滑有序的盆腹腔就变得如盘丝洞一样，当然不出意外的话会发生输卵管粘连。本来输卵管是一根细细的、长长的管子，一旦发生轻微的粘连和受压迫，那这条"生命的丝绸之路"就会被封闭，这时男方及精子们即使再努力，女方也很难怀孕。

同房疼痛

既然提到了男方，那么自然要说一下同房的问题。这主要是因为如果子宫内膜异位症的病灶在直肠子宫陷凹、直肠阴道隔的位置，那么就可以引起同房疼痛，那种感觉据描述是一种源自深部的触痛，而且会刺激到直肠，因此经期会表现为排便次数增加，并伴有明显的疼痛。

其他

这个部分就是发挥想象力的地方了。子宫内膜异位症的病灶可能出现在体内几乎任何地方，比如前面讲的那个故事，出现在肺部；也有可能出现在膀胱，影响排尿或者导致尿频、尿痛等；也可能出现在剖宫产的切口上，导致术后切口瘢痕周期性疼痛等。

子宫内膜异位症的原因

上面这些表现你们应该都能理解吧？那么理解之后你们最先要问的肯定就是：我的痛经不会是因为巧克力囊肿吧？可是我什么都没有做啊！到底是什么原因引起子宫内膜异位症的呢？

种植学说

即经血逆流，内膜种植。它就是我在前面给你们讲的那些理论，虽然我不指望你们看完后就全部记住和明白，但是你们要记住一点，这只是一种学说，只是六层楼比较倾向于相信这种学说罢了。从这个学说的角度来讲，经期同房、经期使用棉条看上去都有可能导致子宫内膜异位症，但是目前还没有可以证明它们之间有关系的研究，所以相不相信这种学说的决定权在你们手里。

化生内膜

即浆膜上皮，化生内膜。在人体胚胎发育时期，卵巢表面上皮、腹膜、直肠阴道隔、脐部均由体腔上皮化生而来，这些组织在性腺激素、炎症、机械因素的刺激下能够发生转化，形成另一种组织，显然它们可以化生为子宫内膜。

血液淋巴转移

这是一种较为罕见的发病原因。出现在肺部、脑膜、心包、四肢及其他远端的子宫内膜异位症，是通过血液循环或淋巴系统将子宫内膜碎屑转移并停留在某脏器或组织上而发病。这下你们明白六层楼在前面讲的那种情况的发生原因了吧？

医源性内膜移植

好吧，也要从自己身上找原因。剖宫产腹部切口的子宫内膜异位症一定是由手术造成的，当然还有其他部位的子宫内膜异位症，如顺产侧切伤口的子宫内膜异位症、人工流产后的阴道或其他位置的子宫内膜异位症。

免疫防御功能缺陷

随经血逆流至腹腔的子宫内膜，如同一种异物，会激活身体的免疫系统，动员出大量的免疫细胞及体液，以围歼并消除子宫内膜。假如身体的免疫防御功能有缺陷，这种情况就会发展为子宫内膜异位症。当然这也是一种假说。

内分泌功能失调

无论异位的子宫内膜来自哪里，其生长变化均与卵巢的内分泌有关。雌激素能促进子宫内膜生长，孕激素能抑制其生长，所以当孕激素水平较低的时候，子宫内膜就会呈现出一副如没有大人看管的小孩子那样的无法无天的状态。

遗传与体质的因素

临床观察发现，有家族病史的人患此病居多。还有就是体质的问题了，体质较弱、体重超标等因素都有可能导致其发生。体质差的话，任何病都有可能找上你，所以还是要赶快让自己强壮起来！

子宫内膜异位症的检查方法

下面就到了讲专业知识的时候，因为接下来的事情得交给医生来做。当然，六层楼会将它们告诉你们，但是你们要知道有些事情该是医生做的就得让医生来做，不要把医生这个职业想得太简单。首先我们来看检查方法。

抽血

主要是为了检查CA125。这一项本身是用来检查卵巢癌的，但是对子宫内膜异位症患者来讲，CA125也会升高，而且随内膜异位症严重程度的增加，阳性率也会明显上升。其重点是敏感性和特异性都挺高，所以它对于子宫内膜异位症的诊断是很有意义的，这一点相信有些读者是知道的，因为六层楼曾经让你们去检查过这个项目。

影像学检查

B 超检查　B 超检查为妇产科常做的检查之一，可以用来确定巧克力囊肿的位置、大小、形状及发现妇科检查时未触及的包块。需要说明的是，通过 B 超检查可以看到输卵管的情况，之所以说这个是因为有读者担心输卵管粘连，每天都想着要做腹腔镜检查。

腹腔镜检查　腹腔镜可以直接进入盆腔，借此我们可以看到异位病灶或对可见病灶进行活检以明确诊断，而且检查过程中就可以顺手把小病灶清除了。在腹腔镜的帮助下我们可以看到更多的东西，可以观察子宫、输卵管、卵巢、子宫骶骨韧带、盆腔腹膜等部位有否子宫内膜异位症病灶。

磁共振（MRI）检查　MRI 可多平面直接成像，直观了解病变的范围、起源和侵犯的结构，可对病变进行正确的定位，提高软组织的显示能力。这些你们可以不用全了解，你们只需记住这项检查可以用来看盆腔是否有粘连的情况。

虽然这些检查是由医生开出来的，结果也是由医生来分析的，但是你们至少要明白这些检查的作用。

子宫内膜异位症的治疗方法

下面就来了解一下子宫内膜异位症的治疗方法。

药物治疗

按照前面的逻辑来说的话，只要不来月经，就不会疼，那么我们就想办法让患者不来月经。有两种自然情况可以使女性不来月经，一种是怀孕，一种是绝经。这两种情况都可以通过人工药物来实现——人工假怀孕和人工假绝经，是不是听上去很炫酷？这些药物的名字也特别酷，尤其是人工假绝经的药物，如戈舍瑞林、亮丙瑞林、曲普瑞林等。

手术治疗

手术治疗一般是针对用那些药物控制不好的情况，如病灶较大，有明显的压迫、粘连的症状等，外加患者有生育要求什么的，就需要把病灶切除。切除病灶的基本原则是：哪儿有切哪儿，有多少切多少。不过对于有生育要求的患者，可以选择把囊肿剥除；对于没有生育要求的患者，可以选择把整个卵巢切掉。当然术前医生会根据具体情况跟患者沟通的。

总之，痛经的时候，不要光吃止痛药或者发脾气，记得先去医院查一下以排除子宫内膜异位症。

畸胎瘤

因为畸胎瘤的发生率并不高，而且其中绝大多数是良性的，只有极少数是恶性的，所以可能很多人根本不知道有这种病。说起畸胎瘤，其中有很多误区，现在猛地让我写，突然不知道从哪儿开始了呢！

先从畸胎瘤的名字说起，这个名字会让人产生一些误解，以为它一定跟胎儿相关，进而认为它是女性所特有的疾病，其实并不是，正确的解读方法是把重点放在瘤上。如果我告诉你畸胎瘤的英文名是 teratoma，你就更蒙了。它源于希腊语 teras（妖怪），听上去像不像哪吒三太子？

畸胎瘤跟兄妹没有任何关系，它归根结底就是瘤，而且并不是只有女性才会有，男性也会有。它的起源有很多种说法，简单来讲，它是胚胎发育过程中一些叫作多能细胞的细胞异常分裂、分化形成的组织，其中并不涉及遗传的问题。当然，这过程中的机制非常复杂，而且在胚胎时期发生的任何小异常，在之后不断的分裂、分化过程中会不断放大，直到我们肉眼所见的那样，因此说畸胎瘤是与生俱来的并不过分。

为什么要叫它"妖怪"

这当然是因为当年的人没文化，没见过这种东西，而且它看着还挺吓人，所以就直接被称为妖怪了。事实上，它的确看上去并不友善，因为成熟的畸胎瘤中有各种各样的组织，如头发、脂肪、骨骼、牙齿、脑组织、肌肉组织、生殖器官、内分泌腺体等。对于畸胎瘤，光想想就很可怕了，更不要说让你们看到了。

不过，除了前面说的成熟的良性的畸胎瘤以外，还有一种恶性的畸胎瘤，称为未成熟畸胎瘤，它占卵巢恶性肿瘤的5% ～ 15%。需要你们掌握的一个常识是，以后当你们看到病理结果中有"低分化""未成熟"等字样的时候，就要立马知道那是恶性程度比较高的意思。

再来说说最常见的位置。六层楼见得最多的是在卵巢上的畸胎瘤，这会让我们以为畸胎瘤只出现在卵巢上，但其实还有一部分出现在睾丸、纵隔、腹膜后、肠道、颅内、尾椎等位置。它出现的位置匪夷所思，不枉其"妖怪"的称号。

关于畸胎瘤的发生年龄，可以毫不客气地说：从年龄跨度来看，畸胎瘤堪称流氓！下至新生儿，上至老太太，都会发生畸胎瘤。当然，最常见的还是发生在二十多岁的青年女性身上。对，说的就是你们现在这个年龄。

好了，上文不需要背诵，但是要有感情地朗读。

畸胎瘤的临床表现

啥表现都没有

是的，绝大多数人根本就不知道自己长了畸胎瘤，更有男性得知自己得了畸胎瘤当场就要殴打医生。这主要是因为畸胎瘤通常是无声无息地长起来的，患者一点儿症状都没有，很多人发现它的情节也是扑朔迷离的。有的是体检时发现的，有的是发生卵巢囊肿蒂扭转之后发现的，有的是自己摸到肿物后发现的，有的是检查不孕时发现的，有的是检查月经不调时发现的，有的是做剖宫产时发现的，有的是跑步摔倒后发现的，有的是同房后发现的……

压迫症状

这一点比较好理解。在原本空间就小的地方长出一个肿物，它自然会压迫周围的脏器和血管，如盆腔畸胎瘤有可能会压迫肠道和膀胱，纵隔畸胎瘤有可能会压迫呼吸道、消化道，导致患者呼吸困难或者呛咳，这些都是常见的症状。

恶性症状

因为未成熟畸胎瘤的发生率不高，所以只有极少数患者会出现恶性症状，如病灶转移及消瘦、贫血、癌性发热等。

畸胎瘤的检查方法

这里主要围绕卵巢畸胎瘤进行讨论。

妇科查体

若畸胎瘤的体积较大，则基本上用肉眼就能看到腹部突起，通过常规查体就能发现盆腔内有囊肿。注意，这里只能发现有囊肿，不能通过摸一下就知道它是畸胎瘤。

影像学检查

这里主要是指 B 超、X 线、CT、MRI 检查等。做影像学检查时，因为畸胎瘤的组织结构纷乱繁杂，成分不同，所以成像也是不一样的，比如骨骼跟头发的图像完全不同。如果是恶性的畸胎瘤，可能需要 MRI 或者 PET-CT 检查来明确诊断。

抽血检验

这里主要是针对恶性畸胎瘤的，因为其恶性程度较高，那些肿瘤组织同样具有分泌功能，所以通常甲胎蛋白和 hCG 会明显升高。90% 以上的未成熟畸胎瘤会有甲胎蛋白升高的表现。

畸胎瘤的治疗方法

手术！

上面说了，畸胎瘤是从胚胎时期出现的，不是吃点儿药就能解决的，更不要说吃什么保健品了。算了，我也看开了，有时候智商税也是人类进步的阶梯。我就简单说一下手术的事。

如果检查结果显示畸胎瘤高度可疑为恶性，建议尽快手术切除，越早切除，越完整切除，预后越好。当然，必要的时候还需要化疗。如果确定它是良性的，可以考虑择期手术，但是要承担有可能发生扭转、破裂、月经不调、不孕等的风险，同时也要注意它还有极低的恶性概率。

最后，如果怀孕期间发现了畸胎瘤怎么办？

答：推荐两个手术时机，一是孕中期，一是生完孩子之后。但具体手术时机，得由医生根据患者病情来决定。

黄体囊肿

还记得之前的一则新闻吗？有一女子夜跑后出血2200毫升，险些丧命！

坦率地讲，这则新闻可以引起你们的注意是一件好事情。有很多人跑来问六层楼关于黄体破裂的事情，这说明大家还是很关心这个问题的。但是，当我看了微博上的几篇关于黄体的文章后发现，哦，原来大家不是因为强烈的求知欲，而是被吓到了。

只是平常的跑步锻炼，怎么就突然出了那么多血呢？2200毫升血是什么概念？其实，你也不用太在意这个数字，你只需要知道这就等同于"一肚子"血。

实际上，急诊室经常会遇到这样的情况，大多是在运动之后出现的，不管是单人运动，还是男女双人运动，都是导致此病发生的高危因素。当然，更常见的是双人运动后出现这种情况……不过，这不是重点，重点是冷不丁就会危及生命，这事搁谁能受得了啊？

好了，咱们来整理一下关键词：运动、腹痛、没当回事、出血、一肚子、急诊手术。此外，老六还要跟大家说一个真相：每一位女性都有可能遇到这样的情况！

少废话，看干货。

什么是黄体

这个问题再次证明了医学界在起名字方面的简单粗暴，黄体之所以叫黄体，是因为它在肚子里的时候看上去呈鲜亮的黄色。

在看到文章开头提的这则新闻之前，你们可能都没听到过这个词，因为它一贯以默默无闻的形式存在。简单来讲，你来了多少次月经（排卵），它就出现过多少次。因为它是由卵泡排卵之后剩下的组织在黄体生成素（一种激素）的作用下形成的，所以排卵之后至月经之前的那段时间叫黄体期。

组成黄体的细胞分为粒黄体细胞和腺黄体细胞两种，前者的主要功能是分泌孕酮，后者的主要功能是分泌雌激素。具体这些你们不用记，你们只需要知道黄体可以分泌雌、孕激素就行了……

经过我这么长时间对你们的培训，知道黄体可以分泌雌、孕激素之后，你们应该可以猜到黄体的功能了吧？黄体主要有以下两个功能。

为怀孕做准备 雌、孕激素的分泌可以有效地维持内膜的增厚趋势，并使它保持在一个稳定的状态，这完全是在为受精卵的着床准备良好的"土壤"。

为怀孕保驾护航 如果受精卵着床成功，那么黄体就会变身为妊娠黄体，这个时候的黄体就开始为怀孕保驾护航，如促进胚胎发育、胎盘生成，以及确保子宫状况稳定。同时，它还会向全世界宣告"我怀孕了"，如宫颈口开始封闭，让其他精子无法进去，并开始抑制下丘脑，进而抑制排卵，然后孕妇就开始散发出母性的光辉。

什么是黄体破裂

进入这个主题后，节奏就要快一些，因为这种病通常需要挂急诊。

黄体是在排卵后 1 周左右时发育成熟的，这个时候其个头最大，一般直径达 1 ～ 4 厘米，大一些的可以达到 5 ～ 6 厘米，极个别情况达到 8 ～ 9 厘米，甚至更大，这种情况下称之为黄体囊肿。这个时候，也就是下一次月经来之前差不多 1 周时，黄体个头越大就越容易发生破裂，因为其本身壁很薄，同时也比较脆弱。黄体破裂的原因分两种。

一种是黄体内部本身存在的小血管破裂出血。有时候小血管自己就能止血，那就不会有接下来的问题了。但有时候凝血功能不好，血就止不住了，哗哗地流，最后把黄体撑破了，导致大出血。

另一种是黄体个头比较大的时候在外力作用下破裂出血。你们都知道什么叫外力吧？算了，我直接说吧，如剧烈的奔跑、跳跃，男友在你身上做剧烈的蹲起，你在男友身上做剧烈的蹲起，还有其他一切剧烈的蹲起和撞击运动；突发的外力刺激，如车祸；妇科查体时按压的动作；排便，如果长期便秘，需要增加腹压来排便的话，就有可能导致黄体破裂等。

黄体破裂有哪些表现

本来一切正常，但是在月经周期的后半段因为上述那些原因，突然出现下腹部疼痛（单侧或者双侧），这个时候其实已经开始出血了，因为疼痛是血液刺激腹膜才出现的。

一旦出现这种情况，就要立马去急诊，到医院进行详细的检查，因为这种病需要跟宫外孕、阑尾炎、尿路结石、急性盆腔炎、卵巢囊肿蒂扭转等相鉴别。当然，这些是医生的事情，你需要做的是配合医生做妇科查体、尿妊娠试验、B超检查，然后医生会给你做后穹隆穿刺术。

注意，这期间你会一直疼，而且不动还好，一动更疼。哦，对了，也有不疼的，因为这个时候的你可能已经发生失血性休克了。你明白这件事情的紧急性了吧？

黄体破裂该如何治疗

如同宫外孕一样，黄体破裂的治疗方案有两种选择：手术治疗和保守治疗。

手术治疗

通常选择腹腔镜探查术。如果情况十分紧急或者条件不具备的话，会选择腹腔镜探查术，在直视下进行黄体剥除和缝合止血。手术治疗往往作为情况十分凶险时的首选方案，开头讲到的新闻中的情况当然就需要紧急处理了。但是，每个月都会来月经，每个月都会有黄体形成，不能次次都手术吧？

保守治疗

如果患者本身情况稳定，生命体征平稳，情况不太紧急的话，可以选择保守治疗，在药物治疗下达到出血部位不再出血，疼痛得到缓解及抗炎、抗感染的效果，这样就可以了。这种病还有一个特点，就是停止出血后表面的血常常会自行凝结，再次出血的可能性很小，所以保守治疗常常作为首选。但是对于新闻里的这种情况，恐怕就不能保守治疗了。

如何预防黄体破裂

坦率地讲，黄体破裂防不胜防，因为你根本无法预知黄体破裂，除非你每次月经周期后半段都去医院做 B 超检查，但这是不现实的。所以，你需要在排卵后 1 周左右，即下次月经来之前 1 周左右时，努力避免做前面提到的那些会导致黄体破裂的事，并在出现相应的表现后及时就诊。

只要你开始注意这件事情，清楚地知道每次月经来之前都会存在这样的风险，并且提醒自己运动或者做事的时候都要小心点，那么这种病的发生率就可以大大降低。

多囊卵巢综合征

多囊卵巢综合征（简称多囊）是一种足以影响女性一生的生殖内分泌及代谢紊乱性疾病，虽然其原因尚不明确，但是它长期发展下去会导致糖尿病、高血压、心血管疾病，以及子宫内膜癌与不孕等。是不是很吓人？

什么是多囊卵巢综合征

多囊卵巢综合征常常以雄激素过高的临床或生化表现、长期稀发排卵或无排卵、胰岛素抵抗、卵巢多囊改变为特征，通常表现为不同程度的月经失调（包括月经稀发、闭经、量少、功能失调性子宫出血等）及不孕、多毛、痤疮、肥胖等。对于该病，青春期女性多是因为月经不规律而发现的，育龄期女性多是因为长期不孕及月经不规律而发现的。

当然，这些表现都有着非常严格的诊断标准，比如痤疮是指面部、前胸和后背等地方持续 3 个月以上出现炎症性皮损，而不是所谓的今天长了一颗痘痘，过几天消失了，再过一阵子又长了；再比如闭经是指排除妊娠情况后停经超过6个月或者3个月经周期以上不来月经，而不是这个月没来月经就叫闭经了。

虽然目前国际上对于多囊卵巢综合征的诊断还很有争议，几个大的医疗机构或者有关专家在几个大会上吵来吵去的那种局面时常会出现，但是如下诊断标准基本确定。

①B超检查提示双侧卵巢上的小卵泡分别不少于12个；

②月经不规律，或者经其他方法发现长期无排卵；

③体内雄激素水平比正常人高，或者身体有明显的雄激素异常增高的表现，如黑棘皮症、痤疮、体毛浓密等。

不要把卵巢多囊样改变误认为多囊

卵巢多囊样改变常常被患者误认为多囊，但是，事实上，这是一种影像学上的改变，只是多囊患者可能存在的一种改变。B超检查显示多囊患者的一侧或双侧卵巢分别可见不少于12个直径2～9毫米的卵泡，卵泡多在卵巢包膜下呈一串葡萄状排列或拥挤在一起，卵巢常增大。

此外，研究数据也表明将卵巢多囊样改变误认为多囊很有可能只是一个玩笑，因为多囊有一个特点，即不同的患者具有不一样的临床表现，有一半以上的多囊患者是没有多囊样改变的。同时，一项针对普通人群的调查研究表明，研究对象中有接近四分之一的人有卵巢多囊样改变，而这些多囊样改变的人中又有超过一半的人是正常人。

多囊卵巢综合征不可治愈

关于多囊有一个不得不说的真相，即不可治愈性。是的，基本认定这是一种遗传性疾病，依靠长期调整生活方式、长期用药来控制，当控制得较好的时候，患者无异于正常人。这其中包含大家在意的生育能力。

祸不单行的是，多囊在不控制的情况下很有可能导致代谢性疾病（如糖尿病）以及高血压、心血管疾病等，在一些特定因素影响下还会导致子宫内膜癌。同时，你们所在意的生育能力也将受到影响，具体影响到什么程度，是不是真的就不能怀孕，并不能用几句话简单地概括，只能依据个人情况做具体判断。相信我，六层楼在临床上经常能听到多囊患者怀孕的消息。

好了，说了这么多铺垫的知识，我不知道你们是不是都掌握了，不过，就算记不住也没关系，等我要考你们的时候再复习也来得及。但是，接下来的信息就很关键了，也是你们看这部分内容的目的所在。

多囊意味着给生育能力判了 "死刑" 吗

不可否认的是，即使六层楼认为多囊患者并不一定就不能怀孕，但是当有人告诉我，她是多囊患者的时候，我仍然会担心她的生育能力。这取决于我在学习阶段留下的固有思维，因为众多国际诊疗指南里列举的多囊治疗目标的基本思想都是：不要再纠结于诊断的问题，而是要想办法让选择怀孕的人都能顺利怀孕。

这也正是很多患者认为多囊就意味着给生育能力判了"死刑"的原因。但事实上，我们的办法多着呢！

在排除由其他因素（其他疾病或配偶健康问题等）引起的不孕之后，我们来一本正经地聊聊那些需要在医院进行的规范治疗。这部分是医院生殖门诊的重点，但是作为科普内容，它显然不是重点。在医院进行的规范治疗分为三步。

第一步：选择促排卵的药物，比如克罗米芬或者芳香化酶抑制剂，通常使用 3 ～ 6 个月。

第二步：选择促性腺激素，目的是促进卵泡发育并排卵。这需要丰富的经验和技巧，以及不断的尝试，因为每个人对激素剂量的需求不一样。

第三步：当上面的方法都不能成功的时候，就要考虑试管婴儿了。当然，其中的难点依然是安全有效地排卵。

重点是日常生活方式的调整

这篇文章就像一部悬疑剧，前面的内容令你神情紧张、各种担心，且到最后它才把真正需要你们知道的内容展示出来。

生活中绝大多数多囊患者最需要的并不是药物治疗，而是生活方式、饮食习惯、体重控制、心理状态等方面的改变。这并不

是搪塞或敷衍，而是多囊背后的代谢异常的确需要患者从这些方面进行改善。尤其是青春期的女孩儿，这个时候其性腺轴还处在高速发展、动态变化的阶段，应该引起足够的重视。

当然，一些多囊患者可能没有什么明显的症状，仅仅表现为月经不规律。多囊患者只要注意上一段中那些加粗的内容，就有可能恢复正常的月经周期。不用盲目担心，除非在效果不好的情况下，才有必要选择短效避孕药来调整月经周期。

乳腺增生

乳腺增生是指乳腺上皮和纤维组织增生，乳腺组织导管和乳小叶在结构上的退行性病变及进行性结缔组织的生长，其发病原因主要是内分泌失调。乳腺增生是女性最常见的乳房疾病，其发病率占乳腺疾病的首位。近些年该病的发病率呈逐年上升的趋势，发病女性也越来越低龄化。据调查，70% ~ 80% 的女性都有不同程度的乳腺增生，且该病多见于 25 ~ 45 岁的女性。

通常女性发现这种疾病是因为乳房胀痛。严格来讲，乳腺并不属于妇产科范畴，但是因为经常会有人来咨询我月经前乳房胀痛的情况，所以我就多留意了一下这方面的知识。妻子也曾经在月经快来时因为乳房胀痛而向我提问，通过查体发现这只是月经快来时的正常症状，但是仍然引起了六层楼的注意。很多女性都存在的问题就应该是六层楼关注的问题，要不六层楼怎么好意思说什么以一人之力帮助更多的人呢？

为什么会疼呢

乳腺增生好发于 25 ～ 45 岁的女性，因为这个年龄段的女性处于性需求最旺盛的时期。乳腺增生表现为乳房的不同部位单发或多发地生长着一些肿块，这些肿块质地柔软，边界不清，可活动，常伴有不同程度的疼痛。尤其在月经前、劳累后或是情绪波动（如伤心、难过、不开心……）时，肿块增大，疼痛加重，之后肿块会明显缩小，疼痛减轻。这里的疼痛一般是胀痛，很少有刺痛。

除了前面提到的疼痛和肿块外，乳腺增生还有其他的临床表现。

乳头溢液　少数患者可出现乳头溢液，且为自发溢液，草黄色或棕色浆液性溢液。

月经失调　患者可出现月经先后不定期，月经量少或色淡，可伴痛经。

情绪改变　患者常常情感不顺或心烦易怒，每次生气、精神紧张或劳累后症状加重。

乳腺增生怎么分类

并不是所有的乳腺增生都是良性的，需要将它们分类讨论。

乳腺增生有很多类型，有的完全是生理性的，不做特殊处理也可自行消退，如单纯性乳腺增生；有的则是病理性的，需积极治疗，尤其是囊性增生类型，由于它存在癌变的可能，不能对它掉以轻心。下面就具体讲讲乳腺增生的不同类型。

乳痛症

乳痛症也叫单纯性乳腺增生。这种类型在少女和年轻成年患者中最为常见，其原因是这类患者体内性腺激素分泌旺盛且波动较大，其症状以明显周期性乳房胀痛为特征，月经结束后疼痛自行消失。疼痛部位以局部乳房为主，但有时疼痛可放射至同侧腋窝、胸壁，甚至放射至后背部，常影响睡眠、工作与学习，因此焦虑不安、情绪激动的患者还不少。这类乳腺增生属于正常的生理现象，患者首先不必过度焦虑，只要调整好情绪，保持心理平衡，一般升高的激素水平都可以慢慢得到纠正，各种症状都可以自行消失。

乳腺腺病

这种类型的病变基础是乳房内的乳腺小叶和乳腺管均有扩张且腺体周围有组织增生。

囊性增生病

有人称这种类型的增生才是真正的病理性增生。它以乳管上皮细胞增生为主要病变，乳房内出现的肿块多呈弥漫性增厚。有部分患者呈局限性表现，乳腺内呈椭圆形的囊状物居多，它们很容易与纤维相混淆。此类增生可能发展为癌变，常常引起患者的担心和恐慌。因此，一旦确诊，患者就要提高警惕，积极进行系统治疗。

乳腺增生如何自我诊断

虽然前面讲了不少关于乳腺增生的问题，但是设身处地地想，如果我发现了乳腺增生的问题，也很难自己判断严重程度（当然男性也有可能发生乳腺增生）。现在很多女性都倾向于先了解自己的疾病，判断其严重程度，然后安排时间就诊和治疗，所以学会自我诊断的方法是很关键的。铺垫了这么多，就是想让各位看下文中的乳腺增生程度分期。

乳腺小叶增生（Ⅰ期乳腺增生）

这是乳腺的初期增生，属于Ⅰ期乳腺增生，多发生于25～35岁的女性，症状表现较轻。它在乳腺增生患病率中占70%以上，往往不会引起重视，不积极治疗可继续发展。

乳腺腺病（乳腺导管扩张症，Ⅱ期乳腺增生）

这是乳腺初期增生进一步发展的结果，即从小叶增生发展到乳腺导管扩张。它属于Ⅱ期乳腺增生，多发生于30～45岁的女性，症状表现严重。它容易受到重视，但往往治愈比较困难。久治不愈会造成患者精神压抑，进而导致症状加重。严重时患者会发生内分泌紊乱，出现一系列症状，如月经不调、失眠多梦、肤色灰暗等。

囊性增生（乳腺导管扩张合并上皮细胞增生症，Ⅲ期乳腺增生）

这是Ⅱ期乳腺增生进一步发展的结果，属于Ⅲ期乳腺增生，多发生于 40～55 岁的女性，症状表现非常严重。Ⅲ期乳腺增生的恶变率在 70% 以上，积极治疗和定期检查是非常必要的。Ⅲ期乳腺增生往往会使患者感到压抑及恐惧。

乳腺囊肿病（Ⅳ期乳腺增生）

乳腺导管细胞及上皮细胞大量堆积、死亡，形成囊性肿块，癌变率在 90% 以上。

乳腺癌（Ⅴ期乳腺增生）

多由囊性增生和囊肿进一步发展而来，乳腺癌的早期治疗只有手术，保乳与否决定手术方式。Ⅰ期和Ⅱ期乳腺增生发展成乳腺癌的概率为 1%～3%，因此乳腺增生都必须及时治疗，不能任其发展。

一提到癌症，各位又吓坏了吧？想想我也挺担心的，几乎不敢提及癌症，因为之前提到了宫颈癌，结果就有很多读者怀疑自己是宫颈癌患者。六层楼看到这些信息时其实并不愉快，这显然是因为六层楼解释得不够清楚，所以才会有人误以为自己患了该病，这次六层楼再次尝试将乳腺癌讲清楚。

任何癌症都是一步一步发展而来的，有一些险恶的癌症，之所以说它们险恶是因为其发生、发展过程中一点儿症状都没有，等你发现的时候就已经是中晚期了，甚至错过了最佳手术治疗时机，如卵巢癌等；也有一些还算客气的癌症，之所以说它们客气是因为其整个发展过程都在我们眼皮子底下发生，只要定期检查就可以及时发现，然后积极治疗就行，如宫颈癌、乳腺癌等。

乳腺增生会影响怀孕吗

癌症的事情就聊到这里，接下来说说怀孕和乳腺增生的关系。

乳腺增生大多发生在 25～45 岁的女性身上。生理增生和复旧不全导致的乳腺正常结构的紊乱对身体的影响不是很大，也不会影响女性的怀孕能力。而且乳腺增生患者怀孕后，其乳小管得到发育，血运充足，这反而对乳腺增生的治疗有着积极的作用。乳腺增生与能否怀孕是没有必然联系的，只是有的乳腺增生患者长期吃药，要注意药物对胎儿可能有不好的影响，所以乳腺增生患者不必怀疑自己的生育能力。专家说，如果症状比较轻微，乳腺增生患者可以怀孕，说不定其轻微的乳腺增生症状会因为妊娠、哺乳而消失；而对那些需要药物控制乳腺增生症状的患者来说，最好能够找到有效的治疗方法，治愈后再考虑怀孕，这样宝宝会更健康！

乳腺增生怎么治疗

最后来讨论一下治疗的问题，乳腺增生本不是六层楼的专业方向，但是其治疗方法与大多数妇科疾病基本一致，所以六层楼就厚着脸皮把西医方面的治疗方法写下来。

治疗目的一方面是解除疼痛，另一方面是软化结节及消除肿块。治疗方法分为激素治疗和手术治疗两种。

激素治疗

溴隐亭（bromocriptine） 商品名 Parlodel，有抗催乳素（prolactin）的作用。用法：从月经周期第 11 天开始，每天服用 2 次，每次 1.25 毫克。副作用是恶心、便秘、头痛、直立性低血压。

达那唑（danazol） 为抗促性腺激素药物，阻断雌激素的生成。用法：第一个月每天服用 2 次，每天 100 毫克，以后每天服用 1 次，每次 10 毫克。副作用是易导致月经量减少。

三苯氧胺（tamoxifen） 为抗雌激素药物。用法：每天服用 2 次，每次 10 毫克。副作用是易引起月经紊乱。

手术治疗

乳腺增生呈大团块、活检证实导管上皮高度增生者应行象限切除术或单纯乳腺切除术。

乳腺纤维腺瘤

不少人第一次发现自己长乳腺纤维腺瘤是在体检的时候，看到结果之后很慌张，赶紧来找我咨询。接下来咱们就展开聊聊。

乳腺纤维腺瘤是什么

简单来讲，它就是乳腺里面的纤维组织和腺体的上皮组织生长过猛，一不小心长得一发不可收拾，形成的一个摸起来硬硬的肿瘤。对，就是这么简单，它就是一种很常见的良性病变，很多年轻女性都会有，尤其是 30 岁以下的女性，不能说人人都有吧，但常见到我的女同学里已经有超过十个来问过这个问题了，良性到我都不想理她们，这点儿小毛病完全没有必要在半夜给我打电话……

对于乳腺纤维腺瘤，女性通常是在洗澡的时候发现的，还有一部分女性是由老公或者男友发现的，一般发现的时候她们就感觉天要塌了，因为平时的确不疼不痒的，谁也不会注意，发现之后立马到网上查看相关信息，结果吓得就差尿床了。后来我仔细考虑了一下这个问题，原来人们遇到这种情况之后，在网上搜索的关键词都是"乳腺肿块"和"乳腺肿物"。这么说吧，用这两个关键词搜到的结果100%是乳腺癌，搁谁都受不了。

现在你们知道了吧，绝大多数的乳腺肿物是乳腺纤维腺瘤或者乳腺增生。通常乳腺增生会使乳房随着月经的到来变得肿大起来，过了经期就又会恢复原本的大小，而乳腺纤维腺瘤则会始终如一，并不受经期的影响。因此，当我们发现乳房有结节或者肿物的时候首先要考虑的就是这两种。

乳腺纤维腺瘤是如何形成的

既然它是乳腺纤维腺瘤，那就说明这个肿瘤的主要成分是纤维。这些纤维是由乳腺小叶里的纤维细胞产生的，正常情况下这些细胞老实本分，不会这样放肆，但是在雌激素的刺激下它们就有可能兴奋起来，不管三七二十一地躁起来。

理论上是这样的，但事实上，每个人乳腺里的纤维细胞表面的雌激素受体的敏感程度和对雌激素的反应都不一样，这就导致有的人光因为自身分泌的雌激素就会长纤维腺瘤，而有的人即便用了雌激素也不会有纤维腺瘤。整体上来讲，乳腺纤维腺瘤跟雌激素以及饮食习惯有一定关系，同时，还跟一些药物或者保健品相关。当然，这里说的是长期大量使用雌激素，如果只是正常的使用是没有问题的。

目前还没有什么研究证明乳腺纤维腺瘤会遗传，但是常常会看到母亲和女儿齐发的惨烈遭遇，这可能与这一家子的饮食习惯或者生活习性相关。

这里需要说一句，男性们也不要大意，也会得乳腺癌，更不要说得纤维腺瘤了。

乳腺纤维腺瘤会癌变吗

先告诉你们结论：乳腺纤维腺瘤发生癌变的概率极低。

乳腺纤维腺瘤一般可以按照个头大小来分类。

一般大

这种通常就叫普通型的纤维腺瘤，也是最常见的一种，个头不大，直径3厘米左右，生长缓慢，相对孤立。

比较大

这种就是增长比较快的一类了，比如青春型的纤维腺瘤，不是说这种纤维腺瘤患者天生穿校服，而是说它一般发生于女孩月经刚来没多久的时候，而且它长得比较快，有的能长到直径10厘米以上，想想就吓人。更关键的是它还长得不对称，一边大一边小，给青春期女孩造成很大的困扰。

特别大

这种就堪称巨型纤维腺瘤了，基本上其直径都在10厘米以上。这类患者看上去就像怀里抱着篮球的运动员，其中有一小部分人会有恶变的可能。

当然，纤维腺瘤还可以按病理分型，只不过这个有点儿超纲，连我读起来都比较费劲，这里就不跟你们分享了。绝大多数的病理分型都是良性的，并不需要担心。如果看到病理结果上写着"复杂性纤维腺瘤"，那就要注意了，这类患者发生乳腺癌的概率会比正常人高……也就高两倍吧！所以，你们要记住，发现自己乳房有结节或者肿物，就要尽快就诊。对，我是说去正规医院治疗。

乳腺纤维腺瘤要怎么治疗

前面刚刚说到要去正规医院治疗，现在就来讲讲什么叫正规治疗。了解正规治疗之后，你们就可以通过医院给的建议来判断这家医院是不是靠谱了。

首先，到目前为止，还没有任何一款药物可以根治乳腺纤维腺瘤。如果有人说吃点儿药就可以让乳腺纤维腺瘤彻底消失，那么你就要做出选择，要么你在他面前消失，要么让他在你面前消失，你随便挑一个就行，我都支持你。

其次，我们一致认为，现阶段的医疗水平下，切除乳腺纤维腺瘤是唯一且确实有效的方法。当然，具体也要看纤维腺瘤的大小，如果其个头不大，则患者可以暂时考虑观察；如果它已经很大了，影响患者正常行走的重心了，或者患者已经买不到合适的胸罩了，那患者就要考虑手术了。还有一些人在备孕期间或者怀孕期间发现了乳腺纤维腺瘤，对于这类患者，建议可以切的话就将它切掉，因为怀孕本身会促进乳腺纤维腺瘤的生长，而且乳腺纤维腺瘤的存在会影响哺乳。

再次，通常乳腺纤维腺瘤切掉之后就不会复发了，这是由它的性质决定的，但是很多人切完没多久就发现又有了。注意，这不是复发，而是其他位置上的乳腺纤维腺瘤长大了，明白了吗？不管你切不切，它们都在默默无闻地生长，勤勤恳恳，生生不息，直到你不再分泌雌激素。

最后，关于乳腺纤维腺瘤的手术方式，现在也有很多选择，基本上都是微创手术。因为乳房还承担着美观的重任，所以微创手术是很多年轻女性的选择，具体怎么做就要跟医生讨论了。

如何预防乳腺纤维腺瘤

很抱歉地告诉你们，通常乳腺纤维腺瘤是预防不了的。

就算你们不吃含有雌激素的食物，也不吃含有雌激素的药物，自己的身体也还是会产生雌激素，所以如果命里有它，你们是逃不掉的。

但是，你们可以提前发现它，并采取措施积极处理。这就需要你们定期进行乳腺超声检查。

乳腺癌

站在女性的角度看，乳腺癌的发病率不容小觑。它在早期很容易被忽略，往往确诊时已属晚期。实际上，乳腺癌在早期就有一些症状。如果能及时发现，就可以尽早治疗，取得不错的效果。

乳腺癌五大早期症状

下面，我们就来看看乳腺癌的五大早期症状吧！

症状一：乳腺肿块

乳腺肿块是乳腺癌最常见的症状，约90%的患者因此前来就诊。

经期由于激素的影响，一些女性会出现乳腺肿块。不过，千万别自己吓自己，这类乳腺肿块和乳腺癌的肿块可不一样。我们来看看乳腺癌的肿块有哪些特征吧。

部位 分别以双侧乳头为中心，各画一个十字坐标（脑补一下就行了哈，别真去找笔往自己胸上画），乳腺癌的肿块好发于双侧外上象限。

数目 多数情况下，乳腺癌发生在单侧乳房，单发肿块较为常见。

大小 早期乳腺癌的肿块一般比较小，有时候和一些良性病变很像，不容易区分。不过，乳腺癌的肿块变化迅速，往往会在很短的时间里明显变大。如果出现这种情况，建议大家尽早就诊，请医生诊断一下。

形态和边界 绝大多数乳腺癌的肿块表面不光滑，隔着皮肤摸上去有结节感。此外，肿块还会向周边地区不规则生长，没有特别清晰的边界。

活动度 早期肿块偏小时，活动度较大。肿块一旦长大，很容易侵犯下层肌筋膜，再进一步发展，可能累及胸大肌。肿块变得难以推动是乳腺癌的一个明显特征，这个时候如果再不去医院，就真的太晚了。

症状二：乳头溢液

有些女性在非哺乳期也会出现乳头溢液，引发这一症状的因素有很多，其中之一就是乳腺肿瘤出血坏死。自查的时候怎么判断呢？可以看看它们是不是血性、脓性溢液。若是的话，多数姑娘估计一看就怕了吧？倘若只有单侧溢液，更要警惕，因为12% ～ 25% 的单侧溢乳是由乳腺癌引起的。

症状三：乳头改变

在乳腺癌发生、发展的过程中乳头会扁平、回缩、凹陷，直至完全缩入乳晕下。有时，乳腺癌还会导致两侧乳头不在同一水平线上。更严重时，甚至会发生乳头糜烂，呈湿疹样改变，比如一种特殊的乳腺癌，名为 Paget 病，就有这种症状。

症状四：皮肤改变

不正常的皮肤改变有时也能提示我们乳腺发生了癌变，所以姑娘们爱美、喜欢照镜子也不失为一件好事。夏天沐浴时顺便照一照镜子，立刻就能发现皮肤有什么变化。

以下四种改变是比较典型的，我们挨个儿来看一下。

皮肤粘连　我们体内起支撑乳房形态作用的韧带叫乳房悬韧带（Cooper 韧带）。它如果被乳腺癌细胞侵袭，就会收缩、变短，牵拉皮肤形成酒窝样的皮肤凹陷，形成酒窝征，这是很容易发现的一个症状。

皮肤浅表静脉曲张　如果肿瘤体积较大或生长较快，乳房表面皮肤会变得菲薄。与此同时，静脉回流受阻，皮下的浅表血管常常会发生静脉曲张。

皮肤发红　患上急、慢性乳腺炎时，很容易皮肤发红。这样的情况在少数乳腺癌如炎性乳腺癌患者身上也会见到。要是皮肤发红的范围不断扩大，同时出现皮肤水肿、增厚及体温升高等现象，别耽误，快去医院。这种肿瘤往往恶性程度高，根据经验预测，之后的情况不是太乐观。

皮肤水肿 乳腺癌患者的乳腺淋巴管回流会受阻,淋巴管内会发生淋巴液积聚,皮肤因此变厚,毛囊口扩大、深陷而呈橘皮样改变,所以医学上称之为橘皮征。

症状五:腋窝淋巴结肿大

乳腺癌在发展过程中,还会沿着淋巴管扩散,其中最常见的淋巴转移部位是同侧腋窝淋巴结。起初,肿大的淋巴结尚可活动,之后会逐渐增大、相互融合,或与周围组织粘连、固定。肿大的淋巴结如果侵犯、压迫腋静脉,常常会导致同侧上肢水肿;要是累及相关神经,还会引起手臂与肩部酸痛麻木。

此外,还有很大一部分乳腺癌缺乏特异性表现,很难鉴别良恶性。因此,一旦发现乳房有异常,就应及时去医院进行 B 超检查。根据临床表现、体检结果以及超声 BI-RADS[①]分类,医生可以大致做出判断,然后根据结果给出治疗方案。

早发现、早治疗是改善乳腺癌预后的关键措施。只有这样,才可以通过综合治疗来缩小手术范围,部分情况下还能保乳治疗,大大减少女性的身心创伤。

在此需要提醒各位,有 1% 左右的乳腺癌患者是男性,多是 50 ~ 70 岁的男性。真是猝不及防,男性居然也有患乳腺癌的风

---

① BI-RADS: Breast imaging reporting and data system 的缩写,表示乳房成像报告和数据系统。

险！想到以后，我不禁有点儿淡淡的忧伤。长期关注六层楼的广大女性读者们，看完这部分内容后不妨顺便给自己的老公、男朋友、男闺蜜们都提个醒儿，关爱乳房可不单单是女性的事哟。

肥胖如何导致乳腺癌

近些年，研究人员一直在专注地研究肥胖与乳腺癌的发生率、死亡率之间的关系，并取得了显著的研究成果，发表在《临床肿瘤学杂志》上。先不说这本杂志在业界的分量，接下来的一连串数据足以让我们感受到寒冬般的冷冽。

美国癌症协会的一项研究证明，身体质量指数（BMI）>40千克／米^{2}的女性因乳腺癌死亡的概率是正常体重女性的2倍。十几年前，牛津大学的流行病学研究表明，绝经后仍然肥胖的女性发生乳腺癌的概率较正常体重女性高30%。

近二十年来，绝经前女性的肥胖程度与乳腺癌之间的关系逐渐受到重视。2008年《柳叶刀》上的一篇文章指出：亚洲女性体重的增长与乳腺癌的发生之间有很强的关联性。并且越来越多的研究表明，肥胖与乳腺癌的发生率及死亡率的上升有直接关系，与绝经与否、种族、人群都没有关系。

因此，这不再是绝经后女性的问题了，而是全体女性都需要关注的问题。每年一到乳腺关爱月，网上就有各种宣传材料，相信大家也看过不少。但是，我们依然有必要了解肥胖是如何导致乳腺癌的。

简单地讲，人体内过多的脂肪组织为乳腺癌细胞提供了适宜的生活环境（炎症肿瘤微环境），同时还刺激血管的生成。生成的这些血管不为别的，就是为肿瘤组织供给养分。脂肪组织还参与雌激素催化及合成的过程，所以脂肪组织过多容易造成局部分泌过多的雌激素，为乳腺癌的发生和发展推波助澜。你们以为仅仅是这样？太天真了！过多的脂肪会让人体内的免疫细胞数量减少，战斗力下降。

数据表明，已经绝经的女性如果减重超过 10 千克，发生乳腺癌的风险就会降低 60% 左右。如果你身边有肥胖的女性长辈，请提醒她们现在就开始减肥。还有一份数据显示，女性减肥手术后 5 年内发生乳腺癌的风险下降近 80%。

目前，还没有发现比"管住嘴，迈开腿"更有效的减肥方法。早有研究证明，每天运动 30 ～ 40 分钟，可以使乳腺癌的发生率降低 37%。如果同时控制饮食，尤其是减少脂肪类食物的摄入量，无论是对健康女性而言，还是对乳腺癌患者而言，都有积极意义。

好了，前面已经把乳腺癌与肥胖的关系说得很清楚了。"吃完最后这一口，明天就开始减肥"，这话就不要说了，失败过多少次，心里没点儿数吗？控制体重迫在眉睫，不要再心存侥幸了。

乳腺癌跟基因有一定的关系

这里主要讲的是乳腺癌发生、发展过程中的一个"帮凶"——一种基因。为了方便理解，请允许我用"她"来表示我们体内本来就有的一种基因——人表皮生长因子受体2（HER2，前面的字母翻译过来恰好是英文的"她"）。简单来讲，"她"是我们目前医学界研究最彻底的基因之一。大量科学家研究"她"是因为"她"与以乳腺癌为主的一系列癌症都有相关性。"她"除了与20%～30%的乳腺癌相关外，还与子宫内膜癌、卵巢癌、输卵管癌等相关。"她"本身存在于我们的体内，相信你们看到这里肯定会比较紧张，并且以我个人对你们的了解，你们第一时间就开始往自己身上想。与其自己想象，不如让六层楼好好给你们分析一下这个"她"。

需要提前说明一下，这里毕竟涉及基因什么的，看上去比较高大上的东西，所以下面可能会用到一些奇奇怪怪的拗口的医学词汇，但是不要担心，六层楼肯定会给你们解释得清清楚楚，你们要有耐心。

"她"是干什么的，有什么功能

"她"的全名叫人表皮生长因子受体2，这么长的名字搁谁都记不住，所以你也不用管它。"她"既然是帮凶，那就一定有特异功能，所以你只需要知道六层楼下面要讲到的"她"的特异功能就好。"她"的特异功能就是可以让自然情况下应该死亡的细胞停止死亡，让它们重新充满活力，并不断地增殖。听上去是不是很酷？可坏消息是在一定比例的肿瘤中发现肿瘤细胞的增殖以及供给肿瘤生长的血管和淋巴管受"她"的特异功能影响。"她"会在那些本身就有一些异常的细胞上使用特异功能，让它们不断地生长、分裂和自我修复，而这些异常的细胞，也就是我们说的肿瘤细胞，是我们人体不需要的。看吧，这些违背自然规律的行为都是值得怀疑的，要不怎么会说"她"是大反派呢！

"她"是怎么来的，是遗传的吗

实际上，"她"源自我们的父母，但是"她"滥用特异功能这件事情却不是源自我们的父母。"她"只是在我们年幼的时候发挥特异功能，等我们长大之后"她"就很少使用特异功能了。"她"有点儿像美国漫画里那些一开始蛰伏的大反派，等到有恰当的时机、合适的环境的时候就开始为非作歹。但是目前我们还不是很确定有哪些因素可以导致这个大反派崛起。当然，需要提醒一下大家，并不是所有的乳腺癌都是因为"她"在作祟，还有其他的情况，只不过这些情况不是我们这里要讨论的重点。

怎么看是不是由"她"引起的呢？有哪些检查方法

既然我们已经研究得很透彻了，那么自然也就有比较完善的检查方法。目前检查方法有两种：抽血和组织活检。很好理解，对于已经把肿瘤组织切下来的患者，可以直接用组织进行免疫组化、荧光原位杂交……好吧，这些都不重要，你们只要记得要将切下来的肿瘤组织送检，然后等结果就行了。对于还没有接受手术的患者，直接抽血化验就行了。等检查结果出来之后，答案就可以揭晓了。如果是阳性的结果，那就证明患者的乳腺癌是由"她"这个帮凶引起的；如果是阴性的结果，那就证明凶手另有其人。

谁可以打败"她",怎么打败"她"

我看电影的时候就喜欢看超级英雄跟大反派PK,所以六层楼写到这里的时候开始变得热血沸腾,请允许我隆重地介绍我们的"超级英雄"——Herceptin。哦,抱歉,忘记打字幕了,它的中文名叫赫赛汀,其手段是直接破坏"她"的特异功能,让"她"的特异功能无法发挥作用,这样一来依靠"她"生长的肿瘤细胞就很难继续生长。赫赛汀不仅能使肿瘤缩小,并且可以在术前用于预防肿瘤的扩散以及控制肿瘤的复发,不管由"她"引起的肿瘤是直径2厘米左右的,还是更大的,又或者说是已经开始蔓延扩散的,总之,咱们的"超级英雄"都会起作用。

最后,我们来回顾一下整场乳腺"保卫战"。"她"是有可能引起肿瘤的帮凶,所以对于"她"的检查就显得至关重要,这些检查结果关系到患者的诊断及治疗方案。如果发现是由"她"引起肿瘤的话,那么患者就需要尽快就诊,并及时接受"超级英雄"的帮助,以提高生活质量,抑制肿瘤的发展并防止复发,所以请患者务必接受检查。

泌尿生殖系统畸形

读过六层楼以前写的文章的人可能会记得，曾经我讲过一位门诊时遇到的年轻患者，二十多年来她一直没有来过月经，也没用过卫生巾，直到来医院检查才发现自己是先天性无子宫无阴道患者。这就意味着就算做手术，做个人造阴道，她也不能怀孕。

相信大家也看到过医学圈子里的那则新闻，即一位母亲因为女儿不能生育而将自己的子宫移植给女儿。这则新闻里再次提到先天性无子宫无阴道这种病，虽然其发病率非常低，而且是在胚胎时期就发生的，但是也足以引起大家的注意。我们在感慨母爱伟大的同时，也应该了解一下这一系列的生殖器官畸形。

这里想要讲的是女性生殖器官发育异常和功能障碍，即女性生殖器官先天性畸形。对于大多数人来讲，一些你们以为大家都一样的其实并不一样，有一些人忍受着常人不知道、不了解的隐痛，甚至有些人因为有明显的畸形而受到身边人语言暴力的侵犯。所以，六层楼认为有必要跟大家分享一下这方面的知识，希望各位可以认真了解，正确对待，发现问题后及时就诊。如果有人向你们咨询的话，记得把这本书拿给她看看。

哦，对了，为了防止你们对号入座、惊慌失措，我提前跟你们说好，不要给我发照片！

为什么会发生畸形

先天性生殖器畸形包括阴道畸形、宫颈畸形、子宫畸形、输卵管畸形，其背后带来的问题就是闭经、同房困难、不孕、流产、早产等，一般还会伴有泌尿系统的其他畸形。生殖系统和泌尿系统都是由胚胎时期的泌尿生殖窦发育而来的，一些说不清、道不明的因素和干扰导致其在发育过程中发生了不应该发生的停滞现象，进而出现了一系列畸形。

中间的机制错综复杂，这里就不展开讨论了。下面请继续跟六层楼一起学习。

阴道发育异常

先天性无阴道

从字面理解其意思就可以了。通常它是在两种情况下被发现的，一是不来月经，二是无法同房。具体该怎么描述它呢？外阴正常，但在该有阴道的地方只有一个小的凹陷，其他就没有了，是的，什么都没有。传统手术治疗可以帮助患者解决同房问题，却不能解决怀孕问题。新闻上的子宫移植倒是不错的选择，当然条件苛刻。还有人提到代孕，目前在国内这种行为还是不被允许的，所以暂且不提。

一般情况下这类患者的卵巢没什么问题。

阴道闭锁

一般是阴道下段闭锁，而上段是正常的阴道。患者通常是因为经血无法正常排出而来就诊的。如果每个月总有那么几天会肚子痛或者不舒服，但没有经血流出来，那么就有可能患有阴道闭锁。阴道闭锁患者有子宫，手术治疗后可生育。

据我猜测，上面这两种就是我们古人所说的石女。

阴道隔

根据隔的位置，阴道隔分为阴道横隔、阴道纵隔、阴道斜隔。基本上从字面理解其意思就可以了，我们是富有想象力的一代人，这点儿事难不倒我们。阴道横隔，就是在阴道中部或上部出现一道很薄的隔，通常上面有孔，经血可以从孔中流出。这种阴道隔为不完全横隔，鲜有完全性横隔。阴道纵隔，通常伴有子宫及宫颈畸形。这类患者的隔为纵向走形，如果隔从宫颈一直走到阴道口，形成两条阴道，那么这种阴道纵隔就是完全性阴道纵隔；如果隔中途断了，则这种阴道纵隔为不完全阴道纵隔；如果隔走着走着，走偏了，那么这种阴道纵隔就是阴道斜隔。

这些都会伴有不同程度的经血排出困难以及子宫、宫颈畸形。

宫颈发育异常

先天性无宫颈

基本上没有子宫的患者也没有宫颈，但是可能有阴道。当然，宫颈除了在生孩子的时候有用以外，就没别的用处了，而且还容易导致女性被小诊所骗钱，不是因为"宫颈糜烂"就是因为宫颈囊肿什么的。同时宫颈上还会有癌症。啊，我失态了，要严肃、客观，抱歉。

宫颈闭锁

基本上它跟阴道闭锁一个意思。这类患者经血排不出来，同时也不能怀孕。

双宫颈

一般是在阴道纵隔合并双子宫、双宫颈的时候出现，也就是说这类患者体内同时存在两条生殖道。这有点儿像第一次世界大战时英法联军使用的一种枪——双管猎枪。

子宫发育异常

先天性无子宫

　　一般先天性无阴道患者常常伴有先天性无子宫或始基子宫。B超显示这类患者的子宫应该存在的位置上有个疑似子宫的小结节，这跟一些读者看到的子宫偏小不是同一个意思，你们不要误解。新闻里的那位姑娘就是因为先天性无子宫无阴道而不孕的，虽然她最后接受了子宫移植手术，但是仍然不能保证一定可以怀孕，具体要看她以后的情况，希望那位姑娘不要有压力。

单角子宫

　　一般是在胚胎时期，原本对称发育的副中肾管中的一侧突然不好好发育了，而另一侧正常发育，这就导致了单角子宫。也就是说患者的宫腔有一侧是完整的，与输卵管、阴道相通，患者可以怀孕；而另一侧成为残角子宫，它可能跟宫腔相通，也可能不通，可能有自己的宫腔，也可能是个实心的结构。

双角子宫

　　这类患者的子宫底部有明显的凹陷，双侧宫角突出。通常这类患者的宫腔、宫颈、阴道都是正常的，怀孕不受影响。

中隔子宫

你看吧，其实这些畸形都差不多，不是哪里多长了点儿东西，就是哪里少长了点儿东西。比如中隔子宫，就是宫腔里多长出了一道中隔，如果中隔从宫底连到宫颈，将宫腔完全隔为两部分，则称之为完全中隔；如果宫腔仅部分被隔开，则称之为不完全中隔。

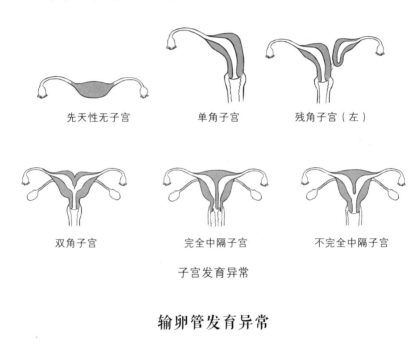

先天性无子宫　　　　单角子宫　　　　残角子宫（左）

双角子宫　　　　完全中隔子宫　　　　不完全中隔子宫

子宫发育异常

输卵管发育异常

包括单侧输卵管缺失、双侧输卵管缺失以及输卵管发育不全、闭塞或中段缺失等。单侧输卵管缺失就不用解释了，宫外孕手术后切除了一侧输卵管的患者应该深有体会。双侧输卵管缺失患者就有点儿惨了，一侧缺失还不行，两侧都缺失了。同样的，做过两次宫外孕输卵管切除术的患者应该深有体会。

以上这些通常是患者在检查不孕原因的时候被发现的。当然，这些的确会引起不孕，或者说，大多数会影响怀孕。这里需要提一下，宫外孕的发生一部分是因为输卵管发育异常，如输卵管比较狭长、迂曲就容易导致宫外孕。

对于上面介绍的这些疾病的诊断，除了依靠患者自述的病史和临床症状以外，还可以借助妇科查体、B超、磁共振、造影、宫腔镜、腹腔镜等。当然，介绍了这么多只是为了让各位对这些疾病有充分的了解，具体的检查、诊断以及治疗还是需要交给医生来完成。

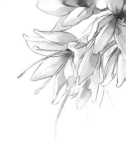

第五章
有备无患的自我防护知识

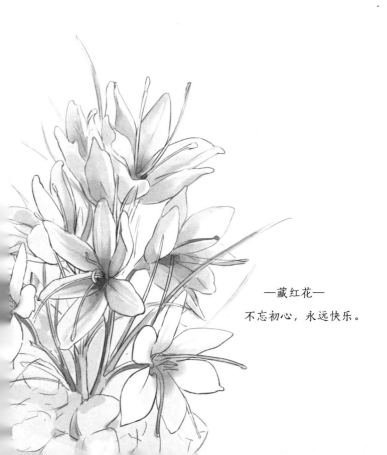

—藏红花—

不忘初心，永远快乐。

做科普这么久，我发觉我们越来越像是这个社会的"后勤部门"。

每个人其实都在自己工作和生活的最前线忙碌着。当她们的身体出现什么问题时，就是我们后勤出现的时候。我们对其进行排查和修理之后，她们又回到前线继续战斗。

但是，我们觉得有些问题明明可以提前预防，甚至有些问题完全可以不发生……可是，为什么最终还是发生了呢？

据我分析，有两种原因，就拿意外怀孕来说。

第一种原因：她的确不了解那些避孕方法，所以没有避孕，然后意外怀孕了。

第二种原因：她的确知道不避孕有可能导致怀孕，也知道那些避孕方法，但就是不避孕，然后意外怀孕了。

这两种原因都有可能，咱们不用过多猜测。只是作为后勤部门最美的人，我觉得不能等出了问题再去解决，我们还有可以努力的空间。就从上面的原因来看，至少我们可以做两件事情。

第一件事情：帮她补上欠缺的避孕知识。

第二件事情：让她更加明白意外怀孕的风险。

总之，让每一位读者在面临选择的时候，明白自己在做什么，也知道其后果，就足够了。

如果明白老六的用心了，就可以开始这一章的阅读了。

避孕药

通常我们在使用避孕工具的时候，总是希望在避孕的同时还可以有效地阻断性传播疾病的传播途径，这是在不了解对方是否健康的情况下必须考虑的。但是，如果性伴侣是固定的，那么还可以选择使用短效避孕药来避孕。因为在彼此了解的情况下，感染性传播疾病的可能性会大大降低。

当然，也有一种情况是无论出于什么原因，双方都不想用避孕套，所以接下来我要介绍一下避孕药。如果我不讲，估计也没有什么人会系统地跟你们讲解这些内容了。

首先，我想问一下，你们知道避孕药有哪些吧？

一般我们根据药物的作用来分类，可以将避孕药分为短效避孕药、长效避孕药、紧急避孕药。这三种都可以称为避孕药，但是它们无论在用法上还是在功能上，都有着明显的差别。这才是我们要学习的，否则直接告诉你们几种药物的名字就好了，但那不是老六做事的方式。

现在市面上的长效避孕药已经不多了，所以一般不建议未生育的女性服用长效避孕药。长效避孕药剂量大，引发的不良反应也较多。而且服用后女性不能立即停药，停药后也不能马上怀孕，因此不推荐未生育的女性服用长效避孕药。老六在这里主要讲短效避孕药和紧急避孕药。

短效避孕药

短效避孕药具有剂量小、代谢快、不良反应少等优势，是常用的避孕药。

短效避孕药有哪些

去氧孕烯炔雌醇片（妈富隆）　大名鼎鼎的妈富隆一盒 21 片，其服用方法是从月经周期的第一天（即出血第一天）开始，每天服用 1 片，连续服用 21 天（按照包装上标注的顺序服用，值得一提的是，有的药上面写着日期，但那是为了提醒服用，整盒药的成分完全一样），然后停药 7 天，接着服用下一盒。妈富隆上市时间久，价格便宜，但是有一个让爱美的小宝贝们谈之色变的问题，那就是发胖。其实，这完全不要紧。吃药以后显得胖，那是医学上说的水钠潴留，并非长了脂肪。只要停药一段时间，自然就会"瘦"下去。

炔雌醇环丙孕酮片（达英-35）　达英-35 也很熟悉对不对？达英-35 可以治疗雄激素过多导致的部分疾病，如痤疮。它的服用方法也和妈富隆一样，从月经周期的第一天（即出血第一天）

开始，每天服用 1 片，连续服用 21 天，然后停药 7 天，接着服用下一盒。

屈螺酮炔雌醇片（优思明）　优思明的价格比前面两种药物高一些。这是一种新型的短效避孕药，其最大的特点是含有很像人体内源性孕酮的成分，所以它可以改善经前期综合征，甚至还能让皮肤滑嫩嫩的。服药以后，最初的几天可能会出现轻微出血，但这种症状很快就会消失。其服用方法和前面的两种药物一样，从月经周期的第一天（即出血第一天）开始，每天服用 1 片，连续服用 21 天，然后停药 7 天，接着服用下一盒。

屈螺酮炔雌醇片（新品）（优思悦）　后来出的新品，其实跟优思明差不多，只是不需要停药 7 天，28 天为 1 个周期，一次性吃 28 天倒也省心了。

以上四种药的服用方法不完全一样，其各自的成分和含量不同，不良反应也不同，但是在安全性上各位大可放心。至于选择贵的还是便宜的，选择长期占有市场的还是新晋的后起之秀，各位可以综合考虑后自行决定。

不过，这四种短效避孕药都有一个很大的弊端，那就是要连续服用，前三种要求服用 21 天后停药 7 天，第四种不用停药。大家可以在手机上定个闹钟，每天提醒自己服用；也可以把药放在化妆包里、牙具旁边等显眼的地方，甚至可以放一盒在随身携带的包包里。

光这么说是不够的，因为很多人在用药过程中会遇到很多事先没想过的问题，所以很容易惊慌失措。这是老六不希望看到的。

毕竟你们是我的读者，老六希望你们在面对突发事件的时候能做到镇定自若，冷静处理。

服用短效避孕药的常见问题

漏服了怎么办 一般情况下，药物说明书中会有具体的说明，只是大多数时候说明书中的语言非常难懂。其实，原则很简单。这里以妈富隆为例。

想起来漏服之后，无论你在干什么，立马补服就好。如果漏服不超过12小时，避孕效果不受影响，下一片常规服用即可；如果超过12小时，那么避孕效果就会受影响，无论晚多久，都要立即补服，因为停得越久，越有可能怀孕，就算要2片一起服用，也要补服。此外，还要额外注意：

如果在刚刚开始用药的第一周就发生了漏服事件，那么除了在第一时间补上漏服的那一片药以外，还要做的事情是接下来的7天最好可以同时使用安全套来避孕。因为在正常情况下，开始用药的第一周仍然有怀孕的风险，再加上漏服事件，就更需要注意了。

如果在用药的第二周发生漏服事件，且前一周正常用药，就不需要使用安全套来避孕，因为这个时候避孕药已经在发挥作用了，你只需要及时补服即可。若在前一周也发生过漏服事件，则应及时补服并继续正常用药，同时接下来一周要使用安全套来避孕。

如果在用药的第三周发生漏服事件，则有两种选择：一种是补服之后继续正常用药，本周期用药结束后紧接着开始下一周期，中间无须停药；另一种是立刻结束本周期的用药，无论是否有出血或来月经的情况，都直接简单粗暴地停药7天，然后开始下一周期。

最后补充一句，如果漏服时间超过1周，那你就不用按照上面的方法补服了，直接停药，从下一次月经周期的第一天开始新的用药周期就好。

短效避孕药可以用来调整月经周期吗　短效避孕药的作用除了避孕以外，最常见的就是治疗月经不调。通过周期性服用短效避孕药，可达到建立人工周期的目的。以优思明为例，通常是从月经周期的第一天开始服用，连续用药21天，然后停药7天，紧接着开始下一个周期。用这样的方式来人为地建立起稳定、规律的月经周期，通常可治疗长期月经周期紊乱。

如前面所说，对于长期月经周期紊乱的女性，或者由多囊卵巢综合征等疾病导致闭经的女性来说，很难判断什么时候才是月经周期的第一天，再加上淋漓出血什么的，准确判断更没戏了。这个时候建议随时开始用药，一般连续吃21天后要停药7天，在这期间有可能出血，也有可能不出血，但是应对方案都是一样的，无论出血与否，都要在停药7天后开始下一周期，就算周期过程中有少量出血也是不要紧的。

需要提醒的是，短效避孕药用于治疗时必须在医生的指导下使用。

短效避孕药的不良反应有哪些　随着医药行业的发展，即使药物的不良反应已得到了良好的控制，但依然是存在的。如果抛开药物的不良反应不谈，那就是耍流氓。短效避孕药中少量的雌激素和孕激素对于不同人的作用可能大不一样，这与每个人对药物的敏感性有关。常见的不良反应包括恶心、呕吐、乳房胀痛等，有时候也会出现阴道少量出血的情况，还有一些比较少见的不良反应，如腹泻、腹痛、情绪改变、阴道分泌物增多或减少、体重的轻微改变、过敏反应等。哦，对了，有极少数人存在性欲改变的情况，但是这种情况不排除是由情绪及身体的症状导致的。

不良反应我基本写在上面了，至于你们在用药期间遇到的其他问题，没有必要都归咎于避孕药。比如用药期间的口腔溃疡，很可能是由免疫力下降导致的，跟避孕药关系不大。有读者说避孕药影响维生素的吸收，从而导致口腔溃疡，但是我并没有找到能证明这两者之间有直接关系的文献。还有用药期间长痘的问题，实际上这也并不完全是用药的缘故，因为脸部的痘痘跟多方面因素相关，你们不能简单粗暴地让短效避孕药背黑锅。

哪些药物不能与短效避孕药同服　这里涉及的问题是药物配伍。这点理解起来比较简单。有些药物会影响雌激素和孕激素的作用，自然就不能与短效避孕药一起服用。这些药物有苯妥英钠、卡马西平、利福平、四环素、氨苄西林等。这些名字你是不是听着很陌生？这就意味着一般情况下，你们在日常生活中遇到的那些药物通常是不会对雌激素和孕激素造成影响的，在医生的指导下服用就可以了。

如果用药期间饮酒的话，避孕药的吸收会受影响，使避孕失败的概率增大。如果用药期间吸烟的话，问题就比较大了，因为吸烟是动静脉血栓形成或者动静脉栓塞的高危因素，而短效避孕药的禁忌证中就涉及有动静脉血栓病史或者有这方面倾向的人，因此长期大量吸烟者无疑是不能选择短效避孕药来避孕的。

紧急避孕药

好了，接下来说一说紧急避孕药。这就完全是另外一回事儿了。

很小的时候我就认识到一条真理——人生没有后悔药。可是，人们还是发明了"后悔药"——紧急避孕药。

在避孕这件事情上，我说过多少次了，紧急避孕药不能作为常规避孕手段，可还是有人不顾劝阻、铤而走险，然后一脸沮丧地来找我哭诉。

紧急避孕药有哪些

紧急避孕药，就是一种"后悔药"。为了一次身体的放浪形骸和灵魂的水乳交融，你们选择了无保护性生活。事后想起还有怀孕这么一档子事儿，手心和脚心开始冒汗。突然灵光乍现，脑海里出现两位小姐姐，一位叫某婷，一位叫某米，她们就是紧急避孕药的两位当家头牌。某婷的主要成分是左炔诺孕酮，某米的主要成分是米非司酮。她们都可以用来充当你们的"后悔药"。

左炔诺孕酮 国内以某婷、金某婷广为人知。整体上来说，它们为单纯孕激素避孕药，避孕原理就是在短时间内大量补充孕激素，从而推迟排卵时间，避免怀孕；如果已经排卵，大量的孕激素有可能影响子宫内膜的形态，从而避孕。但事实上，这类说法已基本被科学家否定了，这也就是其避孕失败率这么高的原因。

左炔诺孕酮的具体用法有两种方案。

第一种方案：同房后，12 小时内口服 0.75 毫克，12 小时后再口服 0.75 毫克。

第二种方案：同房后，12 小时内一次性口服 1.5 毫克。

值得注意的是，药物效果随着服药时间的推迟而降低，一般建议在 72 小时内服用，但是服用越晚失败率越高，超过 72 小时服用的话，基本上没用。

通常来说，此药的避孕成功率在 85% 左右。有的广告里会说避孕成功率高达 98%，可是广告就只是广告而已，影响避孕成功率的主要因素是患者是否规范用药。

米非司酮　在进行药流时需要用到米非司酮，因为它是抗孕激素，这个意思就是甭管你是有可能怀上，还是刚刚怀上，它都可以一股脑儿地把所有的子宫内膜都占领了，让子宫内膜无法为怀孕服务，你自然就怀不上了。

具体用法：同房后，120 小时内吞服 25 毫克，没有什么时间限制，但是用药后为了保证药效的正常发挥，需要禁食禁水 2 小时。

需要注意的是，因为药物可能会引起出血，所以要在医生指导下使用。同时，对于服用避孕药之后仍然怀孕、带宫内节育器怀孕、年龄超过 40 岁怀孕的女性来说，不适合用这种方式终止妊娠。

此药的避孕成功率跟上一种差不多，也是 85% 左右。有少数人认为其避孕成功率略高于上一种，但其实都差不多，不然也不会有那么多因药流不全而去清宫的患者了。

紧急避孕药的副作用

这是每个人都会担心的问题。因为人们习惯于在用药之前先考虑副作用，如果不能接受副作用，就拒绝用药。这多少有些荒谬。在知道任何药物都会有副作用的前提下，我们的正确做法是权衡利弊，选择利大于弊的方案，而不是一心盯着副作用而忽略了药物本身的治疗价值。

说到底，紧急避孕药的副作用再大，也大不过人流的伤害。懂了吧？

所以，有时候你们面临的处境是明知道有伤害，但别无选择。更痛苦的是，你们还选择一次次地面对这种处境。想想就后背发凉。

说实话，紧急避孕药的副作用并不是很大。

恶心、呕吐、头晕、乏力　类似怀孕早期的症状，大概只有 20% 的人会有这样的症状。当然，也不排除有人受心理因素的影响。甚至有人认为这些症状的出现似乎是在提醒自己已经怀孕了，然后心理压力就更大了。

月经紊乱　因为推迟了排卵时间，所以影响了月经周期。不过，这也是因人而异的。一般会影响接下来 3 ～ 4 个月的月经。有时候会出现一些不规则出血，其中包含撤退性出血。但是一般不用治疗就可以恢复正常。

影响怀孕　其实是药物影响排卵期，导致排卵期不固定，或者干脆影响卵巢的正常排卵，从而影响怀孕。

成功率低 这点不用多说了，成功率就摆在那里。相较于常规避孕措施而言，用这种方式避孕的成功率肯定是不高的，所以服用紧急避孕药只能作为常规避孕措施失败后亡羊补牢的手段。这就意味着会有一些人要承担避孕失败的后果，比如要做人工流产术。这也算是副作用吧。

宫外孕？ 打问号的意思是这个副作用并不明确。虽然一些药物的说明书上提醒说，如果用完药后出现阴道不规则出血，要考虑宫外孕的可能，但是国外的文献和研究表明没有这回事儿。所以，我也只能客观陈述了。

到底可以吃多少次紧急避孕药

事实上，从药学的角度来说，药物是没有使用限制的，只要有使用指征，那就可以使用。还是那句话，就算知道有副作用，可是你还有别的选择吗？为了避免怀孕，你不还得使用吗？

所以，没有所谓的"1年只能吃3次"的说法。你可以想想看，吃了1次之后，月经就不规律了，你要是再不做好避孕措施的话，那摇摆不定的排卵期岂不是更容易被你撞上？于是又得吃，结果就是月经越紊乱，越需要吃，越吃，月经越紊乱，每吃1次影响4个月，吃3次基本上就影响一整年了。直到某一天，你累了，突然发现其实安全套比紧急避孕药便宜、省心多了。

而且，就算在一个月经周期里吃好几次也是可以的，不一定会出现前面那些副作用。就算出现了，你也别无选择。因此，你要永远记住，人们不是拿着事先安排好的固定配额来使用紧急避孕药的，而是依据需求来用药的。

只是，从道德层面来说，我们都希望女性永远不用服用紧急避孕药，不用承担15%的失败率，不用承担月经紊乱带来的心理压力。

其实，达成这个目标并不难，除了前面说到的使用安全套和服用短效避孕药之外，你还可以选择皮下埋植避孕法（简称皮埋）、上环、结扎等多种常规避孕方式。

长期避孕

其实，人们在长期避孕方面曾做了各种各样的努力。

巨大的人口基数、旺盛的生殖能力、贫乏的夜间娱乐生活、城市街心花园匮乏、广场舞人群老龄化等一系列问题，导致处于性活跃期的年轻人只能在家活动。因此，避孕显得尤为重要，尤其是那种"一劳永逸"的避孕方法，在全世界范围内都有广阔的市场。但是就目前来看，这些避孕方式各有利弊。

皮埋

先给各位介绍一种与众不同的避孕方法，既不用戴套，也不必吃药，只需在皮肤下放一个"芯片"，就能长期避孕。

皮埋已在欧洲 28 个国家推行，受到美国疾病预防控制中心、英国国家医疗服务体系（NHS）的联合推广，被称为"最适合青少年的避孕措施"之一。美国第 44 任总统奥巴马（Obama）在推行全民医改时，把"皮埋、宫内节育器等长效可逆避孕措施

（LARC）纳入医保，免费给穷人提供服务"作为保障女性健康权益的重要举措。当然，皮埋在国内也有推广，但始终不是主流的避孕方式。仅就我工作过的医院来说，目前还很少见到皮埋这种方式。

在国外，皮埋的普及程度高到令人艳羡。举例来说，一位生活在美国华盛顿州的 11 岁女孩，可以在自己学校免费获得这项服务。皮埋的实际效果立竿见影。以美国科罗拉多州为例，在未婚群体中推广免费的 LARC 项目后，全州的流产数量下降了 42%，其中 25 岁以下人群的意外怀孕率下降得最多。

皮埋到底是什么

皮埋即皮下埋植避孕法。皮下埋植是指专业医护人员将一根或几根（国内和国外产品略有不同）如火柴大小的小棒植入女性的上臂内侧，还可以将小棒摆成不同的造型，可以是扇形的，也可以是环形的。放心，这不是魔术，小棒不会在皮下移动，它是固定不动的。同时，它不会影响日常生活。想想看，上臂内侧能有什么具体功能？

当然，皮埋并不是一点儿问题都没有。植入后的那两天如果不注意卫生，伤口有可能发生感染。如果做完皮埋后反悔了，想要取出小棒，也没问题，可以随时去医院取出。取出的操作方法很简单，类似于把冰箱门打开，把东西拿出来，再把冰箱门关上。

将一根小棒植入体内，想想都有点儿疼。又是伤口，又是感染，听起来颇为可怕。其实不用担心，整个操作过程都是在安乐祥和的气氛中进行的。

皮埋的避孕效果如何，能持续多久

皮埋的避孕成功率超过99%。将小棒植入体内后，避孕效果可以持续3～5年。

有些女性因对外源性雌激素的反应很大，不能服用含有雌激素的避孕药，那么皮埋就很适合她们。因为植入的小棒只包含时时刻刻缓慢释放的孕激素。由于孕激素的持续释放抑制了身体的排卵，排卵便停止了。皮埋的作用类似于短效避孕药，只不过皮埋不用口服药物，也不用算日子。

皮埋有哪些优缺点

优点　它的有效期为3～5年。在此期间不用担心避孕的问题。有些女性一直服用短效避孕药，但很容易发生漏服的情况。皮埋之后，就不用每天担心有没有忘记吃药。此外，植入的小棒只含有孕激素，很适合那些对外源性雌激素有不良反应的女性，以及记忆力不好、容易漏服避孕药的女性。

未绝经的女性一旦移除了植入的小棒，就可以立刻恢复生育能力。因此，皮埋和宫内节育器、避孕针剂避孕法一样，都属于长效可逆避孕措施。

缺点　第一次进行皮埋的女性，最初可能会觉得植入的地方有点儿痛，还有一些人可能会发生感染。一旦发生感染，应前往医院清洁感染部位，视具体情况搭配使用抗生素。

皮埋会有一些副作用，如头疼、胸胀、情绪改变等，这些症状一般会于几个月后自行消失。假如出现剧烈头痛，则应及时就诊。

另外，进行皮埋后，月经的表现可能会发生改变。有 20% 的女性会自第二年起停经。有 50% 的女性会在头一两个月出现月经不规律、月经量减少或增多的情况。一般过一两个月后，月经就会趋于稳定。月经的改变并不会对身体造成伤害，但是考虑到有些人并不能接受这一点，因此在进行皮埋之前，需要结合这一因素慎重做决定。

还有一些女性则认为停经是皮埋的优点，因为不必再烦恼每个月的月经问题，也不用再采购卫生巾了，更无须担心每个月总有那么几个晚上会血染床单。

为什么推广皮埋

因为皮埋的避孕效果实在是太好了。

许多人目前采取的是短效避孕措施，如安全套、短效避孕药等。但是从长远来看，短效避孕措施的失败率要高于长效可逆避孕措施，因为短效避孕措施易受安全套使用不当、伴侣不配合、漏服避孕药等因素的影响。与采取长效可逆避孕措施的人相比，采取短效避孕措施的人的意外怀孕率要高 22 倍。

与此同时，皮埋的小棒植入与取出方便，对有避孕需求、在很长一段时间内不打算怀孕的年轻女性而言，皮埋确实是一个很好的选择。

你是否适合做皮埋

只要有长期避孕的需求，就可以考虑做皮埋。但是做最终决定之前，还需要综合考虑自己的病史、用药史、不适应证等，并接受医生的专业建议。

哪里可以做皮埋

对于这一点，各地不同。推荐大家上网查找自己所在地的具体地点，通过搜索"地名＋免费药具"就可以看到你所在地能够提供皮埋产品以及具体手术的医院。值得注意的是，皮埋产品是免费提供的，但是手术本身是需要付费的，当然还有术前检查的费用，但各地也有不同的规定。

宫内节育器

宫内节育器俗称避孕环。从其字面上就可以了解这个小东西是放在宫腔里的可以用来避孕的工具。虽然现在有一些新式宫内节育器是放在阴道后穹隆的，但是我们一般说的都是放在宫腔里的宫内节育器。到目前为止，宫内节育器是我国育龄女性最常选用的一种长效节育措施。随着科学技术的发展和生产工艺的进步，新式宫内节育器弥补了很多老式宫内节育器的不足。

宫内节育器是怎么发挥其避孕作用的

首先，宫内节育器对人体而言是一个异物，当它被放入宫腔后，自然会产生异物刺激，进而引起炎症（这是一种比较温和的非细菌性炎症），并借炎症来改变宫内环境，阻止受精卵着床。同时，炎症细胞会对受精卵进行攻击，阻止受精卵生长。而且，炎症会导致身体内聚集大量的炎症细胞如巨噬细胞和白细胞等，这些细胞可以在精子和卵子形成受精卵之前就开始损伤精子，并且有些宫内节育器是用铜制成的，释放的铜离子可以有效地改变子宫内膜及宫腔液的环境，同样会抑制精子的游走和功能。其次，宫内节育器可以刺激子宫内膜产生前列腺素，引起宫腔和输卵管异常收缩，并增强雌激素的作用，使宫腔内环境不利于受精卵的着床。当然，现在有很多种新式宫内节育器，它们除了具备以上的功能外，还整合了一些避孕药成分。这类宫内节育器可以缓慢地释放避孕药成分，在发挥其本身功能的同时还可以借助避孕药成分的作用进一步提高安全系数。

宫内节育器分为哪几类

说了这么多，你们可能还不知道宫内节育器长什么样子。2006 年，国家人口计生委科技司的数据显示，国内使用的宫内节育器有 22 种、84 个型号，大小不一，形态各异，有 T 型、Y 型、V 型、O 型、宫型、花型等。再看看它们的名称，更是五花八门。我国目前常用的是药铜环 165、元宫、宫铜、活性 γ 型以及一些新式宫内节育器。这些宫内节育器按作用方式可以分为两类。

惰性宫内节育器 其构成以惰性材料为主，如塑料、橡胶、不锈钢等，主要依靠宫内节育器本身的异物作用来发挥避孕的功能。但是这类因为会出现宫内节育器移位、带环受孕或者宫外孕的情况，以及出血和疼痛等不良反应，加上避孕效果并不十分理想，已经逐渐退出历史舞台了。

活性宫内节育器 这类宫内节育器的种类就丰富了很多。把很多东西整合到宫内节育器上后，就出现了一系列带有铜或锌等金属、孕激素、止血或止痛药物及磁性材料的活性宫内节育器。在这些缓慢释放的活性物质的作用下，宫内节育器的避孕效果增强了，同时由宫内节育器导致的阴道异常出血或疼痛等不适症状出现的可能性显著降低了。

宫内节育器适用于哪些人群

已婚育龄女性是主要适用人群，尤其是已经生育或者无生育要求的女性。在这里给各位提供一组数据：2009 年，中国育龄女性人数占全球育龄女性人数的 26.9%，其中使用宫内节育器的育龄女性人数占全球使用宫内节育器育龄女性人数的 75.7%；从 2011 年的研究数据来看，在我国 2.46 亿采取避孕措施的已婚育龄女性中，正在使用宫内节育器的达 1.32 亿人，且使用人数有增长的趋势。因为在计划生育初始阶段，已婚已育女性会被要求使用宫内节育器，同时国家还会为已婚已育女性提供一些优惠措施，包括免费上环、给予补贴等，所以宫内节育器有这么高的使用率是在情理之中的。相较于国内 50% 以上的宫内节育器使用率，欧洲国家的育龄女性有 30%～60% 选择以口服避孕药的方式避孕，而宫内节育器的使用率只有 5%～10%。法国的宫内节育器使用率相对较高，但也不到 20%；在美国，育龄女性往往会选择结扎或口服避孕药的方式，而不用宫内节育器来避孕。因此，对于已婚育龄女性来说，使用宫内节育器并不是避孕的唯一选择。

而对于未婚女性来说，能不能使用宫内节育器也是大家的一个疑问。实际上，因为宫内节育器的作用原理是不变的，所以其对未婚女性的避孕效果与对已婚育龄女性的避孕效果是没有差异的，但是通常情况下会推荐未婚女性使用其他的避孕方式。虽然目前市场上的新式宫内节育器较之前有了很多改进，不良反应的发生率降低了，安全性也大大提高了，但是相较于口服避孕药和使用安全套来说，其优势并不那么明显，而且在避孕率基本接近的情况下，口服避孕药和使用安全套的优势就比较明显。口服避孕药较方便，可逆性强，同时还会有一些附加作用，比如调整月经周期等。虽然避孕药也存在副作用，但是经过不断改进，副作用已经得到了良好的控制。使用安全套则操作简便，无副作用及不良反应，而且可以有效地预防感染性传播疾病，但是要学会正确的使用方法。

所以，六层楼对不同年龄层的女性的建议是：在选择避孕方式时，应依据自身情况选择最适合自己的避孕方式。

宫内节育器的弊端

最常见的就是宫内节育器移位。老式宫内节育器移位或者脱落的概率较大，目前改进之后的新式宫内节育器虽然能够大大降低这种风险，但在临床上有时仍然会遇到宫内节育器穿透子宫壁后损伤膀胱、直肠等器官的病例。同时，伴随宫内节育器的移位，还会出现阴道异常出血或者月经量增加。另外，宫内节育器移位会使发生宫外孕或者带环受孕的风险升高，而且这种情况通常不易被察觉，往往被发现的时候就已经是紧急情况了，这一点值得引起各位读者的注意。

结扎

曾经有过这样一个讨论，就是到底谁该结扎。

从手术角度来说，无论是输精管绝育术（男性结扎手术）还是输卵管绝育术（女性结扎手术），原理都是一样的——阻断出口。尽管如此，这两种手术还是有些不同之处的，容我一一道来（具体见下页表格）。

输精管绝育术是一种操作方便、周期短、见效快、费用适中的手术。由于无须进入腹腔操作，术后并发症很少。常见的并发症主要有出血、感染以及精液淤积导致的附睾异常等。作为一种清洁手术，输精管绝育术已经非常成熟，也推广得相当广泛。

输卵管绝育术是一种针对女性的永久性节育手术。因为输卵管在腹腔内，进行结扎时要进入腹腔，所以有时候输卵管绝育术是在剖宫产的过程中进行的，这样可以避免再次手术。目前选择结扎输卵管的人比较少，我之前所在的医院里一年也碰不到几个。这个手术也有术后并发症，比如出血、感染、粘连、盆腔炎、腹膜炎，乃至更加严重的感染及严重并发症等。单纯从手术风险来说，女性结扎要比男性结扎面临更大的风险。

考虑到在人生的不同阶段，人们的想法各不相同，所以我们在讨论结扎的时候，不能忘记讨论复通的问题。有相当数量的人会因为各种各样的原因选择复通，在复通的成功率上，男女结扎复通术也有差别。

男性结扎复通术的成功率以前不太高，那是因为医术不行。随着技术的进步，目前的复通率基本可以稳定在 80% 左右。不过复通成功并不代表可以使女性怀孕，这一点需要各位注意。女性

男、女性结扎手术对比

项目	男性结扎手术	女性结扎手术
有效期	终身	终身
避孕成功率	98.0% ～ 99.8%	98.2% ～ 99.3%
手术范围	小手术，无须进入腹腔	中等手术，须进入腹腔
手术时间	一般体征良好状态下，任意时间	一般体征良好且非妊娠状态下，在月经结束后 3 ～ 7 天（如哺乳期未来月经时，在确认未怀孕状态下可选择任意时间；如哺乳期已来月经，在月经结束后 3 ～ 7 天）
手术时长	30 分钟左右	1 ～ 2 小时
术后观察	回家观察	住院观察
术后恢复时长	1 ～ 2 天	1 周左右
手术费用	500 元左右	3000 元左右
不适程度	短暂的轻微酸痛、坠痛、肿胀	持续较长时间的明显盆腔疼痛、坠痛等
手术风险	麻醉、出血、感染以及精液淤积导致的附睾异常等	麻醉、出血、感染、粘连、盆腔炎、腹膜炎，严重感染及并发症可危及生命安全
手术效果	手术 2 周后恢复同房，并建议使用安全套辅助避孕，需在连续两次精液检查确定无精子后才可认为结扎成功	手术 1 个月后恢复同房，术后恢复良好即认为结扎成功
复通成功率	80%	80% ～ 90%

结扎复通术的成功率要比男性高一些，能达到 90% 左右。

但是，耿直如我，总觉得结扎不就是永远不想怀孕了吗？如果只是想短期避孕，还有很多方案可以选啊，何必结扎？

结扎是一种应用非常广泛并且有效的避孕措施，这也是它引起大家关注的原因。在全球范围内，男性结扎人数不到女性结扎人数的 25%。由此可见，在绝大多数地区还是以女性结扎为主。当然，这跟当地的经济发达程度、社会文化氛围、宗教信仰等因素息息相关，不能一概而论。然而，数据就在那里，再怎么把原因归咎于客观因素，也依然无法排除男性的主观因素。

意外怀孕

虽然老六把能够起到避孕作用的方法都讲了，但也不是100% 可以避免怀孕，还是有不少人面临意外怀孕的问题。

然而，这却成了很多人的噩梦。

有时候，我们会说性生活就像一把双刃剑。一方面，我们可以享受性生活带来的欢愉，也可以创造新的生命；另一方面，我们也不得不承担性生活本身所带来的种种问题，比如意外怀孕、性传播疾病等。

在人们开始性生活的年龄越来越小的大趋势下，如何处理好意外怀孕带来的种种问题显得尤为重要。虽然在一些医疗指南和规则的制定过程中，专家学者们仍然认为我国女性开始性生活的平均年龄是 25 岁，但事实上，这是几十年前的数据。据我所知，现在"00 后"都已经开始预约人流手术了。

是的，不要惊讶。

这一幕每天都在上演。

不知道大家有没有看过一部电影——《无声的尖叫》？

电影展现了一个孕 11 周大的女性胎儿被人流手术终结掉生命的过程。这部电影用新的音波技术让我们看见了一个胎儿在子宫内的轮廓，之后我们会看见她在挣扎，但无法反抗抽吸器，于是她的头部被撕掉了，接着你会看见她被肢解，头部被压碎，然后逐块被吸走的整个过程。

老六在看的时候全程都浑身发紧且心里有阵阵不适，坦率地说，人流手术老六已经做过不少了，但是第一次这样直观地看着这一幕在眼前发生，还是不由得从内到外都感到难受。

我们先来看些数据。2017 年世界避孕日主题宣传活动在北京举办，国务院妇女儿童工作委员会办公室副主任上台提到：中国的人流手术数量每年超过 1300 万台，居世界第一。其中，25 岁以下的女性占一半以上，大学生甚至成为人流的主力军，低龄人群增多，并且有超过 50% 的女性出现反复流产。

数据在不断攀升的原因是：初次性行为的发生时间越来越早，青少年的性观念越来越开放，但他们不具有相匹配的生理卫生知识储备。

一项由约 14 万人参与的调查显示：有 45.49% 的男性会在恋爱一个月内就提出性要求，有 32.96% 的女性会在恋爱一个月内就接受对方提出的性要求。

另有两项调查显示：只有 21.7% 的中学生认为过早发生性行为不合适，有 68% 的初中生和 56% 的高中生认为没有爱情也可以发生性行为。有超过 60% 的人在发生性行为前不考虑怀孕问题，也不采取任何安全措施，甚至有人把人流或药流当作避孕方式。

更可笑的是，有超过 1/4（25.61%）的人根本就没想过发生性关系会导致怀孕这个问题，而在发生性关系时和发生性关系之后想到怀孕这个问题的分别有 7.11% 和 28.34%，只有 38.94% 的人会在发生性关系之前想到怀孕的问题。

你们想想，做人流手术的人中有近 1/4 是未成年女性，而且这个比例还在不断增长。其实仅仅陈述这个事实就已经足以表明一切问题。在目前大肆宣传"无痛人流"广告的同时，有多少人注意到人流手术本身对于女性生理及心理的伤害呢？这个问题早已有人讨论过了，这里我们不妨从另外一个角度来讨论。问大家一个问题：做人流手术时，你知道胎儿的感受吗？

电影《无声的尖叫》主要是为了让人们看到之前看不到的镜头，即人流手术中胎儿的影像。当然这部电影也受到了各界的批评，比如美国医学界指出该电影过分使用特效（如快放），来强调胎儿的"挣扎"。虽然约翰·霍普金斯大学医学院的大卫·博迪安（David Bodian）称没有证据表明孕 12 周以内的胎儿有痛觉，但胎儿仍然有可能对外界刺激产生条件反射。影片中胎儿的大小也存在一定的误导性，因为实际那么大的胎儿只有 6 厘米左右长，在镜头下胎儿却被放大到了如已出生的婴儿那么大，以增强视觉上的冲击性。正是因为其内容的争议性，此电影也受到了不同程度的播放限制。

不可否认的是，看过这部电影的人无一不被其中的内容所震撼，也许再次提起人流手术的时候，他们很难做到轻描淡写。据说当时有一位常做人流手术的医生也无法看完整部影片，几次跑到播放室外面平复心情，事后据他本人说之后他再也没有做过人流手术。

人流手术

大部分的人流手术是在孕 10 周内进行的，这个时候的胎儿很小，可以用一个强力的抽吸器将其吸出。抽吸器的吸力是普通家用吸尘机的 25 倍。这种方法叫作抽吸割除术。抽吸器的力量会撕裂或者绞拧胎儿的身体，将胎儿肢体逐步撕碎，直至剩下头部。胎儿的头部太大，不能从吸管中通过，所以需要使用器械在子宫内将其钳碎、分割成可以被吸出来的大小，然后吸出。

如果胎儿超过孕 10 周，则需要选择其他的方法。通常选择用钳刮术终止妊娠。手术时，先将刮勺放置于子宫内，然后转动，碰上障碍物时，就用刮勺集中刮擦。换言之，胎儿的手臂会被割走，腿部会被割走，面部会被砍碎，头部会被砍掉，身体会被肢解、切断成很多细块，然后身体的各部分和胎盘会被钳子钳出。

如果胎儿超过孕 14 周，孕妇则需要住院行引产术。由于目前还没有十分完美的引产术，这也就意味着孕妇会因此受到伤害，以及存在手术风险。

在早期医疗水平不发达的时候，也有很多种终止妊娠的方法，其中不乏一些在目前看来甚至有些泯灭人性的方式，比如：若流产出来的胎儿被发现仍然活着，在当时的条件下会选择将胎儿饿死或者直接杀死。有人指出这样太过残忍，所以也会选择当胎儿在腹中的时候就将其杀死，然后再取出……

看到这里，你可能会开始质疑一条流传极为广泛的广告词——今天做人流，明天就上班。

前面我们是站在胎儿的视角剖析的，整个手术过程让人胆战心惊，那如果我们接下来再从患者的角度来看呢，这个手术真的就像广告里说的那么完美吗？

广告里写着"无痛人流""超导可视无痛人流"等一系列高科技名词，看上去好像体现了医学的飞速发展，其实在我们看来，它们在手术操作上没什么区别！

过程都是一样的，就像我前面讲过的，主要工具就是一根吸管，可以把它想象成一根用来喝珍珠奶茶的吸管。当然这根吸管不是用嘴吸的，吸管的一头连着负压吸引器，吸引器通过宫颈使这根吸管深入宫腔，然后将胚胎吸出来。为了确保胚胎组织完全清除以免遗漏，还会使用一个金属小勺子到宫腔里再刮上一圈，俗称刮宫或清宫。手术一开始，通常都会在宫颈位置局部用一点儿麻药，以减轻痛苦，但是很多人表示并没有太大作用，还是感觉比较疼。虽然实际上并没有那么疼，但是不要忽视心理对疼痛的放大作用。

无痛人流可能会采用静脉麻醉的方式来减轻疼痛。很多人都是睡了一觉，然后手术就做完了。这种更好的体验，反而弱化了手术本身对身体造成的影响。人流看上去似乎没有什么痛苦，甚至就像没做过手术一样，其实，这也仅限于患者个人的感受罢了，实际上手术操作过程跟上面描述的情况并无二致。

超导可视无痛人流，也就是说手术是在 B 超引导下进行的，相当于用肉眼来看着操作，这样手术的风险会相对小一些。这样说出来可能会毁掉很多医院的摇钱树，因为这个名称听上去真的很酷，甚至让人觉得很有科技感，但其实这一手术也只是在原有的基础上加了一个 B 超引导而已，哪家医院还没 B 超啊！这并没有什么稀奇的。但这种"看上去更高级一些的技术"真的可以蒙骗很多小女生和刚刚从朋友那里借来钱的小男生。

其实医生是怎么进行手术的并不重要，大家更关心的是做了这个手术后会有什么影响，手术会给自己带来多大的痛苦，会给自己的将来造成多大的麻烦。这样的问题就比较复杂了，针对不同人的情况，会有不一样的答案。

虽然任何手术都有出现并发症的风险，但是，如果在正规医院由有资质的医生操作，人流手术还是一种相对安全的手术。毕竟医生做的量越大，风险系数就越低。至于对以后生育能力的担忧，据统计，一生中至少做过一次人流手术的女性可真的不是一小部分人，其中大多数人还是可以正常怀孕的。研究显示，如果仅仅做过一次人流手术，似乎对下次妊娠结局影响不大，这里的不良妊娠结局包括不孕、宫外孕、自然流产、新生儿畸形、死胎等。我们要相信人体的自我修复能力以及一直在发展的辅助生殖技术。

人流手术有哪些风险

虽然人流手术不需要开刀，大多数人也不用住院，但是手术无论大小，都是有创的操作，都有手术风险。虽然这些风险和并发症的产生是个概率问题，但是对于个体来说，大数据概率是没有意义的，发生了就是 100%，或者说是否发生的概率各占 50%。

术中有可能会发生大出血、感染、子宫穿孔、宫颈损伤，还可能因宫内组织残留需再次手术。

术后的问题是，你现在是怀上了不要，等到将来想要了，没准就怀不上了。虽然这种情况的概率比较低，但也存在这样的可能。而且随着人流手术次数的增加，发生一系列问题的风险也会越来越大，比如发生子宫内膜损伤或者盆腔炎，进而导致不孕，或者怀上之后容易自然流产等。同时需要注意的是，发生宫外孕的风险也会大大增加。

这里就不要说什么你做的是无痛人流还是超导可视无痛人流了，无痛只是让你不疼，但是操作方式都是一样的。更不要说什么手术费用的事情了，这个市场太乱了，不便多说。但是，需要说明的关于无痛人流的风险还有一条，就是在麻醉状态下有可能因为患者无法准确地表达出异常，而隐藏着一些并发症或手术风险。

手术之后该如何护理

休养 一般情况下，患者做完手术后会在休息室休息 2～3 小时，但是无痛人流需要的时间可能更长一些，因为还要考虑麻醉剂代谢的问题，基本上 6 小时之后就可以下地活动了。手术后的活动是很有必要的，不仅有助于排出宫腔内的积血，减少感染风险，同时也有助于及时发现一些术后的并发症。如果手术后身体有什么问题的话，这个时候就会显现出来。当然，活动也要依据自己的情况量力而行。在这个阶段，患者肯定会有各种各样的不适，那么家属的陪伴和安慰就起到了至关重要的作用。

接着你会问：明天能不能上班？答：不建议。一般建议患者休息1～2周，这期间需要适当运动，但要避免剧烈的体力劳动或者运动。除此之外，还要服用药物进行抗炎、抗感染治疗，这主要是为了降低子宫内膜恢复期间感染的概率。这一步很关键，因为人流手术后由炎症感染引起的宫腔粘连可能会导致不孕，所以我们会建议患者术后1个月时复查恢复情况，如果有问题可以及时处理。

饮食　在门诊时我经常会遇到男孩陪着女友来检查的情况，很多男孩非常心疼自己的女友（虽然晚了一些），会寻找各种各样的弥补方法，比如在饮食上下功夫。实际上，人流手术后患者的饮食基本应以清淡为主，可以稍微增加一些有营养的食物，如富含蛋白质和维生素的食物。其实在现在的生活条件下，基本上随便吃吃就营养过剩了，所以适量就好，不必过分。

但是，如果患者在术中出血过多或者身体本身就比较虚弱，那就有必要认真进行饮食调理。除了补充必需的蛋白质和维生素以外，还要补充矿物质（如铁）。同时，还要保证水果和蔬菜的摄入量。

卫生　除了前面提到的建议使用抗炎、抗感染的药物以外，保持卫生也是很有必要的。术后的创面呈开放状态，这个时候很容易因为清洁不到位而引起感染。尤其是阴道里有大量的常驻菌群，再加上宫腔内有可能存在积血，所以应尽量选择用淋浴的方式冲洗外阴，不能冲洗阴道，也不能坐浴。如果有出血的情况，使用的卫生巾（包括卫生护垫）也要及时更换，并选择透气性较好的内裤。

同房与怀孕　做完手术之后不建议同房，这一点大家应该都明白。具体的原因前面已经提到了，就是因为这个时候新鲜的创面很容易受到感染，所以就忍一忍吧。不过，有人会问，那什么时候可以开始同房啊？我们一致的看法是：如果之后月经能正常来，就证明子宫内膜恢复良好，可以正常同房了。不过每个人术后来月经的时间并不固定，通常因人而异，所以老六的建议是做好一切能做的事情，然后耐心等待。但是，这里又会涉及另外一个问题：什么时候可以开始怀孕？

长久以来，我们都认为人流手术后要避孕 6 个月才能怀孕，但是研究表明，人流手术之后如果你打算怀孕，应该在月经恢复正常之后尽早选择怀孕，而不是像以往那样避孕 6 个月之后再考虑怀孕的问题。更有一项研究表明，别说 6 个月了，就是 3 个月内怀孕都不会有太大的问题。所以，这个是我们需要纠正的观点。

从另一个角度来看，如果不打算生育，在人流手术后同房的时候就需要严格进行避孕。六层楼曾经见过 2 ~ 3 个月内做过 2 次人流手术的患者。所以，需要格外小心。

药物流产

人工流产包括手术流产和药物流产，人们经常把手术流产称为人流，把药物流产称为药流，但是无论是人流还是药流，都是存在伤害的，无论是直接伤害还是潜在风险，都是不可小视的。请允许老六再强调一遍：人工流产只是避孕失败后的补救措施，绝对不是一种避孕方式。

提到药流，大家的疑问集中在这么几个点上：

药流是不是伤害更小一些？

药流疼不疼？

是不是每一次药流都需要清宫？

药流是不是就像喝感冒药一样简单啊？

什么时候适合做药流？

药流的具体流程是什么？

跟人流相比，药流的优缺点是什么？

能不能自己买药在家药流？

药流后要如何护理？

……

什么是药流

简单来说，药流就是使用药物达到终止妊娠的目的，一般适合怀孕 49 天以内的女性。这个时候的胚胎还有可能靠药物排出，胚胎再大一些的话药物可能就起不了什么作用了，需要手术流产或者引产。具体用到的药物是米非司酮和米索前列醇。米非司酮的作用就是与体内的孕酮相结合，影响孕酮功能的正常发挥，使孕酮活力下降，与此同时，胚胎因为缺乏孕酮而无法继续发育，从而引起流产。米索前列醇的作用就是引起子宫剧烈收缩，以达到排出胚胎组织的目的。

具体的用药方式这里就不说了，省得助长你们乱用药的嚣张气焰。毕竟，药流也应该住院进行。

药流的认识误区

药流可以自己在家用药　这句话真是错得没有一点儿正确的地方。如果事先不知道药流的风险就自己买药操作，你将要面临的问题是：不知道自己是不是存在药物禁忌证、不会用药、无法应对药物带来的反应和症状、无法判断是否流产、无法处理药流期间的突发事件。所以，正确的做法是到正规医院药流。你们会说毕竟不是什么光彩的事情，能不能找个小诊所就算了？当——然——不——行！因为在用药前你需要进行尿检和B超检查，符合药流条件后才能按照医生的要求用药和休息。同时，医生会给你讲解用药期间会遇到的问题，比如出血。强调出血的原因是，每年都有自己在家药流的患者，因为大出血没有得到及时的救治而去世。所以，选择的医院一定要有应对这一突发事件的能力。

如果选择药流，请务必到正规医院。这里就不多说那些无良小诊所的伎俩了，只要你们不去，无良小诊所就无计可施。

药流没什么痛苦　这简直可以列入21世纪三大谎言之一。

药流一点儿都不轻松，最起码会有腹痛。痛经的读者会更了解这种腹痛，用上米索前列醇后的腹痛跟痛经差不多，并且有过之而无不及。伴随腹痛，有一部分人会出现恶心、呕吐的情况，还有少数人会出现头晕、乏力、畏寒、发热、手脚发麻、腹泻等情况。有时候这些症状会持续好几天，而且，不断出血其实也挺吓人的，这样看来反倒不如人流来得痛快利落。

药流不耽误上班　不知道从什么时候开始，流产跟上班有了密切的关系，可能是因为流产没有带薪假吧。总之，老六前面已经说过了，无论采用什么流产方式，之后都需要休息 1 ~ 2 周。

药流不用做手术　从理论上来说，这句话在很大程度上是正确的。只有个别情况是需要做手术的，其他情况都没事儿。个别情况包括：①患者药流后阴道出血量较少，1 周后去医院做 B 超检查，如果发现胚胎不仅没有停止发育，反而在继续发育，那么就要及时清宫；②患者服药后通常需要留院观察 4 ~ 6 小时，在这段时间里，有的人会排出胚胎组织，有的人可能要晚一些才会排出，总之，如果这个时候有严重的阴道出血，应立即清宫；③患者药流后有胚胎组织排出，但是阴道不规则出血且淋漓不净，出血迁延不止并长达数周（具体的周数并无准确数值，具体情况由医生来判断），B 超检查发现有残留组织，需要及时清宫。

需要注意的是，由于出血，手术前后都有必要使用抗生素预防和控制感染。

虽然上面都是医生要做的处理，但是需要你记住的是：药流失败的话还要再做人流，这就等于你要一次体验两种方式。

药流的注意事项

药流之前有很多事情需要注意，除了前面说的妊娠时间的要求、需要做的尿检和B超检查以外，还要确定一下身体的健康状况。如果存在禁忌证，是不能进行药流的。这些禁忌证就是米非司酮或米索前列醇的药物禁忌证，包括曾患、正患较重的全身性疾病，肝、肾功能不全，过敏体质，心脏病，高血压，贫血，哮喘，青光眼，妊娠期皮肤瘙痒等。

药流之后当然也需要注意很多事情，除了记住下次要避孕以外（当然那也是药流1个月后的事情了，因为要禁止同房1个月），还要认真遵医嘱服用抗炎、抗感染药物，洗澡的时候尽量选择淋浴，通常休息1～2周后慢慢加大活动量，量力而为，等等。哦，对了，你们肯定还想问药流之后什么时候可以怀孕，基本上月经正常后就可以怀孕了。

人流和药流的对比

人流　简单来说，人流手术适合怀孕14周以内的女性，其显而易见的优点就是手术很利落，一锤子买卖，成功率也比较高。但凡是手术就必然会有风险，其中最严重的风险就是子宫穿孔、破裂，其他风险还有感染、出血、内分泌紊乱。

药流　大家之所以会选择药流，是因为可以避免手术，仅使用药物就可以终止妊娠，同时也可避免手术带来的一系列并发症。但需要说明的是，药流的成功率并不高。尤其是对有宫腔操作史（包括人流手术、清宫手术等）的患者来说，只有75%左右的成功率，也就是说有1/4的人药流失败或者流产不完全，可能需要再次清宫，清宫其实就跟人流手术差不多了。另外，药流还会引起流产后的出血，有时候出血会持续很长时间，而且还会有感染的风险。

人流和药流到底哪个伤害小？

最终还是要回答这个问题，老六就不兜圈子了，直接告诉你们结果：在符合适应证的情况下，药流伤害要小一些（前提是一次就成功），但是需要承担失败的后果，也就是说你选择了药流就要做好可能得再做一次清宫手术的准备。

别嫌我唠叨，我再强调一遍：如果没有怀孕的打算，请务必做好避孕措施。

同房出血

"在线等，挺急的！"

通常我在微信公众号后台看到这样的字眼时，会本能地留意一下她说的基本情况，但是绝大多数都是同房出血。如果是这种情况，我反倒不怎么着急了。

为什么我并不着急呢，或者干脆将这种情况先放一边儿呢？这是因为正常情况下，同房出血的可能原因就那些，没有哪种原因会造成真正的急诊。那为什么患者会惊慌失措呢？一小部分患者是因为对出血的恐惧，一大部分患者是因为上网乱看，搜到一些关于宫颈癌、内膜癌之类的疾病，然后就吓瘫了。

同房出血的常见原因

首先，需要解释一下同房这件事情。简单来说，同房对身体的主要影响就是物理作用。我们都学过牛顿第三定律，无论是碰撞还是摩擦，都是作用力与反作用力的相互作用，并没有什么秘密。理解这个物理作用之后，六层楼就可以开始讲了。

排卵期出血　有这一情况的几乎占了来咨询六层楼的人的1/3。虽然六层楼会尽量把各种可能性都告诉你们，但是不代表那些疾病的发生率是相同的，如排卵期出血对于年轻女性来说很常见，有些人的同房出血是间断性的，在非排卵期同房没事儿，一到排卵期同房就出血。所以，希望你们在发现自己有同房出血的情况时，尽量记录一下开始出血时间、出血量、停止出血时间等，以方便跟六层楼沟通。

月经前后　有一部分女性在月经前后同房会有少量出血。有时候月经前出现同房出血后，紧接着就来月经了；有时候月经刚刚结束，因为没忍住折腾了一番，然后就出血了。一般出血量都少于月经量，这是因为子宫内膜无论是在脱落之前（月经前）还是在脱落之后（月经后），都会因为受到外力的作用而发生小血管破裂出血。

孕早期　这部分内容需要重点提醒各位。有很多女性是不知道自己处于孕早期的，通常是发现月经推迟了才去检查，结果发现自己怀孕了。其第一反应是：这孩子要还是不要？如果要，就开始想第二个问题：之前不知道怀孕的时候各种作，到底对孩子有没有影响啊？恰巧又想起之前有同房出血的情况，完蛋了，肯定对孩子有影响了……

以上就是半夜急诊医生最常见到的一种情况——孕早期同房出血。我们都知道，孕早期出血和腹痛都有可能是先兆流产的表现，虽然通常不用进行保胎治疗，但是也的确吓人。因此，六层楼奉劝各位，不打算要孩子的，好好避孕；正在备孕要孩子的，排卵期努力一阵儿之后记得关注一下是不是怀孕了。现在早孕试纸到处都能买到。该用的时候就用，这样心里有个数，就知道什么时候该干什么了。

阴道炎　长期的阴道炎症会对阴道内壁造成影响，会使阴道内壁脆弱、易破，再加上长期的用药刺激，阴道内壁会缺乏营养和保护。在这种情况下，同房本身的外力作用（主要是摩擦）就会导致出血，而出血本身又会造成炎症进一步扩散。同时，因为有伤口的存在，炎症会具有持久、易复发的特点。这种情况高发于年轻女性。

会阴裂伤　主要包含外阴裂伤和阴道裂伤。主要是指同房过程中的过激行为、阴道异物或者干脆就是性侵犯过程中没有充分准备、尺寸不匹配、尖锐异物等原因导致的会阴裂伤。会阴裂伤进而会导致出血和疼痛。当然，这里要提一下处女在第一次同房过程中的出血。有统计表明，我国只有一半左右的女性在首次同房过程中会有肉眼可见的出血，剩下的一半可能不会出血，当然这不重要。

宫内节育器　对于使用了宫内节育器的女性，如果在同房过程中或者同房后有出血的情况，需要考虑是不是宫内节育器刺激子宫内膜导致的出血。当然，也有可能是宫内节育器异位导致的出血。总之，宫内节育器本身就存在引起阴道不规则出血的风险。

宫颈病变　这里说的宫颈病变不是宫颈柱状上皮异位，也不是宫颈炎，而是长期持续感染高危型 HPV 导致的宫颈病变。宫颈病变高发于 30～40 岁的女性，其临床表现一般就是同房出血，有些人会伴有同房疼痛。如果以前已经发现 HPV 阳性，那么这次出血之后就很有必要去医院做液基薄层细胞学检查或者阴道镜活检。出血是因为同房过程中（主要是碰撞）病变组织出现破损。

宫颈息肉　宫颈表面或者宫颈管内会由于组织增生而产生息肉样组织，这些组织本身是良性的，但令人讨厌的是，同房的时候这些组织有时会出血。原因还是前面所说的碰撞或摩擦。息肉本身就是毛细血管、纤维组织和上皮组织等，非常脆弱，很容易发生出血，甚至有时候在阴道镜下看，息肉呈鲜红色。宫颈息肉引起的同房出血常见于产后或者流产后的女性。

内膜病变　这里说的内膜病变跟宫颈病变类似，也是有可能癌变的。这部分病变组织的血管非常脆弱，很容易在外力作用下出血。你看看，为了避免一直提及"同房"这个词，我用了"外力"这个斯文的词。但是不要一出现同房出血就想到内膜病变，因为出血并不是内膜病变的主要症状。很多存在内膜病变的女性，其症状主要表现为月经量增多、经期延长。内膜病变高发于 40～60 岁的女性。

紧急情况下该如何处理

如果你们坚持把前面的内容看完了，也能区分各种原因的不同之处，那么大概就能明白其中的道理了。大多数情况下，同房出血并不是那么紧急的事情，出血并不是一件很可怕的事情，但还是有一些事情需要你们来做。

①发现出血之后，请立即停止同房，避免进一步出血。

②用清水擦洗外阴，保持外阴干燥、清洁，必要时使用卫生巾（也可以用护垫）。

③初步判断出血原因。按照月经周期来判断是月经前后出血，还是排卵期出血；按照年龄和既往病史来判断是宫颈病变、内膜病变，还是宫颈息肉；按照停经史判断是不是孕早期出血；按照……会阴裂伤基本不用说了吧，你们应该都知道。

④观察出血情况。如果出血量大于平时的月经量，那么可以认为问题比较严重，需要及时就诊。这个时候找六层楼也没用，净耽误时间，尽快去医院。

⑤剩下的交给医生。

如何预防同房出血

唉，我就知道你们一定会问这个问题，但是我想问你们：在发生同房出血之前，你们知道会出血吗？

当然不知道。除非是有预谋的伤害。

那还怎么预防呢？除非提前检查出来有病变，或者是性侵犯等，才基本可以预知出血这事儿八九不离十，但其他时候并不一定能预知。所以，六层楼希望你们把前面那些文字读明白，把该做的检查都做了。最后，我只能送你们十六个字了——兵来将挡，水来土掩，实在不行，就去医院。

我只能帮你们到这里了。

同房疼痛

同房过程中的损伤问题其实是一个很大的问题，因为这才是真正涉及健康的问题。

下面我们来聊聊同房疼痛的问题。"同房疼痛"这4个字往这里一放，除非不认识，否则不可能不理解它的含义。但是，有一个关键信息这4个字并没有提供，那就是疼痛的位置。疼痛的位置决定医生的思考过程。

是的，疼痛的位置非常重要。我需要通过具体位置来判断究竟是哪里出了问题，以便做出下一步的判断和决策。在此，请允许我由浅入深地讲一下同房疼痛的终极奥秘。

浅部：阴道前庭及阴道口疼痛

所谓的"浅"，基本上就是"刚入门"的水平。如果这个时候已经开始疼，首先要做的是立马停止同房，然后翻开书，看看六层楼曾经说过哪些情况会引起这一阶段的疼痛。

阴道痉挛 一般从第一次同房开始就存在，都是生瓜蛋子，技术生疏，手法粗笨，精神紧张，横冲直撞，难免会造成损伤。加上有一部分女性在第一次同房时处女膜会破裂，所以难免会疼痛和出血。这些都可能给女性造成一定程度的心理阴影，进而影响之后的性生活。因此，我们一般建议在出现疼痛后立马停止同房，观察疼痛情况。如果痛感明显减轻，可以继续同房；如果疼痛持续性加重，则不可继续同房，不妨持续观察。当然，如果出现阴道痉挛，不必强求，可以多花点儿时间，慢慢克服心理和生理上的障碍。一般来说，出现这种情况的话，连妇科检查都难以进行。

会阴裂伤 很多人在每次同房后都会发现会阴裂伤，一般是在阴唇后联合的位置，过几天即可痊愈，但如果再同房，还是有可能裂伤。这说明这里的组织相对脆弱，在特定的姿势下容易损伤。因此，建议大家同房时放松精神，做好前戏工作，必要时使用润滑产品，选择以安全轻柔的姿势开场。

外阴炎 本来外阴炎的存在就会产生红、肿、热、痛的感觉，加上同房的刺激，痛感会更明显。炎症还会使外阴皮肤水肿、易破，也容易发生裂伤，建议患者积极治疗。

外阴白斑 这是一种由局部缺乏营养而导致的外阴病变。患者的皮肤通常较薄，弹性降低，易出血及破裂。外阴白斑倘若进一步发展，可能导致阴唇及阴道口萎缩，病情严重的话会令同房变得困难。对此，我们建议患者积极治疗原发病。

生殖道畸形 通常指先天性无阴道、双阴道、阴道横隔、阴道斜隔等畸形。道路艰险，前途未卜。建议先行手术，再行房事。

尺寸不匹配 准确地说，这是个伪命题。阴道的延展性很强，直径10厘米左右的胎头都能娩出，何来"尺寸不匹配"之说？这里我们主要说的是因阴道手术或者阴道有过长期损伤，而在阴道口留下了几乎没有弹性的瘢痕的情况，这有可能引起疼痛，影响同房。

前庭大腺炎及囊肿 这一点很好理解。特点就是疼，动一下都疼，更别说同房了。

中部：阴道疼痛

阴道炎 和外阴炎一样，阴道炎也会导致同房疼痛。因为阴道黏膜同样容易红、肿、热、痛，出现破损及水肿。如果忽略治疗、一味蛮干，肯定会受伤。要是阴道壁存在破溃及裂伤，那就更容易引起同房疼痛了。绝大多数人其实都知道，在这种情况下不能同房。但还是有人铤而走险，也不知图啥。

阴道壁肿物 这种情况比较少见。患者本身的原发病会导致阴道形态失常，要是在被强行改道的情况下坚持同房，就有可能引起疼痛。因此，建议大家先治疗原发病。

深部：宫颈及腹腔深部疼痛

宫颈病变 虽然位置不算太深，但宫颈确实是同房过程中接受正面撞击最多的部位。宫颈病变主要表现为同房出血及同房疼痛，通常感觉比较明显，需要尽快进行宫颈防癌筛查，再依据结果做进一步治疗。

子宫内膜异位症　这种疾病甚至有一个专属名词——深部性交痛，这是该病特有的表现。同房时的体位改变及撞击会使异位病灶受到刺激，引起来自腹部的疼痛。同样，我们依然建议各位患者先治疗原发病。

体位　这种情况纯粹是物理作用。无论是杠杆原理还是鸡兔同笼，总之，在个别体位下，由于特殊的角度和力度，女性会感觉到来自腹腔的疼痛。显然，这因人而异。一旦因此发生疼痛，请尝试其他体位。

黄体破裂　一般来说，这种情况在排卵期后1周左右时最容易发生，因为这时的黄体最大。黄体囊肿有很薄的壁，稍不小心，噗，就破了，然后开始出血，引起剧烈的腹痛。正在同房的患者需要赶紧停止同房，并迅速就医。大多数急诊医生一眼就能看出来这是同房后出现的问题，重点是尽快给患者做B超检查以评估病情，必要时手术治疗。

卵巢囊肿蒂扭转　几乎跟前面的情况如出一辙，但是这里的囊肿就不仅限于黄体囊肿了，各种各样的囊肿都有可能发生扭转，如畸胎瘤、巧克力囊肿、肌瘤、系膜囊肿、浆液性或黏液性囊腺瘤等。其外观一般是长长的蒂连着一个囊肿，就像个流星锤。只要有空间就可能发生扭转，囊肿一旦扭转或者破裂，应尽快就诊。

盆腔炎及子宫内膜炎　急性盆腔炎通常会令女性疼痛，其原理类似外阴炎及阴道炎。同样，如果宫腔内存在急性期的子宫内膜炎，同房过程中也会产生明显的疼痛感，同时，还有可能导致同房出血，加重炎症。因此，这类患者不能继续进行性生活，一般建议先进行抗炎、抗感染治疗。

说到这里，老六基本上就已经把绝大多数的常见情况都说完了，希望对你们有帮助。

性传播疾病

性传播疾病，简称性病，一般情况下其病变位置主要在外生殖器。以往的观念认为，这种疾病是通过不洁性接触传播的疾病，并且个个都像凶神恶煞，尤其是一些相关症状的照片，就算是医生看了也做不到不动声色地谈笑风生。

传统观念认为，与性相关的事情是隐秘的、不可公开谈论的，所以人们对此的了解仅仅停留在不知所以的莫名恐惧阶段。目前，在国外被列为性传播疾病的有二十余种，其中包括梅毒、淋病、软下疳、性病性淋巴肉芽肿、腹股沟肉芽肿、非淋菌性尿道炎、尖锐湿疣、生殖器疱疹、艾滋病、细菌性阴道病、霉菌性阴道炎及外阴炎、滴虫阴道炎、疥疮、阴虱和乙型肝炎等。我国目前要求重点防治的8种性传播疾病是梅毒、淋病、软下疳、性病性淋巴肉芽肿、生殖道沙眼衣原体感染、尖锐湿疣、生殖器疱疹、艾滋病。

光这些名字就能把人吓坏了。当然，我写这些的目的并不是想吓唬你们，而是想让你们正确认识这些疾病，学会自我防护。如果可以及时发现自己的问题，及时进行检查并尽快治疗，也算是做对了一件事情。

病原体

首先，我们要了解是什么导致了这些疾病的发生。病原体本身跟同房关系不大，只是在同房过程中，一方感染的病原体会传播给另一方罢了。相关病原体分为这么几类：

病毒 相关病毒的英文缩写都很好记：HIV（艾滋病病毒）、HPV（人乳头瘤病毒）、HBV（乙型肝炎病毒）、HSV（单纯疱疹病毒）。这些病毒一一对应的疾病是艾滋病、宫颈病变及尖锐湿疣、乙型肝炎、生殖器疱疹。

衣原体 可引起非淋菌性尿道炎及性病性淋巴肉芽肿。

细菌 这里特指引起细菌性阴道病的细菌。

真菌 主要指白色假丝酵母菌，也称为白念珠菌，广泛存在于自然界，也存在于正常人的口腔、上呼吸道、肠道及阴道。一般它在正常机体中很少，不会引起疾病。这里需要你们了解一个名词——条件致病性真菌，根据其字面意思不难理解，就是要到一定条件，这种真菌才有可能引起疾病，如果条件不合适，即使存在这种真菌也不会引起疾病，自然也就不用治疗。这就是六层楼经常跟你们说如果没有症状可以不处理的原因。

寄生虫 这里主要指阴道毛滴虫、阴虱、疥螨等，这些病原体也广泛分布于自然界，只要在适宜的环境和温度下，它们就可以自由散漫地生长起来。

螺旋体　之所以叫这个名字，是因为在显微镜下，这种病原体看上去就像浪味仙那种小零食。它主要是梅毒的病原体。

这些病原体的传播途径是多种多样的，但是它们有一个共同的传播途径，即不洁性接触。这里需要强调的是"不洁"。本身健康的性伴侣正常同房并不会传播这类疾病，但是对于有多个性伴侣或者性伴侣有多个性伴侣的，有危险性行为的（如与健康情况不明的同性或异性发生无保护措施的性接触等），还有少数受到非法性侵害的女性来说，其感染的风险就不容小视了。

检查方法

通常感染这些病原体后，表现出症状的时间并不固定，存在一定的潜伏期。潜伏期也因不同病原体的特点而不同，比如淋病，女性急性淋病的潜伏期是3～5天，一开始感染时并不会出现明显异常，但是过了潜伏期之后就会相继出现尿道炎、宫颈炎，会阴部各种腺体的炎症就接踵而至，其中以宫颈炎最为常见。还有一些病原体是条件致病性真菌，如果条件不适合它们滋生、闹事儿，它们就乖乖的；一旦出现一些不稳定因素，这些"不法分子"就趁机出来闹事儿。说这么多的原因就是想让各位重视起来，并及时进行检查。那么检查方法有哪些呢？看下文。

抽血　相信做过手术的人都知道，做手术之前都要进行血清术前八项检查，检查项目涉及艾滋病、梅毒、乙型肝炎、丙型肝炎。当然，这些疾病都有其单一的检查项目，都是可以通过抽血来检查的，如梅毒螺旋体血清学试验是确诊梅毒要做的检查项目。

白带常规　主要是针对细菌性阴道病、霉菌性阴道炎、滴虫阴道炎的检查，基本上每位读者应该都或多或少地了解过一些这方面的信息。

宫颈刮片　这个项目是用来检查 HPV 的，尤其是高危亚型HPV 感染。这里简单说一下，与引起尖锐湿疣的低危亚型不同，高危亚型 HPV 是与宫颈病变及宫颈癌相关的一种致癌病原体。

病原体培养　对于一些可以体外培养的病原体，可以通过培养法查看病原体的具体种类，然后明确诊断。

组织活检　对于尖锐湿疣等疾病，除了可以使用醋酸白试验粗略诊断以外，还可以将病灶切除后进行组织活检，以活检结果作为诊断标准。

基本上通过前面的这些检查，再加上患者的一些病史和临床表现，就可以诊断出患者是否有性传播疾病了。说到这里，六层楼的使命实际上已经完成了，接下来，未患病的人继续防患于未然，发现了疾病的患者就不要在网上溜达了，尽快到正规医院就诊。因为每一种疾病都有其对应的治疗方案，为了避免你们对号入座，自作主张地把那些药买来并乱用一气，再搞出一些奇奇怪怪的情况，六层楼在这里就不写具体的治疗方案了，因为具体的治疗方案应该由你们的接诊医生给出。

在用药方面需要提醒一下：对于有些疾病，可能你才刚刚开始用药，情况就明显好转了，但是请你务必坚持用完药，因为症状清除并不代表已经达到临床治愈，病原体可能处于被抑制状态或者潜伏状态。因此，你需要了解的就是三个字——遵医嘱。

尖锐湿疣

尖锐湿疣是一种性传播疾病，由低危亚型 HPV 感染引起，以生殖器受损为主。

尖锐湿疣是什么

外观　菜花、鸡冠、百叶大家都见过或吃过吧？在其表面再撒点蟹子……典型的尖锐湿疣的外观就像这样。病如其名，它呈表面凹凸不平的粉红色尖尖，一簇一簇，甚为吓人。

一般的尖锐湿疣如米粒、绿豆大小，最大如花生大小。假如不积极治疗，任其疯长，它也可以发展成 1∶1 大小的肉版西蓝花。长到那么大的尖锐湿疣我只见过一次，至今难忘！

环境　尖锐湿疣大多长在比基尼区，当然，也会出现在口腔、乳头、手指、直肠等处。总之，性行为有什么花样，尖锐湿疣就会有什么样的花式发散地。

湿润的环境所在地是尖锐湿疣生长的乐土，大小阴唇、阴道口、尿道口、肛门周围等都可能有它们的踪迹。很多患者深受前后夹击、左右开弓之苦。

体感　长了尖锐湿疣的患者大多没什么感觉，只会偶尔觉得瘙痒。女性是主要受害者，发病率高于男性。然而，并非所有私密处长出来的凹凸不平的东西都是尖锐湿疣，有的可能是正常的生理改变。所以，当你们有点儿痒但有点儿不确定，心里焦灼不已的时候，莫慌，来找我，或者去医院找医生。

尖锐湿疣是怎么传播的

尖锐湿疣好歹是一种性传播疾病，其主要的传播方式还是性接触。与尖锐湿疣患者进行性接触后约有2/3的人可被传染。注意，只要是性接触都有可能传染，所以别抱着侥幸心理，以为只有一次是不会有问题的。对所有不洁的性接触来说，感染尖锐湿疣的风险都很大，仅仅一次摩擦就足够为HPV"搭桥过河"了。

如果听到他说"我就蹭蹭不进去，没事的"，别犹豫，直接将他踹下床！

除了性接触直接传播外，尖锐湿疣还可以通过其他方式间接传播，如共用被污染的衣服、毛巾、被子、马桶坐垫、浴缸等生活用品。当然，其感染条件很苛刻，只有在生殖器黏膜或者皮肤破损的情况下，接触含有HPV的体液或物品等才有可能感染。

这里需要强调一下，感染了HPV并不代表一定会有尖锐湿疣，90%的女性一生中会有一次或多次的一过性感染。有时候感染了HPV就和出门摔了个跟头一样，纯属运气差，不用太在意。没有症状的人，记得提高自身免疫力以清除病毒；有症状的人，不要讳疾忌医，应该积极治疗。

为什么尖锐湿疣的传染率高，复发率也高

原因有三，逐一介绍。

① HPV 有很强的亲表皮性，不进入血液循环，所以也不会激发自身的免疫应答。

此前提过，尖锐湿疣由低危亚型 HPV 感染所致。但 HPV 这个"小妖精"特别难搞，它不进入血液，无法激起免疫反应。感染了它，就好似被一个隐形人打了，想反击真的好难。另外，很难对 HPV 进行体外培养，这就导致我们无法通过培养来寻找特效药。

②常规的治疗方法可以去除明显的疣体，但无法完全消除亚临床感染和潜伏感染。

尖锐湿疣的潜伏期很长，从 3 周到 8 个月不等。这期间表面上看起来风平浪静，其实身体里潜藏着危机。在潜伏期，一旦发生无保护措施的性行为，就很容易交叉感染。也许你不是潘金莲，但保不齐遇到的是西门菜花庆。

③每个人对病毒的耐受力不同，HPV 在发病时也会"欺软怕硬"。有些人"皮糙肉厚"，虽然感染了 HPV，但因进入潜伏期，暂时没有长出皮疹。但传染给性伴侣后，对方可能就会长出尖锐湿疣。这是因为不同的人免疫力不同，防御病毒的能力也有差异。还有一种可能：发生性接触的时候，对方的免疫力恰巧比较弱，这时一经感染，就容易长出皮疹。

怎样自检尖锐湿疣

临床常用的诊断方法之一是醋酸白试验。各位如果有需要，也可以在家自行操作：用 3%～5% 的醋酸溶液（放过食用白醋吧，别把自己整成了糖醋里脊）把无菌纱布浸透，再将无菌纱布覆盖于待检的皮肤黏膜上，观察 3 ～ 5 分钟后，如覆盖区变白，则为阳性反应。假如疣体位于肛门部位，那么需要观察 10 ～ 15 分钟。

接触了 HPV 后，潜伏感染是常态。因平时看不到皮损，所以不利于治疗，而醋酸白试验可以把潜伏区域变成边界清楚的白色区，利于观察。当然，醋酸白试验也存在假阳性的情况，如皮肤有其他炎症时也可能会发白。

临床研究发现，这种检查方法的敏感性为 85%，特异性仅为 10% ～ 12%。简单来说，假如人群中藏了 100 个患有尖锐湿疣的人，那么可以用醋酸白试验找出 85 个。"特异性低"可以这么理解：可能你只是得了湿疹，它跟尖锐湿疣没有半毛钱关系，但醋酸白试验也会令相关区域变白。

在此，我给出建议——二合一方针。如果近期有过性接触，同时醋酸白试验又呈阳性，那么建议去正规医院确诊和治疗。如果两者缺一，那么暂时无须治疗。如果看到明显的"尖尖"，一定要积极治疗。如果不能确定具体症状是不是"尖尖"，那就去找……算了，你知道该怎么办。

怎样治疗尖锐湿疣

HPV 只会侵犯皮肤及黏膜，并不会参与血液循环。而药物是通过血液循环起作用的，所以吃药不会奏效。那些谎称可以治疗尖锐湿疣的偏方、小药丸根本没用，只会拉低你们的智商。

目前医院常用的治疗方法有高频电灼、微波、激光、光动力等，以及注射干扰素联合治疗。倘若放任疣体长到菜花那么大，就只能手术切除或者用多种治疗方法联合治疗了。具体治疗方案要根据疣体的大小、数目、形态、生长部位、疗法的副作用等，再结合医生的经验、费用等综合考虑。注意，一旦确诊，一定要及时治疗、彻底治疗。

怎样预防尖锐湿疣

说了那么多，最重要的还是防患于未然。

做足防护措施真的很重要，相较于其他传播途径，性接触传播始终是其最主要的传播途径。请允许我再强调一次，正确使用安全套可以避免 80% 的感染。

在日常生活中，不要随意使用他人的贴身衣物和生活用品，以及公共坐便器和浴缸等，也不要把自己的衣服和他人的衣服放在一起混洗，还应该尽量避免与他人共用餐具、杯子等。说起来，真是防不胜防。尽管我们的皮肤本身是一道天然屏障，能抵御一些病毒、细菌的侵扰，但仅仅只能抵御"一些"罢了。

要知道，尖锐湿疣的复发率高达 59%，不良的生活习惯绝对是罪魁祸首之一。习惯性熬夜、情绪低落、嗜酒等引起的抵抗力下降也会增加尖锐湿疣的复发风险和治疗难度。

再透露一点，HPV 属于没有囊膜的 DNA 病毒，像打不死的小强。紫外线和酒精对其效果一般，但它很吃热效应这套，只要加热至 70℃，持续 30 分钟，即可将其灭活。如果需要预防口腔尖锐湿疣，那么把共用的餐具放入消毒碗柜高温消毒即可。

长点儿心吧，防止尖锐湿疣，从你和你的他做起。

梅毒

梅毒是由梅毒螺旋体引起的性传播疾病。按照病程不同分型，感染后两年内的为早期梅毒，超过两年的为晚期梅毒。

早期梅毒侵犯皮肤、黏膜，一般会有斑疹、斑丘疹、脓疱疹、梅毒性咽炎、黏膜斑、梅毒性秃发等症状，部分患者还会出现声音嘶哑。90%的患者早期会长出铜红色的圆形梅毒疹，全身都可能长。

这里不是吓唬你们，你们去网上搜搜照片就知道为什么要把梅毒称为"大恶魔"了。更讨厌的是，梅毒还善于伪装，其表现五花八门，有些表现跟很多皮肤病很像，简直是性病界的"百变大咖"。

经常看到医生一边端详着患者的生殖器，一边详细盘问着患者的昨天、今天和明天，恨不得连其性生活多久一次，用过哪些姿势，男、女朋友是干吗的都给问个底儿朝天。医生真的不是想要打探你的隐私，也不是来查户口的。相信我，医生知道的花样比你的阅历丰富得多，这样问只是为了更好地分析病情以排除其他皮肤病的可能。因为梅毒这个"妖精"，有时可以做到感染了却没有症状，但实验室检查呈阳性，这样的情况称为隐性梅毒。

梅毒的传播途径有性接触传播、血液传播（输血、共用注射器吸毒等）、母婴传播（母亲通过胎盘或产道传染给宝宝）。

性行为作为传播途径里的"扛把子"，是梅毒的主要传播途径。数据显示，90%的梅毒都通过性接触传播。感染后一年内传染性最强；病程越长，传染性越弱；感染两年后，一般就不能通过性接触传播了。对于隐性梅毒，因为本身没有症状，所以不会通过性接触传播，但可通过胎盘传染给宝宝。

虽然梅毒主要通过性接触传播，但少数情况下，梅毒会通过接吻、哺乳、输血以及接触被污染的衣物、毛巾和餐具等传播。所以啊，有时候真的防不胜防。你要问我怎么办，我只能说，"勤洗手、讲卫生、慎交友"，九字箴言，拿走不谢。

未治疗的梅毒或者治疗不彻底而转化成的隐性梅毒，会进一步发展。晚期梅毒侵犯中枢神经系统，可引发脑膜血管病变、脊髓痨、麻痹性痴呆；侵犯心血管系统，可致命。此外，梅毒螺旋体会损害骨骼、眼、呼吸道、消化道等，引起组织和器官损伤。

梅毒可以治愈吗

目前应用抗生素治疗梅毒。不同时期，抗生素的剂量及用法不同，所以具体情况要咨询医生。可是没想到，有些人会因为自己给自己开药方，在相信网络的这条路上越走越远，很有可能错过最佳的治疗时机。梅毒越早治疗越好，有研究表明，早期梅毒患者若得到正规的足量治疗（切记一定是没有半途而废的足量），治愈率高达90%。

保不齐身边就有梅毒患者，除了害怕还能怎么办

梅毒螺旋体离开人体后不易生存，高温、日光、肥皂水和普通消毒剂均可迅速将其杀灭。可以随身携带抗菌免洗净手液以随

时清洁，但这种净手液酒精含量较高，所以要小心皮肤干燥。如果担心餐具传染梅毒，可用沸水浸泡餐具。最后，若与健康状况不明的人发生性关系，一定要戴安全套。

梅毒长在脸上怎么办

梅毒可以伪装成痤疮或者酒渣鼻只长在脸上，这在临床上不是很常见，所以一不小心很可能会被误诊，从而与梅毒擦肩而过。当按照痤疮或者酒渣鼻治疗时，不但没有效果，还可能会延误病情。只有确诊梅毒后开始用抗生素治疗，面部症状才会消退。治疗期间最好不要抠挤、抓破，小心留疤。

说到底，无论多可怕的疾病，只要提前发现、提前治疗，都会有良好的效果。当然，如果可以提前预防，自然是再好不过了。

淋病

淋病是由一种淋病奈瑟菌（简称淋球菌）感染所致的性传播疾病。淋病主要通过性接触传播。患有淋病的孕妇会通过羊水和阴道将淋病传染给宝宝。

只单纯地接吻会感染淋病吗

淋病患者的分泌物充满了淋球菌，在35℃左右的湿润环境中淋球菌长期存在。所以，像接吻这种有分泌物交流的行为就有感染的风险。

因此，你问我一起淋个浴会不会染病，这个还真不好说，要看你们在淋浴的时候有没有别的小动作，比如亲一亲、摸一摸、蹭一蹭。

另一半有淋病，但为什么没症状

首先，男性和女性感染淋病的症状不同。

对于女性来说，一般与尿急、尿痛、尿不尽的男性有性接触后，感染的概率就高达50%。但80%的女性淋病患者基本没有症状，只有20%的女性淋病患者会出现明显症状，如排尿困难、尿道口红肿，以及阴道分泌物增多。也许你会说，这不就是普通的尿道炎、阴道炎吗？是的，淋病侵犯尿道、宫颈时，最常见的表现就是普通的尿道炎、宫颈炎症状。再加上女性不会主动跟医生说起那些年的那些事，所以这些症状常常只被当作尿道或者宫颈感染所致的症状而蒙混过去。

无论有无淋病症状，感染了淋病又未经正规治疗的患者都将成为重要的传染源。淋病之所以是全世界性传播疾病里的大咖之一，就是因为其隐匿而强大。所以，你也不用纠结为什么他传染给你，让你得了病，而他本人却没事。没事未必是好事。对于淋病来说，有早期症状就是一个提醒，告诉你该看病吃药了。

淋病不治疗会怎样

女性感染淋球菌后往往看不到症状，但淋球菌从未停止过繁殖，其破坏力不容小觑。等症状出现时，可能已经严重到了一定程度。如果不治疗，淋病可致盆腔炎、输卵管瘢痕、长期腹痛，甚至导致宫外孕或不孕。淋球菌甚至会感染眼睛，严重时可使角膜穿孔而致盲。此外，得了淋病后，感染其他性传播疾病的概率会更高，如淋病会合并梅毒感染等。

淋病可以治愈吗

主要采用抗生素治疗淋病。通过及时、足量、规范的治疗，淋病是可以治愈的。但拖到出现并发症时再治疗，治疗难度会加大。由于淋球菌变异速度非常快，像打不死的小强，美国疾病预防控制中心在2013年将淋病定性为对抗生素最具耐药性的疾病，英国卫生部更是对淋病"寄予厚望"，认为它未来有望成为不治之症。这也是治疗淋病前要做药敏试验的原因。也许中国并不是适合淋球菌变异的最佳"土壤"吧，所以别太担心，总能找到一种适合你的抗生素。

如何预防淋病

淋球菌对高温和消毒剂敏感，所以使用公用物品前煮沸消毒即可。自己的衣物要与他人分开洗，不要与淋病患者过密接触。再赶时间也要使用安全套（淋球菌可生在咽部、肛周直肠等处）。

要是你一时意乱情迷，没做预防措施，可以在淋病潜伏期（2～10天）之后前往医院检查。如果感染，那么越早治疗越好；如果没有感染，下次一定要注意，好运气不会每次都降临到你头上。

不要嫌我啰唆，最后还要强调一下九字箴言——勤洗手、讲卫生、慎交友。

出现问题并不可怕,我们一定要冷静、正确地去应对这些问题。我们要定期查体,最好每年一次,努力避免高危性行为;如果发生了高危性行为,要及时到医院进行一系列检查,然后按照医生的建议积极配合治疗。

希望你在读完前面这些内容之后,开始在意起对自身的防护。当然,并不是说从此杜绝性就好了,而是要使用安全套再配合定期体检。

要知道,性本身没有错,不要让性成为令我们后悔的事情。

第六章
不是问题的问题

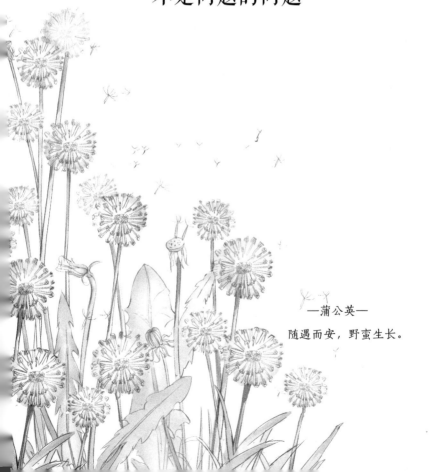

—蒲公英—

随遇而安，野蛮生长。

除了一些妇科疾病以外，其实还有很多问题是女性所关注的，有时候很多医生都不在意或者干脆认为就是你想多了……其实这些问题也困扰着大家！

阴毛是否要剃除

这个问题的灵感来自我跟科里护士的一次聊天。

刘小护："这一天忙到晚，光是备皮（剃除阴毛）的患者就有七个，干脆叫我备皮手'刘德华'吧！"

我："胡闹，你顶多就是个刮胡刀马德华！"

刘小护："唉，你说我要不当护士了，能去干啥？"

我："有个职位叫外阴毛发造型技术总监，你觉得咋样？"

刘小护："你可拉倒吧！除了患者手术前备皮，平时谁会去处理阴毛啊？"

我："这你就不懂了。在国外，80%的女性有修剪阴毛的习惯，这甚至是人家文化的一部分，只是咱们国内对此认识不充分而已，这是个巨大的潜在市场。"

因此，我打算以此为话题来写这篇文章。

阴毛的简介

阴毛就是长在外生殖器以及阴阜上的毛发。有一种说法，说男性阴毛越浓密，其身体就越健康。不过这不是这里的重点，这里我们要讨论的是女性的阴毛。女性的阴毛主要指长在阴阜、大阴唇、阴道后联合及肛周的毛发，它们是在肾上腺和卵巢分泌的少量雄激素的刺激下产生的，浓密、卷曲、柔软，形态和颜色跟腋毛差不多。

考虑到读者里有不少青少年，还有些读者是青少年的妈妈，所以这里有必要先讲讲青春期的问题。

女孩子一般是从 10 ～ 12 岁开始出现阴毛的，这个时候需要正确引导。阴毛是雄激素刺激后出现的正常现象，对此女孩们既不用躲躲藏藏，也不用羞愧难当，它们天生如此，正确面对就好。作为家长，也要及时跟孩子沟通。当然，会有个别人不长阴毛，这也没什么关系。虽然民间有不少关于这种情况的说法，但是我不想提，因为不应该再有人因为长不长阴毛而被贴上标签。

不长阴毛具体来说有两种情况：一种是先天对雄激素的刺激不敏感，所以整体毛发稀少，不影响之后的生活；另一种是患有性腺轴方面的疾病，这会导致雄激素的分泌量减少，通过治疗原发病可以有所改善。女性到了 18 岁左右，阴毛便完成了终极进化，形成了我们——不是，你们在澡堂子里看到的成年女性的阴毛形态，简单来讲，就是倒三角形态。

阴毛的作用

屏障作用

作为人体皮肤的附属物，毛发一直有天然屏障的美称。头发可以阻挡阳光的直射，避免大脑温度过高；阴毛可以抵御外来细菌、病毒的侵害，同时吸收和散发阴部的汗液和分泌物。想想看，女性要爬最绿的草地，淌最急的小溪，坐最硬的石头，骑最野的骏马，没有那一小撮阴毛的保护，能行吗？

缓冲作用

除了天然屏障的作用外，阴毛还有很好的缓冲作用。注意，这里说的就不是骑野马了，而是同房问题，同房过程中的摩擦和碰撞需要阴毛作缓冲。现在你们明白为什么阴毛大多是卷曲状了吧？卷曲的毛发在缓冲上更具优势应该也不言自明了。当然，也有人补充了两个作用：一个是阴毛的存在可以很好地避免尿液喷溅，可以规范尿液流动的方向；另一个是不少姑娘用阴毛给沐浴露打泡，说是打出来的泡泡绵密均匀。嗯，仅供参考。

阴毛的弊端

真是成也"阴毛"，败也"阴毛"。远古时代，阴毛的屏障作用较大，现在这种作用已经不那么明显了。有些时候，阴毛的存在反而会令阴部温暖潮湿。这样"暧昧"的环境下别的干不了，制造点儿炎症、滋生点儿病原体简直轻而易举。对那些阴道炎患者而言，阴毛或多或少对阴道炎起到了推波助澜的作用。这就要求我们养成良好的卫生习惯，学会正确清洗阴部，随时保持外阴清洁。

至于经期，那更是人间炼狱。闷热、烦躁到几欲抓狂，下半身湿乎乎的、汗津津的、滑腻腻的……无怪乎国外的女性大都选择通过剃除阴毛及使用卫生棉条的方式来度过经期。

阴毛的剃除

好了，讲了这么多，关于阴毛剃还是不剃，相信你们心里都应该有答案了。我持中立态度——自家"草坪"想怎么处理都行。为了那些想剃阴毛的读者，这里介绍一下正确的剃除方式（感谢具有多年备皮经验的刘小护亲自上阵指导）。永远记住，这就是我做事的方式。

一旦决定修整阴毛，首先心理上就得放轻松，要像男人刮胡子一样自信、坦然。目前暂定是一个人操作，如果是两个人，六层楼不好控制局面。

所需物品：剪刀、剃刀、镜子、盆、肥皂水（或起泡剂、凝胶等）、清水等。如果打算做造型，最好事先准备草图。环境最好是浴室。

下面，请看六步大法。

第一步：用清水擦洗外阴。

第二步：用剪刀剪短阴毛，使之长度适中、排列整齐。

第三步：让阴部在温水中浸泡 10 ～ 15 分钟，使毛发软化。

第四步：均匀涂抹肥皂水（或起泡剂、凝胶等）。

第五步：选择合适的剃刀剃除阴毛。注意，顺着毛发生长的方向剃可能会留下小毛茬儿，逆着毛发生长的方向剃可能导致表皮出现小的损伤。请权衡利弊，自主选择。

第六步：对着镜子，按照草图完成艺术创作。

铛铛铛铛！是不是很简单？需要提醒各位，外阴皮肤娇嫩且有很多皱褶，所以在剃除阴毛时一定要小心。尤其是第一次，很容易因为手法不熟练而损伤皮肤。一回生，二回熟，练到像刘小护那样闭着眼都能将阴毛剃得干干净净才有核心竞争力。

下面是快速问答时间。

问：脱毛仪可以用吗？

答：家用脱毛仪也是可以使用的，操作起来也更方便一些。

问：阴毛大概多久需要修剪一次呢？

答：这是一件一旦开始就停不下来的事，不信你试试。开始最好 2 ～ 3 天修剪一次，熟练之后，基本上就是洗澡时捎带手儿的事了。

问：剃除阴毛会影响同房吗？

答：很难讲剃除阴毛会不会对同房产生影响，你们可以试试看。万一觉得不舒服也没关系，反正阴毛还会长出来。刚刚长出毛茬儿的时候最刺激，你会体验到两个男人接吻时胡子相互刺探的激爽感觉。

好了（甩刘海都不自在，总觉得哪里怪怪的），就这样吧。哦，对了，当然，你也可以考虑激光脱毛或者使用脱毛膏。

乳晕应该是什么颜色

❋

之前偶然在公众号后台看到一个姑娘发来的留言：

"老六，不知道你能不能看到这条信息，也不知道你会不会回复，但是我想跟你说：我分手了。因为我和男友第一次过性生活的时候，他发现我的乳晕发黑，觉得我不是他想要的姑娘，然后他提裤子走了，留下我一个人在宾馆！我想问问，有什么办法可以让乳晕的颜色变浅？否则我真的没有勇气面对自己了！"

看得我周身一震，气从心中起，怒在手中烧，回了一句："等着！等我把这篇文章写完，你可以将这篇文章直接甩他脸上！"

不知道你们有没有遇到过类似的事情，就算没遇到过，肯定也见过美容院推出的"乳晕缩小"和"乳晕漂白"项目吧？对于网上各种给乳晕漂白和涂色的产品，你们应该也有所耳闻吧？我甚至还见过专门搞这方面产品和服务的医疗投资项目。不知道你们脑子里在想啥，世界上那么多事等着你们去做，怎么非得跟乳晕过不去呢？

我忍不了了，不撕不足以平民愤。

乳晕应该有的颜色

我们知道身体有些部位的颜色本来就深，如肢体关节、会阴、乳晕、乳头、腋下等。但是，决定颜色深浅的因素只有一个：黑色素细胞的数量。

像膝盖或肘关节等部位的皮肤因为时刻都在伸缩和摩擦，皮肤的角质层会增厚以达到保护的目的。增厚的角质层会让这些部位的皮肤颜色加深，并且通常这些部位的皮肤也会变得更加粗糙，容易脱落，形成皮屑。

但是对于私密处的皮肤来说就不一样了，这些部位的皮肤角质层厚度在镜下看比其他部位的薄很多，这意味着私密处皮肤颜色的加深跟角质层其实没啥关系。不过，我们进一步发现，私密处的黑色素细胞数量比其他地方的多好几倍，这些黑色素细胞受性激素的影响会产生黑色素，当性激素水平升高的时候，这些部位就更容易沉积黑色素，因此这些部位的皮肤颜色看上去会深一些。

我们大概了解颜色的成因之后，再来讨论乳晕应该有的颜色。

废话不多说，先看图（参见随书附赠的圆点色卡图）。

你们看，1 号淡粉色就是女性青春期之前乳晕的颜色，因为这个时候生殖系统还不完善，激素水平也相对较低，乳晕处还没有出现明显的色素沉积，因此乳晕看上去是淡粉色的。

随着年龄的增长，卵巢发育趋于成熟，卵巢的激素分泌功能也基本进入稳定状态，紧接着就会出现色素的沉积和脂肪的堆积。虽然这两种情况是很多女孩子不喜欢的，但这是正常的表现，而我们大多数时候的不喜欢只是因为不符合主流审美罢了。说回来，乳晕的颜色也会慢慢加深，变成 2～4 号的颜色，同时乳晕的直径增加到 2～4 厘米，乳房也在慢慢增大，这就是我们常说的第二性征的发育。

也是在这个阶段，青春期的敏感和这方面知识的匮乏会让姑娘们出现自我认同的偏差，进而导致自卑、自我封闭、沉默寡言等情况。直到进入性成熟阶段，姑娘们才开始接受身体的改变。

当然，也正是因为性成熟，我们还要考虑怀孕和哺乳带来的激素水平的改变，这同样会引起色素的沉积。乳晕 5～6 号的颜色一般就是在这个阶段出现的，乳晕的直径也会增大到 4～6 厘米，乳头也会明显增大。乳房这样改变的原因大概就是为了更好地哺乳，让宝宝更容易发现乳晕的位置，让宝宝更容易把乳头含在嘴里，嗯，大概是这样。一般哺乳期之后乳晕的颜色就会变淡，乳晕也会变小。这里就不展开来讲了。

喏，你看，身体每时每刻都在变化。

可是，很多人却被主流审美绑架，倒不是说主流审美有什么不对，而是如果审美开始绑架正常的生理现象，甚至认为正常生理现象就是不美的话，那么再主流的审美也是畸形的审美。是的，老六嘴毒，你们都知道的。各种关于颜色加深的恶意猜测都不行，我必须讲清楚。

乳晕颜色加深是因为性生活丰富吗

胡扯！

上面已经说了，乳晕的颜色之所以会加深主要是因为这里的黑色素细胞比较多，根本不是很多人认为的越摩擦越深。而且私密处皮肤的角质化程度本身就低，摩擦不可能导致其角质化程度加重及颜色加深。还没等摩擦导致颜色变深呢，私密处早已经被磨出血了。

这里也许会有人问，那内衣的长期摩擦刺激会导致乳晕颜色加深吗？

其实，女性的内衣如果选对了尺码，乳晕是不可能每天被摩擦来摩擦去的。再加上内衣的保护，风吹不到、日晒不到的，乳晕基本上不太可能受到外界因素的影响。就算乳晕整天被摩擦，因为角质层还有易脱落的特点，增厚的角质层大多会脱落，形成皮屑。

这也是我们有时候搓澡之后能变白一点儿的原因。

乳晕颜色如何变浅

我知道就算说了这么多，还是会有人问："道理我都懂，但我就是想让乳晕的颜色浅一些，有什么靠谱的办法吗？"没有。写这些之前我看了很多广告和产品，它们基本上是以下这两种套路。

涂色

用那种粉嫩的颜色遮盖之前的颜色。遮盖方法也很简单粗暴，要么用鲜艳的颜色涂上去，类似画眉；要么把鲜艳的颜色通过刺青的方式文在乳晕上，类似文眉。这里就不说永久和半永久的事了，大概就是这个意思。有时候搞不好可能会出现感染、化脓、瘢痕、物理损伤等，进而导致色素沉积。

漂白

将一些含有酸性成分的洗液或膏药涂抹在乳晕上，促使角质脱落，从而使乳晕的颜色短时间内看上去浅一些，但是因为长期受到酸碱的刺激，皮肤会出现损伤，进而导致色素沉积，反而得不偿失。

说到这里，我顺便把乳晕缩小手术也说一下。其实其原理不复杂，就是把多出来的那一部分切掉。但真的有这个必要吗？每个人的乳晕大小或颜色几乎是一出生就已经由基因决定好了的，只要乳房没有出现短时间内无明显诱因的乳晕颜色加深、瘙痒、疼痛、肿胀、异常分泌物等情况的话，其实都不用担心。当然，如果出现这样的问题，最好的办法就是及时就诊。

私处的颜色与什么有关

私处，专业地讲叫作外阴，属于女性外生殖器。当你们还是宝宝的时候，私处确实粉嫩，既没有阴毛，也没有色素沉着。

进入青春期以后，阴唇两侧长出颜色浅浅的、软软的阴毛，然后阴毛慢慢变粗变硬，颜色加深，形状卷曲。私处阴毛呈倒三角形分布，是成熟女性的典型标志。在雌激素的作用下，阴道上皮逐渐增厚，大小阴唇开始增厚、变宽，皱褶增多，然后出现色素沉着。外阴上的色素细胞较其他地方更多一些，所以可以明显观察到外阴的皮肤比其他地方更黑。

外阴长毛、色素沉着，其实是我们青春期发育的显著标志之一！看到了吧，变黑了、长毛了证明你长大了，这是可喜可贺的事情。对了，青春期发育的另一个显著标志是乳腺发育。

性生活多了私处会变黑吗

老六可以严肃地说，私处的颜色和性行为关系并不是很大，甚至可以说非常小。摩擦导致黑色素沉着，几乎不太可能。

发生性行为的时候，除了性激素，还有多巴胺、催乳素、肾上腺素等激素共同作用，让你有愉悦感和爱的感觉。不过，在性行为过程中这些激素水平的波动很小，目前并没有确切证据证明性行为过程中激素水平的波动会增加私处的色素沉着。

如果你发现某个闺蜜的私处确实比你的粉嫩，那可能只是个体基因差异（这些姑娘别的部位皮肤应该也很白），就像白人皮肤就是白一些一样。这种差别与单身也好、结婚也罢，一夜七次也好、七夜一次也罢，都没有太大关系。

多一句嘴，虽说感情是两个人的事情，老六不会去评价，但如果一个男性因为私处颜色怀疑你或者对此耿耿于怀，那么建议你还是早点儿跟他分手，别留着过年了。一段感情中，男方揪着这点大做文章，往小了说是物化女性、自私自利，往大了说是不懂科学、愚昧迂腐。真正爱你的人，应该不介意你的肤色、年龄、高矮胖瘦。

私处美白产品不一定靠谱

为了讲好私处颜色这个问题，老六通过线上、线下各种渠道，了解了多种脑洞大开、震撼人心的产品，其中真的好多都是老六闻所未闻的。

嫩红素

此款产品在某宝上销量火爆，各种美容机构都会推荐，号称私处美白的"扛把子"。这样粉嫩的名字，好像一用就可以使私处粉粉嫩嫩。

那么，嫩红素有没有美白效果呢？答案是有的。因为嫩红素其实是一类漂剂，通俗地说就是染剂，你说染剂能不能把皮肤给染白？嫩红素正是通过漂白作用，让私处的皮肤变白变嫩。但孕产妇及哺乳期、月经期的女性禁止使用，过敏体质的女性也千万不要尝试！

有小姐姐说使用嫩红素后会掉色，感觉效果不持久。这是因为嫩红素只能进入皮肤的表层，而皮肤细胞的代谢周期是 28 天，所以美白效果不能长久。

此外，外阴或者乳晕的肌肤都非常娇嫩，在这些部位使用嫩红素，要特别注意其成分，否则不要说美白了，不过敏、不瘙痒就已经是万幸了。

私处美白皂、美白洗液

此类产品噱头十足又价格亲民，然而效果……基本上就是心理作用吧。

无论它们叫什么名字，脱了"马甲"看就是清洁类产品，其主要功效就是去污，把皮肤清洗干净。那么它们到底能不能美白呢？皮肤本身的底色、色素沉着是没有办法通过洗洗更白嫩的，这就像一直使用美白洗面奶，脸并没有变白一样。

此外，这些产品大部分含有游离碱，长时间使用对皮肤有害。因此，很多医生（包括老六）建议女性不要过多使用洗液、美白皂清洗私处，它们的清洗效果还不如清水。

私处美白霜、美白精油

此类产品都标榜无荧光剂、无刺激，需要长期涂抹才能见效。这种宣传策略就很坑爹。涂了没效果，商家会说是量变不够，尚不足以引起质变，让你接着买、接着用，用到你终于厌烦了不想用，或者终于想不起来用为止。

这些产品确实添加了美白成分，一般都含有熊果苷、维生素 C、维生素 E、石榴果实提取物等，有的制成霜剂，有的制成精油。效果嘛，确实有一些，但能有多少、投入和产出成不成比例就不好说了。

根据老六的调查，以上三类产品中很多都没有获得国家相关部门的审批认证，甚至不少是三无产品或者走私产品。所以，该剁的手真的要剁。

总结全文，记住我们最开始说的：私处色素沉着受基因和激素的支配控制，可以说这是改变不了的。基因决定皮肤的底色，激素影响生长发育，进而使得私处变黑，所以要私处颜色变浅除非有某种产品可以改变基因或者扰乱内分泌系统。不过，如果真有这样的产品，你们敢用吗？

所以，为了私处美白而寻求各类方法和产品，老六觉得意义不大。因为私处黑是正常的，是长大的标志，这是基因赋予我们独一无二的底色。呵护私处最好的方法就是认认真真清洗，及时更换内裤，保持外阴干净舒爽。要知道，健康比白更重要。

内裤怎么洗

某一天，有人发给我一篇文章，是某位姑娘洗内裤的方法总结，通篇共计 2000 字左右，详细描述了洗内裤的 12 个步骤……当时我就蒙了，这是要把内裤当老坑翡翠精心打磨呢，还是要学习八大菜系当中华厨神呢？

文章的具体内容我已记不太清了，但是其中有几个"提神"的操作让我印象深刻。

①将内裤脱下来，放入托盘，用微波炉加热 3 ～ 5 分钟作预处理。

②在清水中加入少许清洗剂，放入内裤，滑炒后小火慢炖。

③慢炖半小时左右，开盖，浇上消毒剂，开大火收汁。

④将内裤放在太阳下暴晒，阴天则选择给内裤通直流电。

这套流程操作下来至少得俩小时，而且人家最后还建议内裤要一条一条洗……这姑娘是嫌工作量不饱和，还是在给整体橱柜做广告呢？

我陷入了深思，同时非常好奇大家是怎么洗内裤的，于是我发起了一场关于如何洗内裤的讨论。参与讨论的有几百人，我看到了几百种洗法，几乎没有重样的。

难道洗内裤就没有一个统一的方法吗？本着科研的精神和求真的初心……我承包了我们家两周的内裤清洗工作（虽然平时也是我洗），总结出了一些方案，各有利弊，供大家参考。

手洗派（共5步） 将内裤脱下来→放入40℃左右的温水中→加入适量清洗剂、消毒剂等→浸泡15分钟→手动搓洗。注意：使用流动的水搓洗，重点猛攻裆部，必要时可以使用肥皂。

机洗派（共5步） 将内裤脱下来→放入洗衣机→倒入适量清洗剂、柔顺剂、消毒剂等→水温调至40℃左右,模式选择"纯棉"→启动清洗。注意：洗衣机要定期消毒除菌，尽量避免使用公共洗衣机。

好了，我们家就是这么洗的，已经全部告诉你们了。接下来咱们具体讨论每一个步骤的细节。

清洗方式

首先说一下为什么要强调先把内裤脱下来，主要有两个原因：第一，有不少人喜欢穿着内裤洗澡，然后顺便就把内裤洗了，这种洗法不正确而且很敷衍，并不能起到很好的清洁作用；第二，建议脱下来的内裤当天清洗，没必要也不推荐大家积攒多条内裤一起洗……内裤的工作环境大家也了解，所以内裤确实不适合堆积在一起发酵。

再来说说手洗和机洗的选择，在老六看来，其实这两种方式都可以，不分优劣。虽然大家对于机洗和手洗的清洁度有分歧，但是老六觉得洗一件两件的话，其实没差。

所以，决定用哪种清洗方式的主要因素还是清洗量。只洗一条内裤的话，确实没必要动用大型家用电器。如果有单独的小型内衣专用洗衣机的话倒是可以，只不过一般用到洗衣机的时候，都是内衣内裤、秋衣秋裤等一起洗。

然后我们来说说各种衣服能不能一起洗的问题。有人说内裤和非贴身衣物一定得分开洗，有人说内裤是贴身衣物，不能跟袜子一起洗……袜子也是贴身穿的啊，谁的袜子是套在鞋外面穿的？

曾经我建议大家分开洗，不过你们要实在不想分开洗，也不是什么很严重的问题。

说实话，内裤上的菌群可比袜子上的复杂多了，而且论排泄物的沾染情况，内裤更胜一筹……但还是有不少人担心脚气会传染到会阴，甚至因此患上霉菌性阴道炎……其实吧，脚气的致病真菌主要是红色毛癣菌，霉菌性阴道炎的致病真菌是白念珠菌。此外，清洗这个过程本身就降低了交叉感染的风险，当然还有我们后面要讲到的消毒剂在消灭细菌、病毒等微生物方面也起到了一定的作用。因此，到底要不要将内裤和其他衣物放在一起洗，你们自己决定就好，我只是说一下放在一起洗也没多可怕。

水

在水这方面我只强调一个温度（40℃左右），主要有三个原因：第一，很多清洗剂当中的活性酶成分在这个温度可以发挥更好的清洁作用；第二，这个温度不会导致内裤上沾染的分泌物、血液、汗液中的蛋白质变性（联想一下煮鸡蛋就明白了）；第三，内裤的材质本身也有温度限制，长时间蒸煮的话容易褪色、变形，会造成浪费。

至于水质方面，其实咱们在家也没得选，如果你们非要从超市买大桶纯净水来洗内裤的话，我也拦不住，但是这样做真的没啥必要。

清洗剂

肥皂、洗衣液、洗衣粉等清洗剂基本上都可以起到清洁作用，都可以把内裤表面上的分泌物、血迹、排泄物、灰尘、皮垢等清洗下来。

品牌方面没有啥特殊要求，就还是用你们家常用的品牌就好，反正我们家的原则是哪个打折买哪个。至于市面上那些内裤专用清洗剂，我也试过了，它们的价格更贵一些，味道更香一些，但在清洗效果方面，我并没看出来它们跟普通的有啥差别……

消毒

消毒是大家最关心的事儿，目前可以起到消毒作用的方法有三个。

流动水

之所以反复强调这个概念是因为流动水可以将沾染在内裤表面的细菌、病毒等微生物冲洗掉，就像预防感冒时医生会建议勤开窗，保持空气流动一样。一般来讲，健康的大众这样洗就已经足够了，比如我自己的内裤从来不额外增加使用消毒剂或高温蒸煮的步骤，因为这样做真的没啥必要。

高温

对于高温消毒，大家的争论点不在于是不是有效，而在于有没有必要。有效是肯定有效的，高温本身就是常用的消毒方法，就连手术室对手术器械进行消毒时也会用到高温消毒法，只不过对于健康的大众来讲这样做确实没必要……

曾经我的妻子买了一口大到可以煮唐僧的锅，说是要给家里的床单、被罩消毒，结果现在挂在某鱼上两年了，还没卖出去。后来家里买了烘干机，自带高温消毒功能，所以高温消毒就是顺便的事儿了。

对于阴道炎反复发作、阴虱感染、有过不洁性接触、确诊患有性传播疾病等情况的人，一般临床上会建议用高温对内衣裤进行消毒或者直接将它们扔掉。如果真的要高温消毒的话，那么注意，请用沸水煮15～20分钟(时间少了没多大用),而且也不用天天煮。

消毒剂

消毒剂过去是国外用得多,现在咱们国内也有不少人在使用。

看了很多研究资料后发现,虽然有个别研究表明使用消毒剂的清洗方法并没有比用流动水加清洗剂的方法好多少,但是目前主流认为在消灭病毒等微生物方面,消毒剂还是有一定作用的。但还是那句话,健康的人不是必须要用消毒剂的,除非是使用公共洗衣机或者本身有刚刚提到的那些情况的人。

消毒剂的品牌也不少,比如滴露、安洁、开米、威露士、蓝月亮啥的,只要选择专门清洗衣物的就可以了。

其实,我们没必要刻意追求绝对的无菌、无害。不是说无菌、无害不好,只是没那个必要,因为我们的人体皮肤或者阴道菌群等都是保护我们的天然屏障,洗个内裤而已,又不是做手术。

最后提醒一下,每2个月使用洗衣机槽清洁剂清洁一下洗衣机,比啥都好使。

弄干

自然晾晒

直接晾晒就行,没啥技术含量,注意通风,最好在太阳下晾晒,因此这种晾晒方法会受天气限制。

烘干机

烘干机跟洗碗机、吸尘器并称改善生活质量三件宝。衣物在被烘干的同时，顺带也经高温消毒了。

其他

有人用空调或吹风机吹，有人用暖气片烤……都是些迫不得已的方案，使用此类方法时，请注意安全。

存 放

在存放方面没有什么特殊要求，注意三个关键点：通风、干燥、背阴。

好了，关于洗内裤的方法就讲到这里了。至于内裤的换洗频率，建议一天换一次，必要时一天换两次；至于内裤的更新频率，建议两个月左右更新，如果内裤很多的话，可以延长到半年更新，具体要看内裤本身的状态，有些内裤一看就应该退役了，对此我就不说啥了。

为了严谨起见，我再啰嗦几句。以上方法只是供你们参考，并不是说你们的方法就一定不对，我只是根据专业知识、生活经验和实际操作给出了这些建议。如果你们按照以往的方式清洗同样没问题的话，完全可以不用改变。生活是你的，怎么做由你自己做主。

假性湿疣有多恐怖

你们都知道六层楼有时候不得不在吃饭的时候回复后台的留言，大多数文字的留言都没有什么问题，但是我特别担心有人噼里啪啦发来好几张照片问我是不是尖锐湿疣（俗称尖尖），说话的语气火急火燎的，恨不得马上出现在我面前，指给我看。我常常需要放下碗筷，去仔细分辨它到底是尖锐湿疣还是假性湿疣，这一放不要紧，这顿饭就结束了。

什么是假性湿疣

医学上，有时候为了便于记忆，会给复杂的东西起比较通俗易懂的名字，比如今天这个——假性湿疣。从字面上看，我们就能知道它是指假的湿疣，这就可以让人松一口气了。为什么要专门强调它是假的呢？为啥不干脆给它起另外一个名字呢？这是因为它很容易跟真的湿疣相混淆。通常我们会说真假美猴王或者真假李逵，就是因为其各自的两者很像。同理，假性湿疣和尖锐湿疣真的很像，你们根本分不清楚，这就是老六要专门写文章以区分假性湿疣和尖锐湿疣的原因。

假性湿疣，通常出现在女性的外阴，一般位置固定，常常出现在小阴唇内侧、阴道的前庭及尿道口，准确地说最容易出现在小阴唇的 Hart 线[①]上，这条线是小阴唇鳞状上皮和柱状上皮的分界线。假性湿疣的模样通常看上去挺吓人的，主要是一簇一簇聚集在一起的小肉粒或者小丘疹，又或者是小赘生物，有的看上去像小鱼卵，有的像小毛毛。总之，它们相对独立，不融合，不分叉，大小统一，形态相似，乍一看，的确会吓出一身冷汗，但是如果仔细看的话，就会发现它们好像也不会像真正的疾病般凶神恶煞。

虽然很多人可能是最近才发现自己有假性湿疣，但是实际上这个词在 1987 年就已经出现了。在它诞生三十多年后的大喜的日子，我感觉自己又被选中了，忍不住想要讲解一番。

什么人易发生假性湿疣

怎么说呢？这种病就像长白头发，患者的年龄跨度非常大。但这种病通常发生于 18 ～ 45 岁的女性，发生率在 20% 左右。注意，这里说的是发生率，并不是发病率。因为从六层楼的角度来看，它的确不是病，除了长相差一点儿，跟尖尖长得很像以外，其他

[①] Hart 线：在小阴唇内侧可以看到一条将阴唇系带的皮肤和黏膜分隔开来的细线，这条细线就叫 Hart 线。

并没有什么特别的。

很多人说它可能跟 HPV 感染有关，这就涉及性接触传播的问题了，其中还会牵扯到很多敏感的话题。六层楼已经很啰嗦了，这里就不多说了，只说结论，研究表明假性湿疣跟 HPV 没有一点儿关系，与之相关的研究提示假性湿疣的发生可能与长期的阴道慢性炎症、分泌物刺激、紧身衣物的摩擦刺激相关，因为在镜下看其组织结构的话，它就是良性的组织增生，并没有挖空细胞（HPV 感染后所特有的细胞形态）。

假性湿疣会自己消失吗

我知道你们会说：你说的我都懂，可是它们会消失吗？

答案可能会让你们失望，因为假性湿疣通常会持续很久，大多数并不会自己消失，它们会一直在那里，成为你身体的一部分。当然，很多时候它们是没有什么存在感的，我几乎可以断定所有人发现假性湿疣的时候，其实假性湿疣已经存在一段时间了。它们肯定是慢慢长起来的，而且通常人没有什么特别的症状，顶多是个别人有一些轻度的瘙痒或者白带异常，仅此而已。

再啰嗦一遍，这不是什么病，不会影响健康，不会影响生活，也不会影响性生活，如果真的影响了，那就先去看看心理医生。

假性湿疣怎么治

当有人找六层楼说她知道假性湿疣不是病，也没有任何影响，但就是觉得难受时，六层楼会建议她做物理治疗，比如电切、冷冻、激光等，这些治疗方法简单直接而且费用很便宜。记得我刚上临床的时候，导师在做手术时教我认识假性湿疣，说："你看这就是假性的，其实拿电刀点点就好了。"说着他就随手把那些假性湿疣解决了。

看明白了吗？假性湿疣是可以随手解决的，其治疗过程并没有想象中那么复杂，也没有如你在网上搜到的那些小医院那样整得那么险象环生，希望你们能懂我在说什么。

如何区分假性湿疣和尖锐湿疣

最后就是如何区分假性湿疣和尖锐湿疣。讲得太复杂怕你们理解不了，所以还是简单地直接分析吧。

位置

假性湿疣多见于阴道口、尿道口、小阴唇，对称分布；尖锐湿疣多见于外阴、阴道、宫颈、肛周等，非对称分布。

外观

假性湿疣的病灶呈绒毛状或鱼子状、淡粉色、光滑，且长期无明显改变；尖锐湿疣的病灶在短期内就会有形态上的改变，呈单发或多发乳头状、菜花状、丘疹状，随着时间的推移还有可能出现融合、增多、变形。

检查

假性湿疣，醋酸白试验呈阴性，HPV 检查结果呈阴性，病理结果为正常增生组织；尖锐湿疣，醋酸白试验呈阳性，HPV 检查结果呈阳性（低危），病理结果见挖空细胞或者病毒感染的征象。

最后提醒一下，醋酸白试验并不是你在厨房用点儿白醋就能操作的。

如何拥有一个光洁白皙的屁股

第一次看到有人问如何拥有一个光洁白皙的屁股时，我是一脸蒙。

直到开始动笔写的时候，我才发现这事没那么简单。你想啊！这屁股是给谁看的？姑娘为啥有这样的需求呢？最自然的屁股是什么样的呢？难道现在这个社会连屁股都需要滤镜了吗？

天呐，我不敢想，毕竟对于大多数人来讲，屁股是人的第二张脸。等等，好像哪里不太对，屁股承载了本不该它承载的重量，有时候一承载就是好几小时，它就那样被身体狠狠地压在椅子上，闷热、潮湿、密闭。

等等，不是要说光洁白皙的屁股吗？怎么搞得像是什么玄学组织？

不管怎么说，人们想要拯救屁股的信号被我接收到了，那么我就应该把千万人的屁股扛在我的肩头，为了千万人拥有光洁白皙的屁股而努力！

一切屁股都包在我身上吧！

屁股上的黑印子是怎么回事

都是成年人了，咱们就不兜圈子了，你们都知道自己的屁股上有黑印子吧？（对，不知道的可以照照镜子）就是一边一块，非常对称，不仅颜色比周围要黑，而且摸上去还挺粗糙的，有时候还可以摸到一些小颗粒……嘿，你们先别自己去摸，等我写完再说。

这两块黑印子其实跟你们每天坐着有关。

当初我看到它们的时候也很好奇，黑印子到底哪儿来的呢？（别问我怎么看到的，傲娇甩……）后来等我们上局部解剖课的时候，这个谜团才被解开。你们都知道我们的盆骨下方有两个大结节吧？算了，不管你们知不知道，这两个大结节叫坐骨结节。顾名思义，这两个结节就是保证你可以坐下来，并且坐稳的关键。

在你们坐着的时候，大结节顶到的那片皮肤，就是我们所看到的黑印子。

因为受到长期的挤压和摩擦，这部分皮肤为了保护自己就会增厚角质层，角质层虽然是半透明的，但是堆积到一定的厚度时就有了一些颜色。再加上经常穿比较粗糙、不透气的裤子，这个部位就很容易出现那种明显的毛囊，有的摸起来很像鸡皮。还有一点就是屁股上血流不丰富，在挤压之下很容易出现局部缺血的表现，这也是那些黑印子看上去总是暗沉无光泽的原因。

这事吧，其实不到夏天都不算是个事，一旦到了夏天就完蛋了。稍微短点儿的热裤或者短裙下面就能露出那一片黑褐色的皮肤，更不要说穿比基尼了，完全没有夏日里的小清新……

当然，也有人说，其实这还不要紧，最要紧的是晚上，当着男友的面脱下裤子，男友问：你什么时候在屁股上搞了两个文身？（文身？ Are you kidding me？）

不过都这会儿了，再纠结这个问题还有什么意义？反正已经不"性"致盎然了，随它去吧！

如何去除黑印子

认真来讲，这事我研究过。

黑印子是客观存在的，因为人类有坐姿，所以这里的皮肤会变得粗糙，颜色会变深。这是正常的，就像我们的膝盖和肘关节一样，那里的皮肤也是手感粗糙、颜色偏深的。

只是，这些黑印子让屁股这个带有一丝性感意味的器官变得黯淡无光，这实在是不应该。所以，扛着拯救屁股大旗的老六必须来讲讲如何去除黑印子。

避免久坐

这个事情我已经说过很多次了，久坐简直百害而无一利，坐的时间越长也就意味着屁股受压迫的时间越久。再加上汗液的刺激，那片皮肤会越来越粗糙，黑色素也会随之沉积。所以，尽量每隔 1 小时起来活动 5 ～ 10 分钟。

当然，如果可以站立式办公的话，这也是不错的选择。千万不要等屁股上长了火疖子才知道站起来。你看，火疖子也是久坐所导致的，毛囊里的皮脂在排出过程中受到阻碍，不得不积累在毛囊里，然后就有了"经典公式"——密不透气＋细菌滋生＝火疖子。就算火疖子没有出现，毛囊也会增大，皮肤也会变得粗糙。

使用坐垫

使用软度适中的坐垫可以缓解坐骨结节对屁股表面皮肤的压迫和摩擦。基本上坐垫的作用是微乎其微的，但这至少不会让屁股变得更糟糕。而且使用坐垫也可以缓解局部缺血的情况，血液流通顺畅，也能让屁股表面的皮肤好一些。

注意，上面说的这些只是让问题不要继续糟糕下去，要从根本上改善这个问题还需要下面的方法。

搓

是的，没错，就是搓屁股。

具体手法很简单，跟搓澡是一个意思。角质层不是增厚了吗？那就把增厚的角质层搓掉，然后黑印子自然就变淡了。当然，尽量选择轻柔的方式，如果拿鞋刷子来刷也不是不可以，只是恐怕黑印子要变成血印子了。有些清洁类的产品里含有小颗粒，有点儿像是磨砂的，那些小颗粒可以起到摩擦皮肤表面的作用，从而使表面堆积的角质层脱落。

敷

看到这个字你们应该就知道了。

当然，我不说你们也知道，不少人会给屁股敷面膜，这也是我前面说的，有些人是把屁股当作脸来对待的。屁股敷面膜在短时间内看是有点儿用的，这就跟脸上敷完面膜之后只有 15 分钟效果是一样的。但是从长期来看，效果甚微，毕竟你不可能每天都撅着屁股敷面膜吧！

我建议你们先把脸敷了，然后把袋子里的那点儿精华液敷在屁股上，这样才是真正的贤惠，否则就是浪费。哦，对了，别琢磨着用什么瓜果蔬菜加鸡蛋做成的悬浊液涂抹屁股，真的不要。因为最后用热水一冲，会搞得满下体都是蛋花汤，相当不体面。

练

说到关键了，锻炼屁股是一件有效果的事。

一方面，锻炼可以让屁股变得更加紧实，当肌肉和脂肪的比例达到良好的状态时，屁股可以有效地承受住坐骨结节的压迫，说它是天然坐垫也不为过。这从根本上减轻了对屁股表面皮肤的压迫和摩擦，让血液流通变得更加顺畅，还能让屁股变得光滑有弹性，简直一举多得。

另一方面，锻炼之后的屁股形状会变得更好，这可以让原本存在的黑印子变到翘臀下的阴影里。注意，虽然黑印子可能还是存在，但是将它隐藏到翘臀下的阴影里了，是不是很机智？

当然，随着锻炼的加强，久坐时间也减少了，又有了天然的坐垫，洗澡也变得频繁，最终屁股会变成你的第二张脸，而你也更加自信了。

好了，就这样。祝大家都能光洁白皙。

阴道为什么会『噗噗噗』

    不少人说在日常生活中能感觉到阴道不自觉地往外排气……这事吧，尴尬。它不能算病，却困扰着一部分女性。

    我清楚地知道，这样的内容实在太小众，几乎不太会有什么传播效果，就连分享到朋友圈都会有些尴尬。因为阴道总会不经意地发出一些"噗噗噗"的声音，别人可能察觉不到，但是你自己知道，有时候会羞涩得脸红到耳根。第一次发生的时候，你惊呆了，不知道还有这样的操作，以为自己做错了什么，总觉得怪怪的。可是，之后总是在不同的场合遇到这个问题，偶尔还会被旁人听到。更尴尬的是这事没法解释，说它是屁，好像也没有好到哪里去。更可怕的是，这事还总是发生在床笫之间。关键时候的几声"噗噗噗"，真的有可能断送春宵。

    唉，想到这里，我不由得悲从心起、泪洒键盘。对于女性来讲，阴道似乎总在"噗噗噗"地诉说着悲伤与尴尬。如果我不赶快写下来，恐怕又是一个不眠夜。好吧，咱们一起来认识这股来自下半身的悲伤。

声音从何而来

就像每个人的嗓音一样，阴道发出的声音也各不相同，高音亮、低音沉、中音甜，仔细听能分辨出明显的层次感，声音偏暖，带有一丝暧昧，由远及近，充斥着一种难以抗拒的"空气感"。好，打住，我把早年研究耳机时学的那些词都用上了，重点只在这个"空气感"。

这些声音是由气体震动产生并通过气体传播的。这会儿可能有人会问：哪里来的气体呢？

答：阴道里本来就有气体，这些气体在某一个角度或者姿势下会短时间内迅速从阴道里喷出，并发出一些声响，这种现象称为阴道排气。这些声响很像我们将嘴抵在肘窝并迅速呼气所产生的声响，即小时候在课堂上模拟放屁时常用的伎俩。当然，有时候气体会一不小心溜走了，没有声响，也没带走一片云彩，留给你的只是一瞬间滑过的异样和不安。

这种感觉让很多人以为自己阴道松弛了，因此有些人还开始操练起凯格尔运动，似乎阴道松弛已经被坐实了。我们不妨先来了解一下阴道里为什么会有气体吧。

气体从何而来

阴道是一个长管状结构，平时由于腹部的压力和阴道内部自身的负压，阴道前后壁处于贴合状态。再加上大小阴唇的把守，对空气来讲，阴道简直固若金汤。

可是，这只是理论，事实上阴道前后壁并不是完全贴合，小阴唇也并不是时刻紧闭，这就给了空气可乘之机。做跑跳、瑜伽等运动时，某些姿势会让气体钻进阴道，并积累其中，在某个不恰当的时候给你制造出一种不大不小的窘境。

所以，所有女性都有可能出现这种情况，它跟阴道松弛没有太大关系。这也是上体育课时容易出现这种窘境的原因。

当然，还有其他场合。比如在同房过程中，有人发现在某种特定的姿势下会出现这样尴尬的场面，更有男性说对方发出的声音给他留下了心理阴影。其实这是因为双方器官贴合不紧密，气体很容易顺着溜进去。再加上打桩似的腰部运动不断把气体送进阴道深处（听上去好像量很多，其实空间有限，也就那么一点），在某个特定体位下，气体就被挤出来了。

这再正常不过了，很多年轻女性都会面临这样的问题，甚至自慰时也会遇到类似情况，其基本原理别无二致。

其实还有两种情况也会导致阴道排气——阴道炎和直肠阴道瘘。前者导致阴道排气主要是由阴道中产气杆菌产生的气体所致，治疗阴道炎就好了。后者则常见于中老年女性，其肠道里的气体通过瘘管进入阴道并排出，一般有明显的气味。直肠阴道瘘有的是在盆底术后发生的，有的是由先天发育畸形导致的，一般选择手术治疗。

阴道松弛，要不要『紧』

似乎很多人，尤其是年轻人很在意阴道松不松的问题。若不是你们太在意，老六也不会聊这个话题，因为在临床上遇到的出现类似问题的患者通常是绝经后的女性，鲜有年轻女性，但是在网上，老六却发现铺天盖地的广告都在讲这方面的问题。小到"缩阴药丸"，大到"缩阴手术"，而且其广告对象肯定是经常上网的女性，于是老六不由得开始产生疑惑，为什么这么多的年轻女性会在意这个本不应该在她们这个年龄出现的问题？

这里不可避免会涉及来自舆论的压力，很多人关注这个问题是因为看到了类似"阴道松弛"影响性生活质量的信息，或者看到一些不知道从什么渠道搞来的暗藏小广告的软文：夫妻感情不和睦，只是因为女方"太松"……于是越来越多的人开始注意这个问题，同时也有一部分人相继使用药物、道具，甚至手术来避免阴道松弛。

如何判断阴道松弛

如果你坚信自己阴道松弛，老六建议你要么做一个专业的检查，要么自己做个粗略的判断。判断方法其实也不复杂，老六手把手教学，保你一分钟学会。

首先，把手洗干净或者使用一次性手套，找个合适的场合，保证安全和私密。然后选择平躺或半卧位，双腿弯曲并分开。最后，将两根手指放入阴道当中，感受阴道肌肉的收缩，一般会有以下几种情况。

松弛

手指接触到阴道壁后，虽然已经用力收缩阴道肌肉（类似小便过程中"踩刹车"的方式），但是手指仍然没有明显感觉，或者有收缩感却没有舒适的包裹感。

适中

手指进入阴道后，可以明显感觉到肌肉的收缩和舒适的包裹感。

过紧

手指完全不能进入阴道，或勉强进入后有明显的勒紧感及不适感，同时阴道壁肌肉松弛的感觉并不明显。

按照上面的标准可以给自己一个准确的定位，别的我就不多说了，记得洗手哦。

阴道松弛了怎么办

我猜想你们肯定会在检查之后，跑来问我接下来该怎么办，在这里我简单地讲几句。结果如果适中，请继续保持；如果有明显的松弛，不管什么原因都可以随时开展凯格尔运动（具体方法见文末），可以使用道具，也可以不用，总之你开心就好；如果过紧，需要慢慢练习肌肉的收缩，循序渐进地锻炼阴道肌肉的收紧和放松。

虽然我已经讲了这么多，但还是会让各位失望，大家如此重视的一种"疾病"居然没有在新版《妇产科学》教材里出现，而教材里讲到的相关疾病叫作盆底功能障碍性疾病，它包括子宫脱垂、阴道前壁膨出、阴道后壁膨出、压力性尿失禁等。由此可以知道，所谓的阴道松弛只不过是民间的一种说法，具体来讲，就是女性发现自己的阴道变得宽敞了，失去了往日的紧致感，有一些女性或男性会明显感觉到同房时的快感减少了，当然也有一部分女性表示自己并没有任何感觉，只是性伴侣对阴道的紧致程度提出了质疑……总之，六层楼想告诉各位的是：阴道松弛并不是真正意义上的病，之所以被重视主要是因为主观因素。

真正应该警觉的是盆底功能障碍性疾病

严肃地讲，女性的盆底有各种各样的韧带、系膜、肌肉等组织，这些组织的主要任务就是封堵住女性骨盆下面的开口。女性的盆底就像一个大型的蜘蛛网，可以提供稳定的牵拉力量，保证直立行走的女性的内脏在它们应该在的地方，其中跟妇产科相关的就是子宫、双附件、阴道。可以想象，这个"大型的蜘蛛网"会随着岁月的流逝而老化，再加上怀孕、分娩等超负荷工作，它会变得风雨飘摇，也就是说很多女性会出现由盆底支撑结构的老化或者损伤引起的盆底功能障碍性疾病。一旦出现盆底功能障碍性疾病，就绝对不是单一结构的问题，而是整体结构的坍塌。

其中，包含我们今天提到的阴道。阴道要保持其位置和紧致程度除了靠这些支撑结构外，还靠自身阴道壁的弹性。阴道壁内有大量的弹性纤维，可以保证阴道在一定范围内伸缩自如，不仅可以变宽，还可以变长，其目的就是为了迎合各种各样的挑战。如果不能理解，你就想想：头部直径接近10厘米的胎儿要从阴道娩出……这说明阴道的可塑性很强，不会轻易松弛。

但是，阴道不会轻易松弛不代表盆底结构不会出现问题。六层楼可以肯定的是，生过两个以上孩子的妈妈都会面临盆底功能障碍的风险，这里的妈妈不仅仅指自然分娩的妈妈，还包括剖宫产的妈妈。因为怀孕对于盆底结构的影响不能忽略，如果女性产后没有及时恢复和锻炼，其盆底迟早会出现问题。尤其在国家鼓励生三孩之后，这样的患者肯定会在不远的将来越来越多。

性生活会导致阴道松弛吗

因为这件事情很主观，通常需要考虑的因素有两个：双方尺寸和性生活频率。从数据来看，亚洲女性的阴道长度是 7～12 厘米，同房中阴道有可能会伸长 1～3 厘米，宽度是 2.5 厘米左右，这一尺寸跟亚洲男性的外生殖器的平均尺寸差不多。加上阴道壁超强的弹性收缩能力，因此尺寸问题很难导致阴道松弛，就算可能，这也不是单一因素。关于频率的问题，我们可以想象：一根皮筋什么时候更容易失去弹力？答：通常是长期处于张力状态下更容易失去弹力，这就是为什么怀孕会导致阴道松弛。反观所谓频繁的性生活，是不可能长期使阴道处于张力状态的，所以频繁的性生活导致阴道松弛的说法并不是那么科学。

总结上面的内容，六层楼提炼出两个关键的信息——年龄和怀孕。重复一下这个过程：怀孕期间盆底超负荷，年龄增长，盆底支撑结构老化，激素水平下降，盆底结构缺乏营养和锻炼……出现问题就是水到渠成的事。注意，阴道松弛可能在这个时候才出现，而且也只是一种表现罢了。

盆底功能障碍性疾病有哪些危害

主要就是之前已经提到的几种疾病。

子宫脱垂

简单来讲，就是子宫从原来的位置向下移，脱在阴道里，严重者脱出在阴道口外。

阴道前壁膨出

主要是膀胱及尿道的膨出。患者除了有下坠感或者异物感以外，还会伴有不同程度的子宫脱垂，表现为排尿困难或者压力性尿失禁（俗称漏尿）。

压力性尿失禁

是指按压膀胱后不自主排尿，有时候会在咳嗽、大笑、运动时出现漏尿，严重者站立时就会出现漏尿。

阴道后壁膨出

主要是直肠膨出。患者除了有下坠感或者异物感以外，还会伴有不同程度的子宫脱垂，主要表现为排便困难。

当然，上面提到的每一种情况都有阴道松弛的表现，但它并不是主要问题。

如何预防和治疗盆底功能障碍性疾病

从严重程度来考虑的话，这类疾病有三种治疗方法。一般来讲，虽然其目的并不是为了治疗阴道松弛，但是在预防和治疗疾病的同时阴道松弛的问题会被一并解决。

正确锻炼可以预防

锻炼的侧重点主要放在锻炼盆底支撑结构上，因为它们当中有很多肌群或者肌性结构。正确锻炼可以起到一定的预防作用，六层楼这里主要推荐的是凯格尔运动，文末会对凯格尔运动做具体的介绍。

药物治疗早期有效果

这里主要指的是雌激素治疗，针对的是已经有轻微盆底支撑结构障碍的患者。通常是使用软膏，将软膏涂抹于膨出部位，使局部受到激素营养支持，以恢复一部分弹性，但是其作用很有限，往往只能达到减缓发展、缓解症状或者为术前做准备的目的。

明显结构改变要手术

对于有明显结构改变的患者需要做阴道前后壁修补术或者子宫全切术等。显然你们关心的不是这些，你们更在意的是一种叫作阴道紧缩术的治疗方案，因为这跟性生活质量有着明显的关系。但是讲实话，这种小手术跟阴道前后壁修补术基本一致，两者连手术方式都一样，就是把阴道前后壁多出来的部分剪掉，然后再缝起来。

既然都一样，那为什么我不认可阴道紧缩术呢？

因为这两种手术的目的不一样，手术的指征也不一样。（不要觉得无所谓，这中间的差别总是让我这个帅气的理想主义者感觉后背发凉……）

重度阴道前后壁膨出者才考虑手术治疗，但临床上有明确的分级标准，也有严格的手术指征：①由年龄增大、雌激素水平下降、盆底支撑结构老化导致阴道松弛，严重影响生活质量者；②先天性原因，未生育的阴道松弛者；③自然分娩过程中出现阴道裂伤或者阴道侧切者。而对于阴道紧缩术，很多时候是女性自己感觉阴道比较松而要求做的。这中间有一部分往往是心理作用，另一部分顶多也只是轻度阴道前后壁膨出，不至于需要手术。

同一种手术方式，但是起了两个不同的名字。阴道紧缩术，既抓住了人们的痒点，又把手术指征给放宽了，这是不严谨的，至少我不建议随便去做。

手术都有出血、感染、麻醉的风险，还有可能伤害周围脏器；还有一部分患者本身是瘢痕体质或术后恢复不好，甚至可能矫枉过正，引起阴道狭窄、阴道粘连等，照样影响生活质量，这些都是患者要为此承担的风险。

最后还要强调一点：手术只能解决确实存在的阴道松弛问题，并不能解决心理或其他原因造成的性生活问题。希望大家正确对待，有自己的判断，不盲目跟风，积极锻炼，做好预防。

附：凯格尔运动

在学习凯格尔运动之前，我们先来了解一下盆底肌。这是一群位于盆底的肌肉，最先发现它们的人正是一位妇产科医生。1948年，为了治疗女性盆腔器官脱垂这一疾病，他彻底研究了女性盆底的肌肉结构。当时，我国女性盆底功能障碍性疾病患者数量位居世界前列。

盆底肌并不厚，它像一张大网，兜住了女性的子宫、阴道、膀胱、尿道、直肠等，并通过收缩来控制及调节这些脏器的功能。男性盆底肌也有类似的功能。这张"大网"在人类开始直立行走后就日益发达，除了固定和保护盆腔器官以外，它还要承载整个腹腔内脏的重量。人们给这一肌群起了很多名字，如凯格尔肌群、PC肌等。

想感受一下它的位置吗？方法很简单：无论男女，当小便到一半时，假如突然有急事需要立刻屏息停尿、提裤走人，那一刻瞬间夹断尿液的洪荒之力便是这群肌肉所特有的。你会感觉到整个会阴一紧。没错，那些发紧的部位都是肌肉。当然，你也可以试试夹断些别的什么……

凯格尔运动简介

了解盆底肌之后，我们便不难明白锻炼它的意义。相信很多人已经跃跃欲试，尤其是在看到"夹断"之后。这项运动原本是用来治疗盆底功能障碍性疾病的，发明者也是上面那位妇产科医生。之所以叫它为凯格尔运动，是因为那位医生就叫凯格尔。后来，人们发现它除了可用于治疗以外，正常人操练起来也会有意想不到的效果，有的人甚至声称自己发生了天翻地覆的变化。

这让凯格尔医生成了网红。很多视频、教程、道具等应运而生，可以这么说，阴道里只有三十多种常驻菌群，但相关产品的网店和微商却有数万个……简单来讲，凯格尔运动的原理就是通过收紧和放松的方式来锻炼盆底肌，从而达到对抗时间和引力的功效。

哪些人适合做这项运动

整体而言，男女均可，老少咸宜。当然，鉴于其特殊功效，这里重点强调推荐锻炼的人群。

女性　①有过漏尿或者憋不住尿情况的女性；②有较轻微的盆底器官脱垂问题的女性（重度脱垂者的首选治疗方案是手术）；③有生育史或多次妊娠史的女性（可以改善产后盆底肌松弛的状况）；④更年期女性（可以增强盆底肌的功能，预防脏器脱垂）；⑤性生活不协调的女性；⑥孕期女性（可以增加产力、辅助顺产）；⑦任何希望自己盆底肌群更紧实的女性。

男性　如果男性盆底肌功能失常，往往其性能力也会受到影响，进而导致一系列问题，如勃起困难、勃起无力、射精量少、射精力弱、射精频率低……这些词看似普通，可对于绝大多数男性来讲，简直触目惊心。

因此，我推荐那些已经存在问题及目前没有问题但是希望更好的男性都运动起来。通过锻炼，无论是精神面貌还是战斗能力都将有所改观。日后，你们一定会来感谢我。

怎样进行凯格尔运动

我们通过阻断尿液的方式发现了盆底肌，但并不推荐各位在排尿时进行锻炼。因为这样有增加泌尿系统感染的风险，同时，在膀胱充盈的情况下锻炼,效果适得其反。早上尤其不能这么做,因为有可能迟到⋯⋯

运动之前,请务必先排空膀胱。具体的运动方式看似各不相同,其实大同小异,基本上分为两派:计数派和读秒派。

计数派 这一派男女皆宜,姿势不限,无论是坐着、站着还是躺着,都可以秘密进行。高级玩家通常不动声色,在运动的同时依然可以正常工作,谈笑风生。对于初级玩家来讲,选择一个合适的姿势很重要。一般推荐平卧位,双手放于身体两侧,先依靠意念收紧会阴部肌群,然后放松,之后不断重复这个过程。这一派的特点不在于收紧的时间,而在于数量。一开始可以分组做,每收紧50下为一组,连续进行两组为一次,每天运动三四次。等逐渐适应这一运动量后,可以慢慢加量。注意,不求速度有多快,只求环环相扣、次次用力。

当你可以像控制鼠标一样自如地控制盆底肌时,就能打破姿势的局限,随心所欲地修炼,仗剑走天涯。地铁、公交、课堂、会议⋯⋯在任何地点你都可以暗中发力。日子久了,你还会发现自己的精神状态好过从前。

哦,对了,提醒一下,男性在运动过程中有可能勃起。为避免尴尬,请男性运动时不要穿紧身衣裤。而且,地方太小也要不开嘛⋯⋯

读秒派 这一派重视的是收缩的持续性。运动时通常会在心里读秒,开始的姿势与计数派一致,不赘述。

具体方法:初级玩家每次收紧后不放松,坚持5秒,然后放松10秒，再开始下一轮。如此重复10次为一组，每天做三四组。如果一开始没有办法坚持那么久，那就尽力而为。功力逐渐增强后，就可以加量了，持续收紧的时间可以增加至10秒，重复50次为一组，每天进行三四组。要是每次练习后都觉得筋疲力尽，那就是运动过量了，需要适当减量。很多人喜欢用尽最后一点体力，其实这种做法并不推荐，凡事应量力而行。

运动多久可以见效？

看到这里，你们是不是迫不及待地开始练习了？我抓紧讲一下，有专门的文章介绍过，对于盆底功能障碍性疾病患者，持续进行凯格尔运动6周左右就能明显见效。对于健康人士，基本上坚持运动3个月左右，不论男女，都会明显感觉自己与众不同。不要骄傲，坚持下去。

太紧了是怎么回事

在做科普以外，我经常会收到很多读者奇怪的需求。有时候你会发现不同人的需求竟然那么矛盾，举例来讲，有产妇担心产后阴道松弛会导致丈夫出轨，也有姑娘担心阴道太紧会导致男友要求分手……不要笑，这些情况真的存在，而且不在少数。

这部分我重点讲讲关于阴道太紧的问题，女性阴道太紧主要有以下四个原因。

畸形

阴道畸形是引起同房困难最常见的原因，所以这就不仅仅是阴道太紧的问题了。有些患者甚至可能都没有阴道，更不要说紧不紧的问题了。其中比较常见的阴道畸形有阴道横隔、纵隔、斜隔及双阴道、无阴道、先天性阴道狭窄……这些都是引起同房困难的常见原因，仅从其字面意思就能想象出阴道大概的模样，基本上可以理解为阴道是一条不太通畅的道路，不是九曲十八弯就是前堵后截。

对于这类患者，一般做普通的妇科查体就能发现个大概，若想进一步确诊的话，通常需要做 B 超检查或磁共振检查。

在治疗方面，手术是首选方案。其基本逻辑就是通过手术把道路打通，把弯曲的修成直的，把不通的打通，把狭窄的地方扩宽等。千万别相信什么民间神药，那些所谓的霜、膏、粉、胶都没用，除了浪费钱，更多的是让患者受罪。如果真的想要解决这个问题，还是得靠专业医生。

阴道痉挛症

除了前面讲的畸形患者以外，还有很多人其实一点儿毛病都没有，阴道的立体结构都正常，完全没有瑕疵，但是一到关键时候就无法正常同房。据患者描述，她们感觉阴道里有两股强大的力量，一股力量将内部锁紧，另一股力量将进入的一切都推出去。

发生这样的情况跟多种因素相关，如润滑不充分、尺寸不匹配、经验不丰富、过度紧张焦虑、既往糟糕的性经验、不堪回首的性接触史……简单来讲，很多人自己也不知道是什么原因，而且自己也很难控制。

在治疗方面，通常建议患者自己探索和尝试。不开玩笑，这的确是推荐疗法，操作起来也很简单，就是自己找个舒适、安全、私密的环境，尝试用不同尺寸的器具慢慢探入和体会，直到从生理和心理上消除那两股神秘的力量，然后慢慢地就可以接受正常尺寸器具的进入，最后就可以过上正常的性生活了。

需要提前说明的是，整个过程比较慢，千万别轻言放弃。很多人试过都说好，日后你们必定会来谢我的……

某些疾病

临床上的确有一些疾病会引起同房困难，除了前面讲的畸形以外，还有很多……这也是老六会额外关注这部分内容的原因，毕竟很多人还生活在水深火热当中，我必须把这部分说清楚。排除畸形之后，导致同房困难的常见疾病有：

外阴白斑　会导致外阴萎缩、脆弱，容易出血破裂。由于外阴神经丰富，这类患者很容易苦不堪言。

外阴囊肿　严重的外阴囊肿会改变阴道结构，而且患者更容易发生感染、破溃、积脓等问题。

阴道壁囊肿　同外阴囊肿一样，阴道壁囊肿会改变阴道结构而影响同房，患者也很容易在同房过程中发生破裂、出血等问题。

外阴病变　虽然大多数患者是中老年人，但是病变会改变外阴组织形态，患者就算不动也经常会发生破裂、出血，更不要说同房了。

在治疗方面，说实话，这些疾病不太可能通过一篇科普文章治愈，老六能做的只是提醒大家该用药时用药，该手术时手术，不要抱有什么不切实际的想法。

年龄

李广难封，衰老难逃，一生戎马，到老也得服气……

就算我们避开了前面的各种问题，随着年龄的增长，雌激素的减少，身体开始变得皱巴起来，紧接着阴道开始萎缩、狭窄。在没有滋润、没有呵护的情况下，每次尝试都有可能成为折磨，对很多围绝经期的女性来讲，同房几乎等于噩梦。

在治疗方面，记住一个公式就好：雌激素＋润滑剂。局部用点儿雌激素类药物可以滋养黏膜、提升体验感，外加适量润滑剂可以起到保护和润滑的功效，还彼此一个春天……

讲了这么多，最后分享一个案例吧。

曾有一位患者，她为了留住丈夫的心，掷重金去美容院做阴道紧缩术。但是美容院不正规，手术做得也过于草率，结果可想而知，手术失败了，并带来了更麻烦的问题——阴道过于狭窄。从某种意义上来讲，这个手术也算成功，只不过这个度没有把握好，导致丈夫的心没留住，还总是把丈夫拒之"门"外。最后她不得不找我们做阴道松解术，这一番折腾也不知道图个啥。

好了，这部分就讲到这里。

子宫位置影响怀孕吗

坦率地讲，每个人的子宫都是不一样的，大小不一，位置不同，而且作为一个腹腔内脏器，它又保持着自己作为腹腔内脏器的尊严——肉眼看不到，一切凭感觉。

正因为这种神秘感，加上它本身背负着生儿育女、基因传承的使命，所以很多读者从很年轻的时候就开始注意自己的生育能力，以至于不管多大的姑娘，一旦发现自己身体有问题之后通常都会问两个问题：严重不严重？会不会影响生育？

这两个问题之间存在递进关系，但很多人其实更在意后面那个问题的答案。

那么，接下来就会涉及一个重要的问题，哪些情况会影响生育能力呢？

很多人将矛头指向子宫的位置，因为子宫的位置看上去对是否可以生育有着直接的影响，毕竟子宫作为怀孕事件的"当事人"有着不可推卸的责任。因此，有必要跟大家聊聊子宫位置异常与生育之间的关系。

子宫位置与受孕

　　成年女性的子宫有其正常的位置，是轻度的前倾前屈位。这个可能不太好理解，所以六层楼给各位准备了一张示意图，但是你们要了解什么是前倾、什么是前屈。前倾就像迈克尔·杰克逊跳舞时的45度前倾，而前屈就像我们上体育课做拉伸的时候弯腰下去用手够脚尖一样，这样你们就可以明白子宫正常的位置了。

　　下图中虚线的位置就是正常子宫的位置。

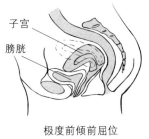

极度前倾前屈位

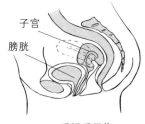

后倾后屈位

子宫位置

　　了解子宫的正确位置之后，咱们再来讨论子宫位置与怀孕之间的关系。如果不是因为要怀孕，子宫爱长成什么样就什么样，爱在哪里就在哪里，根本不用在意，但是涉及"蝌蚪"穿过宫颈进入宫腔的问题，就有必要了解一下。一般情况是这样的，"蝌蚪"离体后并不是一瞬间就进入宫腔的（那样就太不把宫颈当回事了），而是留在一个叫作阴道后穹隆的地方，形成一泓"清泉"，子宫的前倾前屈位刚好可以把宫颈泡在"清泉"里，这样"蝌蚪"

就可以顺着宫颈进入宫腔去寻找卵子，然后完成接下来的事情。

对于子宫位置异常，你们可能在以往的就诊经历当中或多或少地听说过一些，或者你们当中本身就存在这样的问题，如子宫极度前倾前屈位、子宫中位、子宫后位、子宫后倾后屈位、子宫左倾、子宫右倾等。上页图中左边是极度前倾前屈位，右边是后倾后屈位。每种位置都有一定的分度和诊断标准，老六会好好讲解一番。

子宫前位

正常情况下子宫是前倾前屈位，但是如果子宫过度前屈，那么子宫与宫颈之间就形成了锐角。锐角你们懂吧？

锐角有什么问题呢？会开车的读者应该都明白，每条路在设计拐弯的时候通常不会设计成拐锐角的弯，因为那样实在丧尽天良。同样的，"蝌蚪"进入宫腔需要转过一个巨别扭的弯，然后才能奔着输卵管去，实在是没天理，所以很多"蝌蚪"走到一半就打退堂鼓了，想着：反正地球没了我也照样转，我何必那么拼命，而且单位年底也没有奖金，就发一箱橙子，想想就头疼，算了，我回去了……

最后，就影响怀孕了。

子宫后位

子宫后位是很多人最担心的问题。很多人在查体的时候被医生告知是子宫后位，然后一阵紧张，冷静下来后忐忑地问医生："这个影响怀孕不？"你猜医生怎么回答？算了，不用猜都知道，医生肯定会回答：影响。

这是为什么呢？的确，从大数据来看，子宫后位患者的确比子宫前位患者在怀孕上稍微难一些，因为子宫后位意味着宫颈是朝向前穹隆的，宫颈不能浸泡在"清泉"里，所以子宫后位患者要怀孕相对就难一些。这些都能理解，但这只是笼统的解释，对于个人来讲，是不是真的会影响怀孕就很难讲了，而且我们也很难判断是不是单纯因为子宫后位而怀孕困难的。在这种情况下，医生通常会说影响，这样总不会错嘛……

此外，严谨的老六还要跟大家讲讲具体的子宫后倾后屈位的分度。

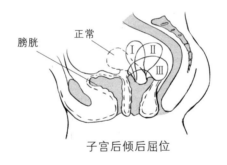

膀胱　正常　Ⅰ Ⅱ Ⅲ

子宫后倾后屈位

Ⅰ度

如上图中Ⅰ的位置，子宫呈水平位，按压腹部仅可触及子宫前壁。这种基本上不太会对怀孕造成影响。当然，怀孕也跟精液的量有关，如果量很少，精液也可能流不进去。但是，请记住，怀孕的话，一只"小蝌蚪"就足够了。

Ⅱ度

如上页图中Ⅱ的位置，看上去像子宫后位。医生在做妇科查体的时候可以从阴道后穹隆的位置感觉到子宫后壁，但是通常很难从腹壁上摸到子宫。这个时候身体就开始有一些问题了，排除天生就是这样的之后，这就意味着盆底支撑子宫的结构很有可能开始老化了，或者不管是什么原因导致盆腔开始粘连，这些粘连如同蜘蛛网一样把子宫向后拉，或者因为盆腔受肿物压迫改变了子宫的位置，或者子宫因为膀胱长期憋尿而被挤到了后面……总之，身体开始有问题了，对不对？那么怀孕也或多或少会受到影响。

Ⅲ度

如上页图中Ⅲ的位置。其实，这样的子宫才是真正的后倾后屈位，医生在做妇科查体的时候可以从后穹隆摸到子宫底部。不要问为什么医生知道那是底部，因为他是医生啊，那不然咧？这种情况下基本就可以肯定你的盆腔有问题了，原因跟上面是一样的，而且程度有过之而无不及，那么它对怀孕的影响就不言而喻了，因为很有可能由卵巢排出的卵子在去输卵管的路上就迷路了……

注意，子宫的位置是依靠妇科查体来判断的，而不是妇科B超，因为在憋尿的情况下膀胱会改变子宫原有的位置，所以如果医生不做妇科查体而直接看你的腹部B超就说是子宫后位，那么你一定要三思。

子宫左、右位

这种情况常常伴有子宫两侧支撑结构的异常、盆腔包块挤压、盆腔粘连等问题。要说这两种位置不影响怀孕是不大可能的，但是如果没有其他问题，只是单纯的子宫偏左或偏右的话，那还是没有什么问题的。这就如同有人用左手写字，有人用右手写字，没了双臂的人还可以用嘴写字。所以，不要低估我们的繁殖能力。

子宫中位

好遗憾，这个位置戏份最少，因为实在太中庸，并没有什么好讲的。哦，对了，怀孕期间的子宫常常是中位，原因很简单，因为增大的子宫把前位和后位的空间都占据了，管它什么位置呢，反正已经怀上了。

子宫位置异常需要治疗吗

在治疗上，基本原则是：由明确病因导致子宫位置异常的，要积极处理病因，如手术治疗；如果既没有病因，也没有症状的话，可以不做特殊治疗。

如果想要改变的话，生活中我们可以做哪些努力呢？

①尽量选择左侧或右侧卧位睡觉，而不是仰卧位睡觉。

②尽量避免长时间憋尿。

③可以有计划地锻炼盆底肌。

④同房后，为了增加受孕概率，可以将双腿抬高10～30分钟。

要提醒各位的是，治疗方法就这么几种，其他那些太离谱的治疗方法，你们自己要懂得鉴别。另外，一些专业的治疗方法还是要交给医生来做，别自己乱折腾。

私处整形有必要吗

❀

有位姑娘，急急忙忙地来找六层楼咨询。

"老六，阴唇一边儿大一边儿小怎么办？"

"绝大多数人都是不对称的。"

"可是，这样好难看啊！能不能去做外阴整形手术？我现在正攒钱呢！"

"不能。"

"为什么啊？这样真的正常吗？我还没有性生活，以后可怎么办啊？"

"正常！另外，你要是想攒钱去做外阴整形手术，我就敲坏你脑壳！"

"为什么啊……"

……

好了，下面就来讲讲关于外阴整形手术的事情。

外阴结构解析

首先是阴毛部分，前面已经讲过了，成年女性的阴毛呈倒三角形分布，较柔软。说到这里，我想起了多囊卵巢综合征患者，往往其阴毛不再呈倒三角形分布，而有向上蔓延的趋势，且比较浓密，部分严重的患者阴毛甚至生长到肚脐位置（主要是因为雄激素的作用）。当然，多囊卵巢综合征不能只依靠这一点来判断，还要结合其他症状综合判断。

女性两腿之间的纵行皮肤为大阴唇，这部分包含了皮肤附属物，如毛发、毛囊、汗腺、皮脂腺等。很多人认为大阴唇应该是两侧对称的，不对称就是异常的。事实上并不是所有人的大阴唇都是对称的，一侧略大、一侧略小，这是正常的。人类身体上还有很多不对称的结构，如手、脚、眼、胸等，这跟后天的使用习惯和偏好相关。

小阴唇的位置很好找，它是位于大阴唇内侧的一对薄皮肤皱襞，平时处于闭合状态，通常情况下它也是不完全对称的。简单来说，大小阴唇就是女性生殖器官中防止外来细菌或异物侵袭的一道门，但是门大门小、门宽门窄就因人而异了，在其功能无异常的情况下可以认为它们是正常的。

小阴唇向前会合的地方是阴蒂，是刺激女性性欲的器官。

外阴整形手术的现状

简单来讲，没有需求，就没有市场。

在现在的大环境下，人们越来越关注自身，原本只是女性独享的美容整形早已造福了不少男士，很多做了人工胸肌、腹肌的男士重获了自信。这意味着人们越来越能接受在自己身上做一些安全的整形手术，这也就不难理解为什么越来越多的女性会开始把关注的焦点放在外阴上了，她们希望从这方面获得更多的自信和更好的体验感。

当然，这其中不排除"动作影视类作品"的推波助澜以及网络谣言的添油加醋。

六层楼所知的外阴整形手术有几十种。这些手术主要涉及的领域是大的变小、小的变大、松的变紧、紧的变松、干的变湿等。

这些都是因为女性不断增加的需求而出现的手术，虽然我不是很认可，但是有时候她们说得也挺有道理，比如游泳的时候会尴尬，同房的时候会羞愧等。无论我如何规劝，她们就是认为这钱必须花，不花反而会令人难受。

但是，真的有必要吗？

正确看待外阴整形

关于看待这件事情总要有一个立场，肩负保护各位钱包神圣使命的我认为，没有必要铺天盖地地宣传这类手术。当然我知道这些手术也有优点，比如风险小、难度低、收益高、患者满意度高等，可是，这都不能作为这类手术必须存在的理由。

从六层楼的角度来看，手术的目的是很明确的，手术是治病救人的手段，患者要有明确的手术指征。对于面部烧伤的患者来讲，整形手术意味着能帮他恢复正常生活。虽然手术的决定权在患者手里，但是医生也有权利拒绝手术。从我个人角度来讲，这些外阴整形手术是不是真的像看上去那般安全有效还不能确定，毕竟还没有关于这方面的长期研究，但是可以确定的是，这些手术本身是完全可以不存在的。

医生应该在意的是：对于先天性无阴道患者，可以人工给她造出一个阴道，用来满足其正常生活的需求；对于存在外阴病变的患者，可以切掉其相应的组织，避免病变继续发展；对于盆底功能障碍性疾病患者，可以修补阴道前后壁，避免脱垂，保持阴道长度，满足患者正常性生活的需求……这种例子还有很多，但是归根结底，手术的意义在于：治病救人，改善生活质量。

基本上，讲到这里你们应该就能明白六层楼想要说的意思了。如果你们还不明白的话，那你们那点儿钱迟早会被人骗走，干脆把它捐给我好了，我想往冰箱里添几罐草莓味的冰激凌。

最后我再强行捏着脖子给你们灌点儿鸡汤：审美从来都是一件自私的事情，坚持自己认为的美很不容易，因为社会和舆论会把你们带偏，你们需要时刻提醒自己要坚持自己的路。

如何看待处女膜修复

关于处女膜的讨论是无论如何都绕不开的。你我都知道，咱们在说的处女膜不仅仅是一个生理结构，更多的是涉及文化及认知层面的那层结构。在生理层面上，它几乎没什么功能，但是在很多场合又意味着很多，所以就衍生出了关于处女膜修复的一系列手术操作。

严格来讲，我更倾向于称它为"阴道瓣"，因为它就是存在于阴道中的瓣膜样结构，只不过后来被赋予了很多含义。这里还是用大多数人更熟悉的称呼——处女膜来进行科普。

总之，既然绕不开，咱们就展开聊聊。

处女膜的位置

处女膜的位置非常尴尬，不前不后，在阴道前庭跟阴道之间。这层膜通常呈环状，中间有孔，周围组织有少量血管和神经。正常情况下，只需要打开大小阴唇就可以看到。为什么说它的位置尴尬呢？因为这个位置对于这层膜而言实在太危险了，稍不留神它就会被弄破，紧接着就是各种说不清道不明的窘境。

这里我倒想问问，既然很多人认为处女膜是贞操的象征，那为啥人类在进化的时候不干脆把这层膜放在更深的地方呢？在非同房状态下不容易被破坏，这样的处女膜才堪称智能嘛！现如今，绝大多数都把这层膜送给了自行车、鞍马、窥器、手指、可乐瓶……

由此可见，处女膜一定有其作用。

处女膜的作用

对于成年人来讲，我个人认为处女膜除了添堵，其实是一种完全没有意义的器官。可如果从整个女性生殖系统的发育来看，它又具有一定的意义。

不知你们有没有在家里擀过饺子皮？好了，现在开始想象：饺子皮一开始只是一团厚厚的面，恰似刚出生不久的女婴的处女膜。这个时候，处女膜在阴道深处。随着时间的推移，汹涌流逝的时光如同一根擀面杖，把当初的一团面越擀越薄、越擀越大，处女膜慢慢朝外移动。注意，当饺子皮很薄的时候就容易破口，在破口之前呢，处女膜可以起到保护阴道内环境及生殖器官的作用。绝大多数人在月经来之前就已经出现了破口，方便经血流出。当然，每个人的破口都不一样。但是，这不重要。需要你们永远记住的是：其实处女膜早就破了。

注意，这层膜只在早期起一些保护作用，之后就没什么用了，待到同房之时它又会因撕裂而出血，增加感染概率。可如果反向思考，我们又会发现，这何尝不是一种作用？——筛选出性能力过硬的雄性。你想想，如果他连这层膜都搞不定的话，你还能指望他养儿育女、升官发财、在二环买房吗？

对于成年人而言，既然处女膜并没有什么太要紧的作用，为什么会有人热衷于处女膜修复手术呢？现在，我们就来聊聊这个话题。

处女膜修复手术

由于传统观念，这款手术在早期并不为大多数人接受。真正做这种手术的人大多是从事性交易的女性，因为这个行业里心照不宣的潜规则是——处女膜有着一定的附加价值。这是舆论赋予这层膜的价值，如同钻石的骗局一样。随着我们的思想越来越开放，有人开始走怀旧路线——"为什么只有包包可以出复制版，而处女膜不行？我也要给自己再搞层处女膜出来！"由此，这种手术火了。

手术的具体方式有以下几种。

补一补

处女膜被破坏后会留下一圈残留组织，称之为处女膜残留。损伤的程度不同，处女膜残留也不同。如果损伤不严重，碰巧又想修复的话，选择处女膜修补术就可以了。这是一种小手术，把处女膜残端缝合到一起就行，这种手术的技术含量不高，估计实习医生就可以完成。如果仔细看的话，可以发现手术的痕迹。不过，黑灯瞎火的，人们更倾向于通过床单上的血来判断。

当然，任何手术都有风险，如出血、麻醉、副损伤等。这里要强调一下，手术操作后形成的瘢痕有可能非常坚韧，导致同房困难。手术可以做，矫枉过正就不好了。

揪一揪

如果处女膜已经被伤得没了"膜"样，恐怕就没法补了。这个时候，可以考虑利用阴道黏膜本身。具体的细节你们不需要了解，简而言之，就是利用阴道黏膜本身的弹性和延展性，把一层黏膜揪起来，再缝到一起，这样就可以形成一层人造处女膜了。整个手术总时长也就十几分钟，最多半小时。加上麻药的作用，做这个手术的感觉很像做了一次面部护理，基本上不会有明显的不适感。手术之后休息一周即可正常同房，这个时候，揪出来的处女膜就派上用场了。

然而，这种手术方式同样具有风险，依旧有同房困难的可能性。不过也有人说会增加快感，莫衷一是。

换一换

这种方式就一步跨到了贴膜界。由于生物材料的迅猛发展，很多人造处女膜应运而生。总之，有些先进的人造处女膜一旦被植入原来的位置，很快就能被自体吸收，形成一层足以乱真的膜。

以上这些不同的方式可以满足不同人的需求。只要不说，基本上没什么人会发现。可是，这真的有必要吗？永远记住，需要处女膜才能保护的感情，会像这层膜一样脆弱。

卖卵换钱值得吗

之前有一篇关于女孩卖卵的新闻引起了网友的热议，所以接下来咱们来说说关于取卵卖卵这件事儿。

黑中介把卖卵说成是简单安全的赚钱捷径，对取卵的风险却避而不谈。而新闻中卖卵的女生，似乎也并没有怀疑过中介的说法，完全不知道自己为了几万元钱冒了多大的风险。这件事情让我特别恼火，简直气不打一处来！

要知道，取卵可不像取精那样一次就有上亿个。黑诊所除了器械、环境等客观条件不达标之外，医生的专业技能这种主观条件也不稳定，这就意味着在黑诊所取卵风险更大，甚至可能付出生命！

卵子是怎么来的

要搞清楚取卵是怎么回事，首先应该弄明白卵子是如何产生的——是的，这就是我们做科普的态度，保姆级手把手教学，包教包会！

卵子由我们通常所说的女性性腺——卵巢产生。女性在胚胎时期就已形成卵巢的雏形，至出生前，卵巢中已有数百万个成形的卵母细胞。卵母细胞包裹在卵泡中，在促性腺激素的影响下，每个月一般只有 1 个原始卵泡能够发育成熟。正常情况下，卵泡发育成熟也就意味着卵子即将排出（有的小可怜卵泡发育成熟却不排卵……遇到这种情况的话找医生来帮你）。

一般来讲，女性一生要排出 400 ~ 500 个卵子。换句话说，并非所有的卵母细胞都能有幸变成卵子，虽然每个女性天生就带着几百万个卵母细胞，但其中能变成卵子的只有几百个，真正的万中挑一啊！同志们，你们自己掂量掂量，一个卵子有多珍贵！

促排卵有什么风险

正常情况下，女性每个月只排 1 个卵子。如果需要一次性获得多个卵子，那就得使用促性腺激素药物，促进更多卵泡生长，以产生更多的卵子。

但是，如果卵巢对药物反应过度，导致过多卵泡发育，就可能出现最令医生担心的情况——卵巢过度刺激综合征（OHSS）。OHSS 不好记是不是？你把它拆开来记忆：Oh——S——S（像不像肚子疼的时候的发音）。此时，血管的通透性会增强，血液中的一些成分会渗漏到血管外。这些成分若跑到腹腔里，就会形成腹水，导致腹胀、恶心、呕吐、腹痛、拉肚子等症状；若跑到胸腔里，就会形成胸腔积液，导致呼吸困难。血管内血液浓缩、血容量减少，还可能导致少尿、血栓形成、肝肾功能损害，严重的甚至会呼吸衰竭、休克、死亡。

在正规医院进行试管婴儿操作时也要促排卵，但整个过程都是在医生的密切监控下进行的，患者每隔几天就必须回医院复查，调整用药量，避免过多卵泡发育，将发生 OHSS 的风险降到最低。观察到患者有可能发生 OHSS 时，医生就会马上减少用药，甚至建议取消这一次的促排卵周期，以保障患者的生命健康和安全。所以，在正规医院进行促排卵是安全可靠的，严重 OHSS 的发生率很低。即使患者出现轻微不良反应，医生也会及时对症处理。

为什么黑诊所取卵风险大

黑诊所既不具备严密监控卵泡发育的条件，也没有治疗 OHSS 的能力。为了取更多的卵，黑诊所还可能给供卵者注射过量的促排卵药物——这就很可怕了，卖卵者的生命健康根本得不到一点点保障。对于年轻、瘦小、取卵数目过多（大于 15 个）的女性，发生 OHSS 的概率会明显增高。

新闻里的女孩直接在出租屋里取卵，一次性也不知取了多少……我也不知道该说点啥好，只能感慨一句：无知者无畏啊！为了那么一点儿钱冒这么大的风险，真的值得吗？

促排卵会导致提前绝经吗

这里必须辟个谣！

很多人担心促排卵会提前把卵巢里的卵子都用完，导致过早绝经而进入更年期。其实，这是不会发生的。

成年后的女性每个月都会排卵，虽说每个月只有一个可以真正长大成卵并排出，但实际上每个周期生长的卵泡可不止一个，只不过同一批次的其他卵泡在这一个发育成熟之后就闭锁消失了。

在正规操作的前提下，打促排卵针是为了使这一批本来就会消失的卵泡也发育成熟（属于"变废为宝"），增加卵泡的利用率，因此这一行为并不会额外地消耗原本储备的卵泡，更不会使卵巢早衰。

但无论卵子有没有被提前消耗，反复大剂量促排卵都是对机体自然状态的一种干扰，所以医生对不孕女性进行促排卵治疗都是非常谨慎的。

取卵有什么风险

卵泡发育成熟时即可进行取卵。具体来说，就是在超声波的监测下，将一根长针从阴道穿进去，进入盆腔，刺入卵巢，穿进一个个大卵泡，吸出里面的卵泡液，然后从中挑取出卵子。想想那个发音，Oh——S——S。

这是一种手术，是侵入性的操作，为了避免发生感染，对环境有严格的要求。正规医院的取卵手术需在无菌的手术室内进行，所有手术器械都要严格消毒。

试问，在居民房改造的黑诊所里，怎么可能做到无菌、避免感染？取卵数量多时，可能要反复穿刺，加上细菌超标的环境，感染的风险就大大增加了。万一真的发生感染，有了炎症，不仅威胁当下生命健康，将来还可能导致不孕，因此在黑诊所取卵简直后患无穷！此外，取卵手术还有其他风险，如出血、卵巢扭转、脏器损伤等。若不幸发生这些风险，黑诊所根本没有抢救的条件啊！

取卵会疼吗

在正规医院取卵常常会进行全麻，被取卵者睡一觉醒来时手术就已经结束了，一般没有什么痛苦。而且，这一过程需要专业麻醉医生全程"伺候"着。

但在那则新闻里，卖卵的女孩因为没有打麻醉药，取卵时很怕、很疼。取卵手术居然不给麻醉药，难道是因为黑诊所要省下麻醉药的钱？即使给了麻醉药，万一出现麻醉意外，危及性命，怎么办？总之，我不相信黑诊所会有完善的设施和专业人员来进行抢救处理。

再说了，麻醉医生的关键作用不是让你睡着，而是让你醒来。

我国关于赠卵的规定

我国原卫生部（现为国家卫生健康委员会）颁布的《人类辅助生殖技术规范》明确规定：赠卵是一种人道主义行为，禁止任何组织和个人以任何形式募集供卵者进行商业化的供卵行为；赠卵只限于人类辅助生殖治疗周期中剩余的卵子；对赠卵者必须进行相关的健康检查；赠卵者对所赠卵子的用途、权利和义务应完全知情并签订知情同意书。

换句话说，目前我国法律规定，合法的卵子只能来自那些本身因为不孕而需要进行试管婴儿促排卵治疗的女性。她们在正规医院进行取卵，在满足自己生育需求的前提下，有多余的卵子并且愿意捐出来的，就由医院进行管理，这中间不存在任何商业利益。

正常的健康女性是不允许进行捐卵操作的。一切表面上打着"慈善""捐卵"的旗号，实则通过买卖卵子牟取利益的黑中介，都是违法的！

求子心切的卵子买家，也成了这场非法活动的帮凶和受害者：说是帮凶，因为没有买卖就没有伤害；说是受害者，因为他们高价购买的卵子质量无法保证。

黑诊所的卵子来源复杂，对于卵子的提供者无法进行全面的健康检查。黑中介声称卵子来自肤白貌美大长腿的女大学生，谁能知道这是不是真的，母体有没有传染病、遗传病呢？

而且，卵子很脆弱，对培养环境的要求非常严格。正规的实验室有一系列规范设施，对温度、湿度、空气洁净程度等进行严格控制，以保证卵子的质量，而躲藏在居民楼里的黑诊所，根本不可能做到这一点。卵子质量差，加上培养环境不达标，还可能导致受精困难、无法着床、早期流产，甚至对后代的健康也会产生不可估量的影响。

至于这些黑诊所里的"医护人员"，我不知道他们是否毕业于正规院校、是否有从医资格证，还是"半路出家，自学成才"，我只知道自己身边可靠的伙伴们，不会沦为出卖良心、追逐利益的苍蝇。

最后，奉劝各位动过卖卵念头的少女一句：卖卵有风险，千万不要为了眼前的一些金钱，误了卿卿性命。

卵巢需要保养吗

最近，我频繁看到这样的新闻：

20 岁的姑娘却有 50 岁的卵巢，这些小习惯要改掉……

20 岁姑娘的卵巢成薄片，她像 50 岁的老人，只因为这些习惯……

20 岁姑娘的卵巢老成 50 岁了，应该做卵巢保养了……

……

用脚后跟都能猜到，接下来肯定要说卵巢保养的事情了。每年，几乎是每年，都会有类似的新闻爆出来，主人公翻来覆去就那么几个人，今年叫小丽，明年叫小芳，反正每次都搅得人心惶惶。先是把现代女性常见的不良习惯作为卵巢衰老的根源，然后话锋一转，转到卵巢保养上面，紧接着就是推销各种产品和服务。

就这么一个闭着眼都能猜到结局的套路，却常年有人被忽悠。很多人对号入座之后，开始莫名恐慌、辗转难眠……然后，她们就会给我发私信。说真的，找我咨询也是要付费的。呃，我不是这个意思，我是说这类自己吓唬自己的问题根本用不着咨询，更用不着花钱。

你只需要把这篇文章看明白就可以了。

卵巢的功能

卵巢大家都知道，我简单介绍一下卵巢的功能。

排卵

卵巢一生要排出 400 ～ 500 个卵子。这个数量自出生就基本固定了，谁先排完谁就先绝经，一般后天很难改变，但是具体情况因人而异。所以，没必要纠结自己月经长短或者更年期早晚的问题，一切结局早已确定。

分泌

卵巢周期性地分泌雌、孕激素，协调着身体全部器官组织的正常运转，当然也包括怀孕。这些激素就像汽车的润滑油，虽然很少，但是可以有效地预防各种零部件的磨损和老化，所以关注卵巢健康，就是在关注月经、生育、皮肤及衰老等问题。

卵巢作为一个器官，如同其他脏器，也会经历发生、发展、活跃、衰老的过程。完成使命之后它自然就会走向衰退，这个过程也是不可逆的。

什么是卵巢早衰

新闻里卵巢薄得像一片纸的描述有点儿吓唬人，而且也不专业。临床上定义的卵巢早衰是指女性曾有自然的月经周期，但是在35岁之前就出现了卵巢萎缩性持续闭经，并且第二性征也开始退缩，比如乳房萎缩，同时出现潮热、心烦、易怒、记忆力减退等更年期症状；雌激素水平持续走低，阴道黏膜开始变得很脆、很薄，容易出现充血破裂、同房困难等问题；还会出现脱发、骨质疏松、便秘、色斑、子宫脱垂等情况。在这里强调一下，它最主要的临床表现是闭经，不要看到后面的这些症状就着急对号入座。

卵巢早衰的原因

过度减肥

过度减肥会导致体内脂肪含量在短时间内降低，而脂肪是产生雌激素的原料，原料不足，自然会导致雌激素合成不足，然后出现月经紊乱或闭经。非自然闭经又会反过来抑制卵巢的排卵功能，造成卵巢功能进一步衰退。

精神因素

在现在这个社会瞬息万变的情况太多，成功与失败、得到与失去、恋爱与分手、牵手与劈腿、高兴与失落等，这些都影响着女性敏感且脆弱的精神状态，长期精神状态不稳定会对生理造成影响，比如月经紊乱或闭经。前面也说了非自然闭经又会反过来抑制卵巢的排卵功能，造成卵巢功能进一步衰退。

不良生活习惯

长期抽烟饮酒、作息不规律等不良的生活习惯会共同作用在脆弱的卵巢上，影响卵巢的正常功能，进而导致卵巢早衰。

特发性

无法明确其致病因素的一种继发性闭经，是卵巢早衰最常见的类型。多在生育年龄发病，临床上出现渐进性或进行性月经稀少，然后闭经并伴有潮热、烦躁等更年期症状，内外生殖器官均呈萎缩状态。因为解释不清原因，所以这种莫名其妙的情况反而是最常见的。

反复促排卵

随着试管婴儿技术的广泛使用，女性通常需要促排卵来增加卵子的排出数量，但是我们都知道物极必反，反复进行促排卵会影响卵巢的功能，进而增加卵巢早衰的风险。

感染

不同病毒的感染会引起卵巢炎症或者免疫性卵巢炎，进而导致卵巢早衰。这种情况导致的卵巢功能衰退是一种过程缓慢但是持续发展的表现。

医源性因素

通常是指手术切除一侧卵巢或者两侧卵巢后出现的迅速衰退。虽然有些研究表明切除一侧卵巢后，另一侧卵巢可以维持之前的激素水平，但近些年的研究表明仅存的这一侧卵巢其实很难维持原有的激素水平，且出现骨质疏松和更年期症状的可能性会增加。

免疫因素

多数免疫性疾病，如甲状腺炎等会合并卵巢早衰。

卵巢保养管用吗

不知道从什么时候起，卵巢保养成了美容院的服务项目。

他们一般走精油按摩、药物按摩之类的路子，想通过对腹部皮肤的按摩将一些药物成分输送给卵巢，以达到保养卵巢的作用。实际上，人体为了保护卵巢，从出生起就把卵巢藏在耻骨联合后下方双侧髂窝区的位置，即在受到外伤或者突发事件的时候卵巢受坚硬的骨盆保护。正常大小的卵巢几乎是摸不到的，就算临床上的常规妇科查体也很难触碰到，更不要说从肚皮把药物按摩到卵巢上去了。即使按摩吐了，也没戏！

可是，又暴露出一个新问题，美容院或微商很喜欢把这些药品搞得煞有介事，不仅要按摩，还要吃！为了在短时间内有效果，她们会把一些激素类药物掺杂其中，而这些激素类药物会对部分卵巢肿瘤、子宫内膜癌、乳腺癌等有一定的促进作用。为了达成那些美好的愿望，很多人花钱买药，顺水吞服，一气呵成，可是这背后的风险，却无人知晓。这样不仅加重了肝脏和肾脏的负担，还面临可能诱发癌症的风险。

那红外线治疗、热敷、理疗总该管用了吧？

是，理疗对于慢性盆腔炎、盆腔粘连等有一定的缓解作用，的确可以减轻患者的一部分痛苦，很多医院都有这样的项目。热敷、红外线治疗都是利用电能产生的热量来进行治疗的，的确对原发性痛经有一定的缓解作用，且被广泛应用于肩周炎、颈椎病等的治疗。但是，这也不可能起到保养卵巢的作用。

还有什么负离子卫生巾，显得挺高科技的，其实也是智商税。

卵巢早衰的治疗和预防

到底要怎么治疗和预防卵巢早衰呢？

治疗方面

服用短效避孕药调整月经周期，让月经先恢复起来。使用促性腺素，刺激卵巢的上级单位，以方便上级单位下达让卵巢生产激素的命令，这样卵巢才能分泌足够的雌、孕激素。免疫抑制剂可用于治疗由免疫因素引起的卵巢功能早衰，同时也可用于治疗由免疫机制异常导致的其他疾病（如果看不懂这部分内容，可以直接咨询医生）。

预防方面

请保持良好的心情，坚持适当运动，学会调整情绪，提高自身幸福感，养成合理的生活习惯，保持良好的饮食习惯，保证摄入足够的营养，这对于维持女性生殖系统正常功能是极有必要的。可以多吃含有蛋白质、维生素、钙、铁、叶酸等营养物质的食物，重点是：吃得适当，吃得均衡，吃得科学。

妇科手术有哪些

书都快写完了，突然想起来，六层楼好像从来没有系统地给你们讲过有关手术的基本知识。很多人糊里糊涂地就把手术做了，做完都不知道做的啥手术，有的甚至都不知道切了哪里……这是多好的学习机会啊，可惜很多人都错过了。

"医生，这个微创手术做完之后不影响我穿比基尼吧？"

这句话不是患者问我的，而是一位女艺人找我的导师做手术的时候问出来的，我在旁边听得一脸蒙。不过，真正让我蒙的是我们在学习阶段从来没有提到过微创手术，因为所谓的微创只是一种观念和思路，是指依靠现有的科技和医生的技巧，尽可能地缩小手术创伤，减少手术伤害，促进术后恢复。凡是满足这一条件的手术都可以称为微创手术。

当时导师不紧不慢地放下手里的B超报告，淡淡地说了一句：我给你做的手术，肚子上没有切口，完全不影响穿比基尼……

好了（甩刘海儿），今天咱们来聊聊妇科手术和你们关心的微创手术。

开腹手术

开腹手术是外科及妇产科腹部手术当中最基本的术式，有着悠久的历史。

在妇产科方面，出现腹腔镜手术和机器人手术之前几乎所有手术都是开腹手术，并不是人们不在意腹部切口的问题，而是实在没有办法。所有人都希望自己腹部上的切口可以小一些，可以被缝合得更美观一些，可以恢复得更好一些……甚至有人在切口上文了一些图案来遮盖丑丑的瘢痕。我见过了一条蜈蚣的，后来这位大哥，不对，是大姐，因为复发需要再次手术，她握着我的手说："小六啊，这次无论如何给大姐保住这条蜈蚣。"

我点点头说："我尽力。"结果最后只保住了蜈蚣的几条腿，不过保住了大姐的命。

开腹手术的适用范围非常广泛。

就好像那些病是为开腹手术准备的一样，甭管什么情况，打开一看都一目了然，但缺点也显而易见——不管横的竖的，反正就是有一道疤。不管日后是游泳还是搓澡，它都能被看到。

但是，开腹手术的优势也恰恰体现在几乎所有情况下都可以进行，尤其是对一些急重症患者的救治，如果考虑手术的话，一般优先考虑开腹手术，消毒、铺巾、刀碰皮，最快3分钟就可以开始手术。而腹腔镜手术等其他手术方式，只有在硬件条件和医生水平允许的情况下才会考虑。

但需要强调的一点是，开腹手术除了腹壁上的切口比较大以外，其手术操作部位的创伤无论选择何种方式来处理，基本上都比较类似。比如剥除卵巢囊肿的手术，无论开腹还是通过腹腔镜做，在卵巢上的操作方式和创伤处理基本上都差不多。

阴式手术

这也是一种古老的手术方式。

它通过阴道的天然腔道来进行手术操作，因为太过古老以及手术难度较高，以至于现在能做好阴式手术的医生已经不怎么多了。再加上现在可以选择的手术方式很多，所以阴式手术这门最称得上微创手术的手艺的传承也面临巨大的挑战。而我的导师，就是我口中的老爷子，几乎可以被称为全国阴式手术第一人，其手法的娴熟和精准，简直让人叹为观止。有一次我们准备视频直播经阴道子宫全切术，老爷子从刷手上台到整个子宫切下来，仅用时10分钟。做完之后他扭头问："刚刚都转播了吗？"

技术人员说："刚刚在调试信号，信号还没调整好，您就已经把手术做完了……"

阴式手术的优点是腹壁上没有任何切口。真正的切口隐藏在阴道里面，从外面完全看不出来。这也是老爷子给那位女艺人选择的手术方式。但这种手术也有一定的局限性，因为操作空间小，操作难度大，对医生的解剖学知识和疾病理解要求很高，加上很多医生没有接受专业的训练，很难高质量地完成，所以现在阴式手术已不作为主流选择了。

不过，你们要记住，有一种手术方式是完全可以没有外表可见切口的真正意义上的微创手术。

腹腔镜手术

腹腔镜手术兴起也就是最近几十年的事，如果我没记错的话，应该是在 1991 年，我国第一次完成腹腔镜胆囊切除术。时至今日，腹腔镜手术已经应用于绝大多数科室，各种以前不敢想、不敢做的手术都可以选择腹腔镜来进行。

腹腔镜的兴起是科学技术的又一大进步。腹腔镜手术的优点很明显。首先，手术创伤小，尤其是腹壁的切口很小，依据手术器械的大小选择的切口大小为 0.5 ～ 1 厘米。手术操作过程中需要开 3 ～ 5 个切口，所有切口合起来也比开腹手术的切口小得多。其次，腹腔镜下的操作要比开腹手术精细得多，因为光学变焦可以把操作部位放大，这为术者的精细操作提供了技术保证，同时在精细操作下，出血量也会少很多，手术带来的副损伤也会减少。最后，因为腹部切口小，基本上术后恢复的时间也会短很多，患者的体验感会更好。

当然，腹腔镜手术同样也存在不少缺点，比如对器械的依赖性比较高，如果一些器械坏了的话，基本上医生就束手无策了；相较于开腹手术和阴式手术，腹腔镜手术的手术时间要长一些，当然这也跟手术医生的技巧相关，并不是所有医生都可以做好腹腔镜手术的。

总之，人们嘴里说得最多的微创手术绝大多数是指腹腔镜手术。虽然腹腔镜手术更好地贯彻了微创手术的理念，但是这两者之间不能画等号。

很多人说老六太较真儿了，这不都差不多嘛！

其实并不是的，把一些概念混为一谈并认为都差不多的思维是一种偷懒的思维，对于一些明明可以搞清楚的事情，尽量不要持模棱两可的态度，这也是在告诉你们要选择最合适的手术方式，而不是片面地要求所谓的微创手术。

机器人手术

机器人手术是近 20 年兴起的手术。

目前国内手术机器人不是很多，分布在几所巨无霸级别的医院里，有那么几位医生一年每人能做千余台机器人手术，这几乎是全世界的顶尖水平。虽然称之为机器人手术，但事实上它只是一个机械手臂，医生通过传感器、条带、滑轮等带动机械臂进行手术。它更像是《钢铁侠》里的贾维斯，如果离开人的话是没有办法独立完成手术的。

老六有幸在手术机器人上模拟操作过，科技的进步把我折服了，但这也只能算是往前走了半步，并没能真正地跨出人机分离那一步。

机器人手术也是可以选择的，手术创伤与腹腔镜手术无差，但是费用可能要高一些，同时，可选择的医院也比较局限。

好了，这是一篇纯主观的文章，你们肯定会问：到底什么病适合什么手术啊？坦率地讲，我刻意避开了这个问题。因为手术方式的选择是一个必须严格遵守个体化医疗原则的过程，每个人的情况都不一样，都需要和医生沟通后才能做出选择，所以到底要选择什么手术方式，最终不能通过一篇文章来做决定。

宫腔镜手术

宫腔镜手术其实已经有一百多年的历史了，谈不上是什么新的技术（医学早期的探索中重要的一步就是想办法到人体的那些腔隙中看一看）。近些年医学技术有了长足的进步，让有一段时间不是那么热门的宫腔镜手术也再次火热起来（各级医院积极开展相关工作），因为宫腔镜除了可以用于检查以外，还可以用于治疗。虽然有人说宫腔镜手术是一项新的微创性妇科诊疗技术，对此六层楼并不赞同，但是不可否认的是宫腔镜手术是宫内不明原因的出血及宫内病变的首选检查方案。

然而很多人甚至不知道宫腔镜是什么东西，我还是硬着头皮给各位讲讲吧。整个宫腔镜包括镜头（1个）、能源系统（手术电切使用）、光源系统（照亮）、灌流系统（膨宫液）和成像系统（显示器）。具体操作是先扩宫，将宫颈口扩开后让镜头进入宫腔，再使用膨宫液将宫腔充满，然后直接对重点部位进行观察和治疗。哦，对了，这个镜头还可以变焦放大呢！

多说一句，一般医生说宫腔镜时就代表先进去检查，如果发现可以用宫腔镜治疗的问题的话，紧接着就进行手术了。宫腔镜检查和宫腔镜手术这两者不是分开的，也不是两个不同的东西。

什么情况需要做宫腔镜手术

这一部分很难不给宫腔镜打广告，因为宫腔镜可以应用的领域非常广泛。总之，只要是有需要进到宫腔里去看看的情况，都可以使用宫腔镜。

①不明原因的子宫出血，用宫腔镜可以明确出血原因并止血。

②宫腔内有异物，你很难想象有人会把什么放进去，只能说"世界之大，无奇不有"。

③子宫内膜息肉，可以通过宫腔镜手术摘除。

④子宫畸形，主要是子宫内的斜隔或者纵隔等，可以通过宫腔镜手术治疗。

⑤宫腔粘连，不管什么原因引起的粘连，都可以进行宫腔镜检查。

⑥输卵管疏通，主要针对不孕的女性，可以通过宫腔镜导丝输卵管疏通术或输卵管通液术治疗。

⑦黏膜下肌瘤，通常会引起不规则出血。可以用宫腔镜的能量器械切除黏膜下子宫肌瘤（突向宫腔），虽然手术速度比较慢，但是功夫不负有心人，子宫肌瘤可以被顺利切除。整个过程非常像煤矿工挖煤。

什么情况不能做宫腔镜手术

除了一般的手术禁忌以外，有一些宫腔镜手术特有的禁忌证。

①生殖道炎症的急性期：这个时候做宫腔镜手术会增加宫腔感染及出血概率，同时也影响术后恢复。

②宫腔出血严重：也就是说如果出血量大到视野里呈一片血海，那就什么也看不到了，更谈不上治疗。

③子宫穿孔：宫腔镜手术本身的并发症就是有可能引起子宫穿孔，也就是说宫腔镜本身要进到宫腔里，结果穿透子宫进到腹腔里了，那就不能做了。

④宫颈结构异常：比如过度狭窄、过硬等，扩张困难，宫腔镜就很难进入，所以也就不能做了。

⑤宫颈癌或者内膜癌等恶性肿瘤：肿瘤组织本身形态各异，宫腔镜手术的操作会导致肿瘤组织脱落、种植，造成肿瘤转移。

宫腔镜手术前的准备

手术的过程就不在这里讲解了，因为每个人的情况都不一样，如果想和六层楼针对个人病情进行讨论的话，还是等你们成为会员之后再讨论吧。哦，对了，不成为会员也没事，但是至少要保证到正规医院就诊，这是我的底线。

术前需要进行常规检查，比如血常规、血生化、尿常规、术前八项、白带常规等。时机的选择也很重要，无特殊要求的情况下选择月经结束后 5 天内进行最好。手术中有可能会出现一些风险，最常见的风险就是损伤、出血、感染。此外，还有操作时间过长引起的二氧化碳气栓或者心脑综合征。这些在术前医生都会跟你讲解。

宫腔镜手术后如何护理

它毕竟是手术，也需要麻醉；毕竟是手术，也需要护理。

①尽早活动，除特殊情况外，基本上术后就可以在床上进行适当的翻身活动，6小时之后就可以下床活动了。

②止痛，根据不同的手术情况，术后患者可能会出现不同程度的疼痛，可以使用镇痛药。

③排尿，应该督促和协助患者排尿，避免麻醉作用导致的膀胱损伤，必要时上导尿管。

④饮食上，术后6小时内不建议进食，6小时之后可以进食，具体吃什么，由患者说了算。

基本上就是这些了，毕竟它只是小手术，所以不必过度重视，但也不可掉以轻心。

宫腔镜手术后该怎么恢复

基本上都是针对前面提到的一些风险进行防治。

①抗炎、抗感染治疗，目的就是预防感染，这是很有必要的。

②停止同房两周，目的也很简单，给出充足的时间来恢复手术创面。

③注意外阴清洁，手术后可能会有少量的出血，这是正常的，

但是需要注意清洁。

④饮食上也没有什么特别需要注意的，正常进食就好，不要抱着"吃哪儿补哪儿"的怪异理论。如果真是这样的话，你来告诉我，补子宫应该吃什么？

⑤工作要看个人情况，如果只是做了宫腔镜检查的话，不必住院，当天就可以走，隔天就可以继续上班。如果本身手术比较复杂，可能就需要留院观察几天，出院后也要依据恢复情况安排工作。

宫腔镜手术后多久可以怀孕

六层楼工作了这么久后总结出来一点，每个人最后都要问这个问题，动不动就是怕影响怀孕，但是我今天要说的是宫腔镜手术本身是有可能引起不孕的，尽管它可以用来治疗不孕。

不过，若术前到术后的整个过程都严格按照规范来操作，且患者积极配合医生治疗，那就可以有效地避免这个问题。

至于多久可以开始怀孕，这里面有一个重要的逻辑，即只要可以正常来月经了，就说明卵巢功能正常了，子宫内膜恢复良好，这样"种子"和"土地"都准备好了，自然就可以怀孕了。从临床上来看，一般三个月后就可以正常怀孕了。

阴道镜手术

简单来讲阴道镜就是一种内窥镜，跟我们见过的胃镜、肠镜、膀胱镜类似，主要用来检查宫颈及阴道壁的病变，通过一个镜头进入患者阴道（其实，并不需要完全进去）进行近距离观察。同时它具有放大的功能，通常都自带光源和滤镜（不要想偏了，不是你们说的拍照软件的滤镜），这样就方便医生确认病变形态、位置以及血管情况。借助阴道镜做出初步判断，同时对可疑位置的病变进行选择性定位活检，通常活检的病理结果就是诊断的"金标准"。

你们看到了，六层楼在上面说的是有病变和可疑病变的时候才会使用它，也就是说不能不分青红皂白地直接上来就做阴道镜手术。六层楼会考虑到这点是因为阴道镜手术是有些医院过度医疗的一部分，那么具体都是什么时候才会用到阴道镜手术呢？它毕竟是一种有创手术，所以一定有其适应证。

哪些患者需要做阴道镜手术

① TCT 提示有宫颈病变（LSIL、HSIL[①]或癌症），且 HPV 基因检测为高危亚型阳性的患者，应该做阴道镜手术以进一步确诊。

②有同房出血及同房疼痛的情况，肉眼未见宫颈明显异常，但是 HPV 高危亚型阳性的患者，需要进行阴道镜手术。

③常规查体肉眼见宫颈有病灶的患者，需进行阴道镜手术，

---

①LSIL、HSIL：是癌前的病变级别，分别是低度鳞状上皮内病变和高度鳞状上皮内病变。

取组织做活检来确诊。

④除宫颈病变外，如果考虑是宫颈及阴道壁尖锐湿疣的患者，可以进行阴道镜手术，取组织做活检。

⑤考虑阴道、外阴有病变或恶性肿瘤的患者，可以进行阴道镜手术。

⑥复查患者。主要针对的是外阴、阴道、宫颈病变的治疗效果评估，以方便确定下一步诊疗计划。

通过上面的信息，我们不难得出结论：如果仅仅是外阴瘙痒，是不用做阴道镜手术的；如果仅仅是月经不调，是不用做阴道镜手术的；如果仅仅是白带异常，是不用做阴道镜手术的；如果仅仅是宫颈柱状上皮异位，是不用做阴道镜手术的……

六层楼并不是想批评一些医院的做法，因为显然没有这个资格，六层楼能做的事情是让大家了解这些信息，然后自己做判断，同时尽可能地打破医患之间的信息不对称，这样才能合理有效地沟通。

阴道镜手术过程

接下来我讲一下阴道镜手术过程。

上检查床　首先，要上检查床。即使你们说这个姿势是多么难为情、多么羞耻，六层楼还是要说，第一步无论如何都要上检查床，都要把裤子脱下来。不管这个过程中医生表现得如何云淡风轻，患者心中都会如万马咆哮一般，但是你们要知道这是唯一的办法，目前还没有办法像大白那样直接扫描一下就可以发现病变。

阴道镜手术 这一步其实患者是看不见的。接下来就是医生和助手的事情了，通常他们都是很熟练的医生，因为有专门的医生是负责阴道镜室的，所以整套流程操作下来很流畅。其间需要使用窥器，也就是你们知道的那个像鸭嘴的一次性器械，打开阴道，留出足够的空间。然后固定阴道镜，阴道镜并不是进入阴道，而是与观察位置保持一定的距离，不要忘了阴道镜可以手动或自动对焦。这个时候通常需要在宫颈及阴道上涂抹一定浓度的醋酸，其目的是刺激上皮，使病变更清楚地暴露出来，有的时候还要涂抹碘酊，也是为了便于观察。然后就可以在电脑屏幕上看到宫颈的情况了，基本上宫颈会被放大到如西瓜那么大，而不是如西红柿那么大，借此可以观察病变的具体形态、宽度、深度以及周边血管的情况，这些都是直接用肉眼看不到的。

采集图像及活检 最吓人的一步才刚开始。这个时候很关键，到了体现医生良心的时候。正确的做法是医生通过自己的经验和观察把可疑病灶的图片保存下来，作为报告留给患者，患者可能看不明白，但是医生会跟患者讲清楚的；如果没有发现任何病变，则把健康的图片保存下来。但是个别医生的做法就不一样了，他们会挑选出最吓人的照片，然后进行调色，呈现出血肉模糊、严重不堪的场景。看到这样的照片，谁都受不了，然后你就被带入一条龙服务行列中。

当发现有可疑病灶且很难确诊的时候，会选择进行组织活检，原则就是哪里有问题就取哪里。如果病灶范围较大，则会选择4

个点取材（通常是时钟的 2、4、8、10 点方向或 3、6、9、12 点方向），接下来就是等活检结果了。

如何看阴道镜手术结果

基本流程就是这样。现在来说说我们最后拿到的结果图片吧，看看到底什么样子才是真正需要担心的结果。

①健康的宫颈是粉红色或者灰白色的，这主要看成像技术和打印技术。健康情况下宫颈涂上醋酸后是不会变色的，涂上碘酊后会变成深褐色。

②宫颈柱状上皮异位的样子基本上就是你们常常看到的类似糜烂的样子，但是那些只是从宫颈管移到外面来的柱状上皮，它们只是看上去吓人罢了，其实都是良性的。

③宫颈涂上醋酸后变白提示可能是宫颈上皮的不典型增生，如果变成白斑且表面粗糙则考虑可能是尖锐湿疣导致的表皮角化亢进，这个时候应该取活检。

④如果宫颈涂上碘酊后不变色，而且表面粗糙，结构不清，还伴有不同程度的凹陷或突起，周边可见异常增生的血管，血管形状多样且异常粗、异常宽，同时走向并不固定……总之，就是跟正常情况完全不同，这个时候就要考虑是宫颈病变或者癌症早期的病变。

上面讲的这部分内容都不是必须要你们掌握的，等你们看过六层楼写的这些信息，再加上你们手里拿的结果，一对号入座，你们肯定又感到一阵阵的恐慌，所以上面的信息仅供你们了解。

你们重点要掌握的是阴道镜手术的适应证，以便自己判断是否存在过度医疗的情况，要合理有效地保护自己和自己的财产。

想要分享的妇科手术内容就是这些了，希望对你们有用。

HPV有多可怕

HPV 的中文名为人乳头瘤病毒，这是一类病毒的统称，目前分离出来的型别有三百余种，与人类相关的有四十余种。根据感染部位的不同，HPV 有不同的分组，其中值得注意的是感染黏膜的分组，因为它与常见的宫颈癌有密切的关系。根据导致宫颈癌的风险高低，HPV 可分为低危型和高危型。低危型就是常见的、引起尖锐湿疣的病毒（如 HPV6、11 等），高危型（如 HPV16、18、33、52、58 等）感染有可能增加宫颈病变及宫颈癌的发生率。

这里想给各位分享一组数据：全世界 90% 的宫颈癌是由 HPV 导致的。这应该是大家害怕的根本原因，HPV 与宫颈癌息息相关。其中 70% 左右与 HPV16、18 相关。也就是说，虽然高危型 HPV 也分出了二十余种，但最值得重视的是 HPV16、18。当然，在不同地区，HPV 的分布也不太一样。

感染HPV就意味着患宫颈癌吗

这是最大的误区。

首先，我想指出很多人思维中一个明显的逻辑错误。90%的宫颈癌是由HPV导致的，这话没错，但能说明90%的HPV感染者都得了宫颈癌吗？举个例子：90%的护士是女性，这能说明90%的女性都是护士吗？

理性地分析时，我们都很有逻辑。但当自己拿到结果的那一刻，一下就慌了，因为面对未知总会心生畏惧。要知道，通常人类感染HPV后是没有什么症状的，在自身免疫力的作用下，HPV会在8～24个月内被清除。从临床观察来看，高危型HPV需要长期持续感染才有可能发展为宫颈病变。所谓长期持续感染，指的是每年复查都呈固定的HPV高危亚型阳性，并且持续5～10年。

注意，如果仅仅是宫颈病变，完全可以治愈。就算是宫颈癌，要是早期能接受正规治疗，也会有非常好的效果。所以，即使是最差的检查结果，也不意味着天要塌了。

感染HPV后需要治疗吗

很多人在发现自己感染HPV后吓得魂飞魄散，稀里糊涂地从医生那里领了一大堆药，甚至有些人仅仅因为感染就做了手术。当然，这里面还有所谓的"宫颈糜烂"患者。总之，不少人认为感染HPV后需要治疗，然而真相是——假如仅仅感染HPV，那么完全不用治疗。

从我目前拿到的数据来看，全球有将近十分之一的人感染了HPV，而每年由HPV感染导致宫颈癌的女性只有50万左右，可见其所占比例很小，且这类患者的年龄主要集中在40～60岁。也就是说，很多感染HPV的年轻女性没有必要过分担心自己是否会罹患宫颈癌，也无须因此接受各种效果并不明确的治疗。

另外，再说一下目前市面上用于治疗HPV的药物（如干扰素等）。整体而言，这些药物的治疗效果并不明显，因为HPV难以离体培养（这意味着没有办法进行离体实验），所以很难评估其疗效。妇产科领域的院士曾经表示，有些女性用了这些药后，心情就没有那么紧张了。一旦心情放松了，免疫力提高了，病毒就容易被清除，但这未必是药物的作用。

感染了HPV还能正常生活吗

妈呀，别提多能了！

事实上，刚刚感染HPV的瞬间，绝大多数人并不知情。等检查发现时，通常已经有些时日了。在此期间，感染者并不会有任何异样的感觉，这说明感染HPV不会影响正常生活（如吃饭、睡觉、上学、上班、跑步、游泳、怀孕、生子等）。这跟骨折不一样，骨折后活动会受限。其实，就算不骨折，只是简单的落枕，都会影响我甩刘海。感染HPV却不会，医生甚至会建议HPV感染者要更加积极向上地生活，该吃吃，该睡睡，该动动，该做做。注意，这里说的是 HPV 感染者，并不是患者，因为这并不是病。

综上所述，影响 HPV 感染者正常生活的是——心理因素。这多半是因为对 HPV 不了解，进而产生的盲目恐惧感。另外，跟 HPV 感染者一起生活，被感染的概率极低，因为绝大多数 HPV 的传播靠的是性接触，通过间接接触感染的条件非常苛刻。

感染了HPV还可以同房吗

单独把这个问题列出来是因为 HPV 感染显然会影响很多情侣和夫妻的感情，因为这个问题分手或离婚的大有人在，我甚至觉得肯定有人想过轻生。

首先要说的是，生命不应该被 HPV 打败。其次，感染 HPV 并非给同房下了禁止令，但是给不洁性接触下了禁止令。这么说吧，有固定性伴侣的人，一般不会感染 HPV。通常情况下，有多个性伴侣的人，或者性伴侣有多个性伴侣的人，比较容易感染 HPV。是的，就是你们理解的意思，这些情况需要禁止。固定的性伴侣就没有问题，但仍建议同房时最好使用安全套。哦，对了，你们不用担心男性，男性感染 HPV 后通常啥症状都没有。

如何选择HPV疫苗

其实很多事情原本都不复杂，但是很多专业的人搅和在里面就让事情变得越来越复杂了。这里一共就三个问题，整明白了，就都懂了。

能不能打

这是第一个问题，能不能打首先要看政策和说明书是不是允许，二价、四价、九价都有不同的适用人群和适宜接种的年龄范围，每个国家也不相同。随着研究数据的增多，适宜接种年龄及性别都有可能发生调整，请以接种时的具体规定为准。

以中国目前为例：二价疫苗适合 9 ～ 45 岁女性，四价疫苗适合 20 ～ 45 岁女性，九价疫苗适合 16 ～ 26 岁女性。能不能打，先看年龄限制，接种单位都是对着身份证来接种的，年龄超过一天都不给打。

该不该打

这个问题主要是针对每个人的情况来说的，对任何符合 HPV 疫苗接种的人来讲，预防 HPV16、18 感染都是很有意义的。至于其他型别，甭管是低危亚型，还是高危亚型，只要没有多个性伴侣，或者性伴侣没有多个性伴侣的话，基本上都不会那么容易感染，就算感染也不可怕。

所以，这个问题的答案是：没有性生活的人该打，有性生活的人也可以打，毕竟多防一种是一种。顺便说一句：不打也死不了。定期做 TCT 和 HPV 检查可以保你不易得宫颈癌。

要不要打

这是最后一个问题，主要考量的是付出和收益。

时间成本　按照说明书来讲，基本上半年内就能完成接种。接种时间如下：二价，分别在第 0、1、6 个月给药；四价，分别在第 0、2、6 个月给药；九价，分别在第 0、2、6 个月给药。注意：这里不包含缺货所导致的等待时间成本。

金钱成本　二价（单针）约 580 元，四价（单针）约 798 元，九价（单针）约 1298 元。注意：这里没算去港澳台或者国外接种的其他费用，而且它们只是单针价格。国外大学里还有免费接种的，但这不在我们的讨论范围内。

风险成本　是的，这部分也需要大家的关注，虽然有专业人员及机构为大家把关，但是每个人对疫苗的反应不一样，很难讲可以确保万无一失。当然，从目前的数据来看，还是可以放心接种的。如果不能接受任何一点儿风险的话，那也可以考虑不接种。

收益　对于没有性生活的人，无论打哪一种都可以预防宫颈癌。对于有性生活的人，无论打哪一种都有可能让疫苗的预防作用打折扣。当然，最大的收益是你们开始关注自己的宫颈健康。

当你们开始关注宫颈健康时，就已经远离宫颈癌了。好了，你心里有答案了吗？

如何「变聪明」

在旧时代，人们获得信息的方式主要是口口相传或者求助权威人士。隔壁大妈说她肚子疼时喝点儿热水就好了，然后其他人肚子疼时也跟着喝热水。一有家人咯血，就翻山越岭求名医，寄希望于一些神药汤汁。可惜的是，古代人的寿命就那么点儿，就算是皇帝，平均年龄也没高到哪里去。

现在，信息大爆炸，有啥问题随手一搜就能得到各种答案。方便是方便了，但随之而来的问题也很伤脑筋：怎么搜到的东西不一样啊？真可谓"百家争鸣"，让人看得云里雾里。更有甚者，信了网上不靠谱的内容，结果送了命，你们说冤不冤？

所以，当看到那些明显不正确的信息仍有很多人信以为真时，我们这些当医生的心里挺不是滋味，总想着某一天可以跟大家分享一下"变聪明"的方法。

废话不多说，在这本书的最后，六层楼就来详细介绍一下"变聪明"的独门秘籍。我真是用心良苦啊！

"变聪明"的关键——相信证据

先给大家举几个例子，看看你们甄别信息真伪的能力。

一项针对新英格兰地区百岁老人的研究显示，如果一个女性在 40 岁以后自然怀孕并且生出孩子，那么她比普通女性活到百岁的可能性高出 4 倍。

这种套路是不是很熟悉？乍一看，晚生孩子活得比较久唉！这就是一个信息陷阱：你们看到的信息，是别人想让你们看到的信息。其实，并不是 40 岁生孩子这件事让她们活到百岁，恰恰是因为她们身体本来就挺好，所以还能在 40 岁生孩子。这个逻辑看明白了吗？

再举个极端的例子，警察发现致死性斗殴事件中，死者往往是先动手的一方，为什么？因为活着的那个人绝对不会说是自己先动手的……明白了吗？

张悟本，这人大家都知道吧？"张大师"混迹江湖以食疗闻名，没什么灵丹妙药，不管啥病他都要用到"三大法宝"——白萝卜、绿豆和长茄子，并声称多次以此治好了肺癌、糖尿病、心脑血管疾病……信徒众多，就连我父母也难以幸免，家里现在还有几麻袋绿豆。

为什么那么多人相信？有时候人们选择相信，只是因为成本少。不就是多吃点儿绿豆吗？谁家还没点儿绿豆，吃，拼命吃！就算没用我也不亏，至少吃饱了。但是，事实证明吃这些东西对治病根本没啥用，搞不好还耽误了正规治疗的时间。

英国有新闻报道，45 岁且每周发生 3 次以上性生活的人，看起来比同龄人年轻 10 岁。

怎么辨别真假？

你们说，这个事情能做试验吗？把一群人分为两组，一组每周必须有 3 次以上性生活，另一组禁止性生活。先不说人道不人道，你们觉得这有可能吗？首先，这句话跟第一个例子一样，给出了因果不相关的推导，让人误以为两者相关；其次，看到这句话时就应该想想验证方式和普适性的问题。但凡遇到不能做实验、不具有普适性的信息时，我们就要提高警惕。

上面几个例子很简单，但是引出了"变聪明"的关键——相信证据。

你们都知道，医生除了看病还有科研任务，对吧？其意义就在于发现更具有可信度的证据以指导临床工作。

给大家看看人类历史上首个关于放血疗法的大型对照研究。过去认为，放血可以舒畅胸怀、平息怒火，有很多很多好处，最著名的案例就是死于放血疗法的美国国父华盛顿。19 世纪时，人们开始对此提出疑问。一位来自苏格兰的医生开创性地进行随机对照研究，将 366 名患病士兵平均分成 3 组，每组人患病程度相似、治疗方法相同，唯一不同的是 1 组放血，其余 2 组不放血。结果，放血组死亡人数高达 35 人，而不放血组分别仅有 2 人和 4 人死亡。这无疑直接打脸并彻底推翻了曾经备受推崇的放血疗法。

再来问大家一个问题：为什么人们大多认为医生年龄越大就越可靠？

曾经的传统医学以个人经验为主，年龄大意味着见识广，并且能活那么大岁数说明自救能力强。然而，近十几年，我们也不信这一套了。凡事都讲证据，当需要做一个临床决策时，得有根有据。比如对于肿瘤患者，是直接手术、选择化疗，还是靶向治疗？这得根据大规模的临床研究结果来选择更为合适的方案。当然，专家教授的临床经验也算一种证据，只是证据按照质量和可靠程度分高级和低级，个人经验与由随机对照双盲实验及统计学规范处理得来的结果相比，你们觉得哪个更可信呢？

我们到底该相信谁

说到这里，问题来了：那么多信息，我们到底该相信谁呢？

亲朋好友道听途说

大家聚在一起聊聊健康话题，是一种新时尚。但是，个个都是不专业的人，聚在一起只能聊些道听途说的信息。今天听说一个亲戚用了什么神药治好了绝症，明天又听说哪里有位神医用手拍打后脑勺就能治好脑残……其实，这些当作茶余饭后的谈资没啥问题，但真要看病时，不能指望这些信息，起码信息来源这一点就打上了"不靠谱"的烙印。哦，对了，还在传播高手在民间的人，不是傻就是坏。

广告推销健康课堂

说难听点儿，六层楼几乎没在广告中见过靠谱的医院和药，广告打得铺天盖地的全是……算了，行走江湖，点到为止。总之，不要轻信广告推销。不过，现在出现了一种新玩儿法——免费健康课堂。先请一些假冒专家一顿胡吹，然后让你们免费体验各种健康产品，使劲儿给你们洗脑，再给你们端茶添水，送来前所未有的温暖，甚至安排免费旅游，同时在你们身边安插几个托，对其产品各种猛夸——包治百病、永葆青春、长生不老、金枪不倒……中老年人相当容易上当。从根本上讲，这也不靠谱。

各大搜索引擎

谷歌、维基、百度、必应、互动……利用网络搜索引擎查找信息，已经变成很多人的日常习惯，但是如何筛选正确信息还有很大难度，尤其在国内。坦白讲，百度百科的大多数内容还算靠谱，因为大多数是从教科书上照搬来的，将它们作为基础知识了解一下没啥问题，但真想看点儿正经东西，估计还是不行。至于百度的其他地方，就少看，"人血馒头"惨案太多了。

微博和微信

微博有很多专业的医疗大 V，关注他们可以顺道了解一些医学知识，还是不错的。微信公众号平台情况类似，但也鱼龙混杂，只要有手机号就可以申请，只要有身份证就能认证。门槛太低、信息混杂，好像是个人就能搞医疗自媒体；真假难辨、善恶不分，大多数人只求名利双收。当然，我并不是想标榜我们六团队做得有多好，毕竟好的公众号和医生团队非常多。我们只是想认认真真做靠谱的科普，所以我们说出来的每一句话都非常谨慎，要求几乎每一篇文章都有明确的参考文献。有人会问，有这个必要吗？

有，而且这只是最基本的要求。因为我们想让大家看到的每一句话都有根有据，值得信赖，并且真心希望你们能好。如果有一天所有的医疗大号都开始做广告、卖产品了，希望我们可以梗着脖子坚持到最后。

网络咨询

感谢时代让我们可以进行网络咨询。坦白讲，门诊上碰到的很多问题并不是必须来医院解决，完全可以通过跟医生朋友沟通来解决。可是，谁能有那么多医生朋友啊？不要怕，时代给了我们网络咨询的便利。通过网络咨询我们可以解决很多问题或者得到建议，从而可以节省大量的人力和物力，如可以节省看病的时间，可以拿到因不得不请假看病而失去的全勤奖。当然，医生在门诊时也可以更加专注于那些真正需要治疗的疾病。虽然网络咨询逐渐发达，但是能不能遇上合适的医生靠缘分，能不能管用靠运气。

如何选择靠谱的网络咨询

那么，如何选择靠谱的网络咨询呢？

看单位

三甲医院培养的医生绝大多数还是紧跟医学前沿的，多半能给你们提供相对靠谱的建议。有没有不靠谱的？也有，只是打着医院的名号，大多数医生还是不敢信口胡诌的。当然，这是在没有其他衡量标准时的一种选择方式，不敢说能有多好的效果，至少不会犯太大的错误。

看思维

讲证据，而不是信口开河。有循证医学思维的医生至少会查资料，经常读指南，这样才更加可靠。每句话都有据可循，让咨询者了解到最真实、全面且准确的信息。

看平台

很多网络平台选择的医生都经过严格筛选，包括我们团队的很多医生，大都是三甲医院的医生，同时有着相同的循证医学观念，并且一心想着为大家提供专业的科普知识和健康医疗服务。怎么说呢？能为大家提供服务，我们很幸福。

看了这么多，或许你们会说：也不过如此嘛，并没有变聪明啊？

其实，已经不一样了，因为你们看待信息的方式已经发生了改变，开始朝着更聪明的方向发展了。

我是六层楼，我爱这个世界。